Harold Behr & Liesel Hearst

Gruppenanalytische Psychotherapie

Die Übersetzung dieses Buches wurde
mit großzügiger Unterstützung der
Sektion Klinik und Praxis im DAGG
sowie einem persönlichen Beitrag von
Rudolf Balmer ermöglicht.

Harold Behr & Liesel Hearst

Gruppenanalytische Psychotherapie

Menschen begegnen sich

aus dem Englischen von Dipl.-Psych. Werner Beck

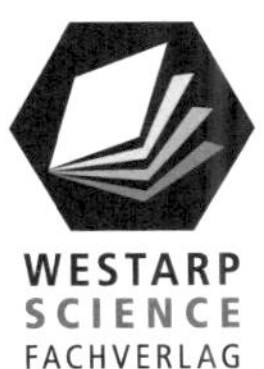

WESTARP
SCIENCE
FACHVERLAG

Impressum:

Harold Behr & Liesel Hearst
Gruppenanalytische Psychotherapie
Menschen begegnen sich

Aus dem Englischen übersetzt von Dipl.-Psych. Werner Beck

Titelbild: Freepik
Umschlaggestaltung: Stefanie Oeft

2. Auflage 2018, unveränderter Nachdruck von 2009

in der Mediengruppe Westarp
Kirchstr. 5 - 39326 Hohenwarsleben
www.westarp.de, www.westarp-bs.de, www.book-on-demand.de
produkthaftung@westarp.de

ISBN: 978-3-86617-169-5

Printed in Germany.

Inhaltsverzeichnis

Vorwort zur deutschen Ausgabe

Inzwischen ist die von S.H. Foulkes nach seiner Emigration aus Deutschland in England begründete Gruppenanalyse auch hierzulande das am meiste praktizierte Verfahren der Gruppenbehandlung im therapeutischen Bereich. In der außerklinischen Anwendung behauptet sie ihren Platz neben dem Ansatz Winfred Bions, genauer gesagt hat im Laufe der Jahre eine fruchtbare gegenseitige Durchdringung beider Auffassungen zur analytischen Arbeit mit Gruppen stattgefunden.

Leider steht der Umfang der deutschsprachigen gruppenanalytischen Literatur im umgekehrten Verhältnis zur Bedeutung der Gruppenanalyse. Interessierte LeserInnen waren und sind meist auf englische Publikationen angewiesen. Nicht einmal alle Originalmonographien von Foulkes sind bisher auf deutsch zugänglich.

Umso erfreulicher ist es, dass jetzt - mit finanzieller Unterstützung durch die Sektion Klinik und Praxis (KuP) im „Deutschen Arbeitskreis für Gruppenpsychotherapie und Gruppendynamik" (DAGG) - das wohl das beste Grundlagenwerk der letzten Jahre „Group Analytic Psychotherapy - a Meeting of Minds" von Liesl Hearst und Harold Behr einer deutschsprachigen Leserschaft zugängig gemacht wird.

Die Autorin und der Autor, langjährige Weggefährten von S. H. Foulkes, fassen ihre reichen Erfahrungen in einer leichtverständlichen Sprache so zusammen, dass sowohl Anfänger als auch erfahrene PraktikerInnen von dieser ausführlichen und umfassenden Darstellung der Gruppenanalyse profitieren können. Sie geben einen Überblick über den theoretischen Hintergrund und die Geschichte der Gruppenanalyse mit deren engen Bezügen zur ersten Frankfurter Schule, um sich dann detailliert den Aufgaben zuzuwenden, mit denen GruppenanalytikerInnen in der praktischen Arbeit konfrontiert sind.

Jedes Stadium des Gruppenprozesses wird besprochen: Die Einschätzung und die Vorbereitung potentieller Mitglieder für die Gruppe, die Vorbereitung des Settings durch den Leiter / die Leiterin, Anfang und Ende einer Gruppe sowie die Einführung eines neuen Mitgliedes in eine bereits bestehende Gruppe.

Schwierige Gruppensituationen werden ausführlich dargestellt, z. B. der Wunsch eines Gruppenmitgliedes nach Abbruch der Behandlung, das Sündenbockphänomen oder der Umgang mit schweigenden Gruppenmitgliedern. Und auch die Auswirkung von persönlichen Problemen von TherapeutInnen auf die Gruppe wird diskutiert.

Große Aufmerksamkeit wird den unterschiedlichen Settings und verschiedenen Gruppentypen wie Großgruppen, homogenen Gruppen, Gruppen für Kinder und Jugendliche, der Familie als natürlicher Gruppe und deren Behandlung, Gruppen im nicht-klinischen Feld und der Supervision gruppenanalytischer Arbeit sowie der gruppenanalytischen professionellen Identität geschenkt. Den

Abschluss bildet ein Überblick über die sich verändernde gruppenanalytische Landschaft, welche die Autoren ja selbst über weite Strecken mitgeprägt haben. Zur Benutzerfreundlichkeit des Buches trägt auch der Anhang mit einem Glossar der wichtigsten Begriffe und mit weiterführenden Literaturangaben zu jedem Kapitel bei. Die den Kapiteln vorangestellten Zeichnungen von Harold Behr haben zudem einen ganz besonderen Charme. Theorie und Praxis der Gruppenanalyse werden durch die Darstellung der reichen Erfahrungen der Autoren und durch viele Fallbeispiele lebendig. Darüber hinaus legen die Autoren dankenswerterweise in „Dialogen" ihre verschiedenen und sich ergänzenden Perspektiven offen, so dass nie der Eindruck einer Lehrmeinung „ex cathedra" entstehen kann. Schon in der Einleitung machen sie ihre eigene sowohl berufliche als auch persönliche Herkunft deutlich und damit für jede/n nachvollziehbar, welche Einflüsse ihr fachliches Herangehen mit bestimmt haben.
Die vorliegende Ausgabe heißt „Gruppenanalytische Psychotherapie – Menschen begegnen sich" und ist ein Buch, dem eine große Verbreitung nur zu wünschen ist. Mit der deutschen Veröffentlichung ist dazu ein weiterer Schritt getan und damit der Weg frei für eine Rezeption ohne Sprachbarriere.

Regine Scholz
Stellvertretende Leiterin der Sektion Klinik und Praxis (KuP) im
Deutschen Arbeitskreis für Gruppenpsychotherapie und Gruppendynamik (DAGG)

Vorwort

Psychotherapie ist Kunst und Wissenschaft zugleich. Als Kunst äußert sie sich in Intuition, Persönlichkeit und Vorstellungskraft des Therapeuten, als Wissenschaft in der Disziplin interessierter Teilnahme an den Ideen und der Arbeit anderer. Das Zusammenwirken dieser beiden Bereiche zeigen Harold Behr und Liesel Hearst beispielhaft in ihrer ausführlichen Darstellung der Gruppenanalyse.
Der Text ist das Ergebnis einer langen Zusammenarbeit der beiden Autoren in ihren Rollen als Therapeuten, Supervisoren und Lehrer im Bereich der Gruppenanalyse. Dem Buch liegt die Theorie und Praxis des Foulkesschen Gruppenmodells zu Grunde. Von diesem Ausgangspunkt haben die beiden Autoren ein Bild der gegenwärtigen Praxis entworfen und haben uns darüber hinaus in einige der neuen Ideen eingeführt, die sich in rascher Folge in diesem Feld entwickeln. Es ist meiner Ansicht nach heutzutage der umfassendste und vollständigste klinische Text über Gruppenanalyse.
Der größte Teil des Buches umfasst eine Schilderung des weiten Feldes von anstehenden Problemen und Aufgaben in der Praxis gruppenanalytischer Psychotherapie. Die Autoren sind für ihre Fähigkeit bekannt, sich klinische Beispiele bei der Lehre und Supervision von Gruppentherapie zunutze zu machen, und das wird in vielfältiger Weise im Text sichtbar. Ich habe besonders ihren lebendigen Dialog genossen über Fragen der Technik in den wichtigen Bereichen der Untersuchung und Vorbereitung von Patienten im Hinblick auf Gruppentherapie und die frühen Phasen einer neuen Gruppe. Die dramatische Darstellung der Gruppe in Aktion lässt das Geschick zweier erfahrener Künstler auf diesem Gebiet lebendig werden und erinnert uns auf inspirierende Weise an den Wert, die Kraft und die therapeutische Wirksamkeit des Foulkesschen Modells, wenn die erforderlichen Bedingungen sorgfältig eingehalten werden.
Dies ist ein sehr nachdenkliches Buch, mitfühlend und mit vielen weisen Beobachtungen aus der klinischen Arbeit. Der Text wird belebt durch die geistvolle, farbige und ironische Art, den viele Studenten und Kollegen der Autoren wieder erkennen werden. Er ist ein einzigartiger und wesentlicher Beitrag zur Literatur über gruppenanalytische Psychotherapie und die sich erweiternde Perspektive der gruppenanalytischen Methodik und Ideen. Ich bin mir sicher, dass er alle Praktiker ansprechen wird und ein weltweit geschätztes Nachschlagewerk über Trainingsmethoden in der Arbeit mit Gruppen werden wird.

Tom Hamrogue
North London Centre for Group Therapy

Dank

Wir möchten Frau Sylvia Hutchinson, Professor Bryan Lask, Dr Steinar Lorentzen, Dr Malcolm Pines und Frau Cynthia Rogers für ihre Ermutigung, Unterstützung und ihren guten Rat danken.

Wir sind ebenso Dr. Ann Goldman für Ihre Erlaubnis dankbar, Material aus der Elterngruppe zu verwenden, die sie mit einem von uns geleitet hat.

Schließlich ist es uns eine Freude, die hingebungsvolle Arbeit von Frau Lesley Behr zu würdigen, die Berge handschriftlicher Notizen in druckreifes Material verwandelt, uns einige notwendige Computerkenntnisse vermittelt, sowie das Manuskript bis zur seiner Endform betreut hat.

Einführung

Über uns

Wie wir als Psychotherapeuten arbeiten, hängt in gleichem Maße von unserer persönlichen Erfahrung und unserer beruflichen Ausbildung ab. Für dieses Buch haben wir uns vor allem auf den beruflichen Bereich konzentriert, aber das Bild wäre nicht vollständig, wenn wir nicht auch einige persönliche Episoden hinzugefügt hätten, die es dem Leser gestatten, unsere persönlichen Einstellungen kennen zu lernen und mit den eigenen zu vergleichen. Natürlich wurden diese Episoden sorgfältig ausgewählt, um als Feigenblätter zu dienen, aber wir hoffen, dass sie dennoch genug enthüllen, um Ihnen einen Eindruck von den sozialen und kulturellen Motivationen zu geben, die unsere Identitäten als Gruppenanalytiker geformt haben.

Harold Behr erinnert den Beginn seiner gruppenanalytischen Karriere wie folgt:

'Ich bin im Südafrika der Apartheid aufgewachsen. Mit acht oder neun Jahren wusste ich schon, dass ich als 'Europäer' klassifiziert wurde. Mir dämmerte, dass ich Glück hatte, zu dieser Gruppe zu gehören, die mir eine Menge Privilegien gab im Vergleich zu vielen Leuten um mich herum, die als 'nicht-europäisch' eingestuft wurden. Zur gleichen Zeit beunruhigte es mich zu sehen, wie Kinder und Erwachsene meines Lagers, des „europäischen" Lagers, Kinder und Erwachsene des anderen Lagers schlecht behandelten. Mir fiel besonders auf, dass die spöttischen Gesten, Beleidigungen und die Gewalttaten nur in eine Richtung gingen, und von den Menschen, gegen die sie gerichtet waren, ohne einen Ansatz zur Gegenwehr zurückzuckend entgegen genommen wurden.
In jenen Tagen durfte ich in den Straßen von Johannesburg frei umherstreifen. Menschenmengen faszinierten mich, speziell politische Versammlungen. Besonders eine Szene beeindruckte mich tief: Von sicherer Warte des Daches eines Bürogebäudes aus beobachtete ich eine brodelnde Menge, die sich auf den Stufen des Johannesburger Rathauses versammelte. Später erfuhr ich, dass es sich

um eine Kundgebung gegen die Regierung handelte, auf der der Gewerkschaftsführer Solly Sachs eine Rede hielt. Es gab viele Zwischenrufe, und ich genoss das. Gleichzeitig war ich auch beunruhigt. Aus meiner Vogelperspektive konnte ich sehen, wie sich eine andere Gruppe bildete. Aus einer Reihe von Polizeiwagen, die in einer Seitenstraße geparkt hatten, ergoss sich eine große Anzahl Polizisten in Khaki. Sie bildeten mehrere Kreise, und jeder Kreis umzingelte eine kleine Anzahl von Zuschauern. Die Kreise verengten sich und schoben die Umzingelten, deren Masse hin- und herwogte, auf die Polizeiwagen zu. Einige wurden mit Gummiknüppeln auf den Kopf geschlagen. Einer nach dem anderen wurden sie in die Lastwagen gestoßen oder geworfen, die dann wegfuhren.
Aus großem Abstand darauf zurückblickend zeigt es mir, dass diese Szene in meinen Geist die Überzeugung pflanzte, dass Gruppen sowohl aufregend wie auch gefährlich sind. Wie die Massenpsychologen des späten neunzehnten Jahrhunderts unternahm ich keinen Versuch, zwischen Massen und anderen Arten von Gruppe zu unterscheiden. Es schien mir wahrscheinlich, auf den Kopf geschlagen oder weggebracht und bestraft zu werden, falls ich am falschen Platz oder auf der falschen Seite wäre, oder wenn ich das Falsche äußern würde. Was aber, wenn du ohne eigenes Verschulden zur falschen Gruppe gehörtest? Ich hatte keine Antwort auf diese Frage.
Zwanzig Jahre später machte ich meine erste Erfahrung mit Gruppentherapie. Ich war psychiatrischer Assistenzarzt am Valkenberg Krankenhaus in Kapstadt. Valkenberg war eine typische psychiatrische Klinik, weit weg von der Hauptstraße, in einem weitläufigen Gelände, das von den Patienten mit Sorgfalt gepflegt wurde. Hier übernahm ich zusammen mit einem Beschäftigungstherapeuten eine Gruppe von vier Patienten. Jeder Patient hatte eine andere Diagnose, was sie jedoch verband, war die Notwendigkeit, sie auf einer geschlossenen Station unterzubringen. Was sich mir am tiefsten an dieser Gruppe eingeprägt hat, war meine Unfähigkeit, ihre Probleme mit ihren Diagnosen in Zusammenhang zu bringen, die so sorgfältig vom medizinischen Team formuliert worden waren. In Wirklichkeit schienen ihre Diagnosen weitgehend bedeutungslos für sie zu sein, da sie sich mit Vorliebe mit der Ungerechtigkeit ihrer Lebensumstände beschäftigten, ihren Ängsten über die Erhöhung oder Verminderung ihrer Medikation und die Möglichkeit einer Verlegung auf eine offene Station. Lektion Nummer zwei in Gruppen: es schien eine Kluft zu bestehen zwischen der objektiven Welt des Fachmanns und der des Patienten. Kamen die beiden Welten in einer Gruppe zusammen, musste die professionelle Sichtweise erst einmal angepasst werden, bevor es zu einer sinnvollen Kommunikation kommen konnte.
Psychotherapie stand für mich wie eine Oase außerhalb dieser Wüste der Entfremdung. In der Psychotherapie-Abteilung des Maudsley Krankenhauses hatte

ich meine erste Supervision in analytischer Gruppentherapie bei Bob Hobson, Malcolm Pines und Heinz Wolff, Menschen, die tatsächlich glaubten, es sei eine ernsthafte klinische Tätigkeit, Gespräche mit Patienten in Gruppen zu führen. Alle Wege wiesen hin auf das Londoner Institut für Gruppenanalyse, wo ich meine natürliche Neigung mit einem glaubwürdigen Training verbinden konnte. Das Gefühl hat mich jedoch nie verlassen, dass Gruppen sich schlecht auswirken können, entweder durch das Verfolgen eines ideologischen Programms oder durch einen Mangel an professionellem Verständnis.'

Liesel Hearsts Anfänge waren ganz anders.

'Ich wurde in Wien in eine Familie hinein geboren mit starken Überzeugungen darüber, was eine 'Gute Gesellschaft' ausmacht, und wie man sich im privaten wie auch im öffentlichen Leben zu benehmen hat, um dazu zu gehören. Manche dieser Überzeugungen erwiesen sich als falsch, manche sogar als gefährlich. Aber sie gaben mir ein klares Gefühl von Gruppenidentität und -zugehörigkeit, das über das hinausging, was ein Kind üblicherweise in einer gut funktionierenden Familie erwirbt. Im Zusammenhang damit entstand die Erfahrung und Erkenntnis über den Einfluss des eigenen sozialen Umfelds auf die Prägung von Gefühlen, auf das Verständnis des Lebens, auf Hoffnungen - im Grund auf die ganze Persönlichkeit.
Wie stark und einflussreich diese Gruppenzugehörigkeit war, erfuhr ich im Teenageralter, als sie von einer selbsternannten und machtvollen Gruppe gewaltsam angegriffen wurde, die keine Abweichung in Rasse, Religion oder Ideologie duldete und die Macht errungen hatte, einer ganzen Nation ihre Überzeugungen aufzuzwingen. Meine Familie und ich gehörten zu den Glücklichen, die der Vernichtung durch Emigration entrinnen konnten. Aber die Vertreibung aus meinem Heimatland war meine erste Erfahrung, aus einer Gruppe ausgeschlossen und ein Außenseiter zu werden, sowie ein hoch geschätztes Gefühl der Identität aufgeben zu müssen. Ich musste mich auf eine ganz neue Weise erfahren.
Schließlich schloss ich mich einer anderen Gruppe an: der britischen Armee. Wahrscheinlich habe ich die Armee nicht so erlebt, wie sie Freud beschrieben hat, weil das auf meiner Seite ein wohl überlegter, freiwilliger Schritt war. Ich delegierte nicht einen Teil meines Ich an das Oberkommando, den 'Führer', wie Freud es ausdrückte. Mir war sehr klar, dass meine Ziele zu dieser Zeit mit denen der britischen Armee übereinstimmten: Nazideutschland zu besiegen. Für mich, Großbritannien und Europa ging es buchstäblich um Leben und Tod.
Als wieder das Leben begann, wie es normalerweise ein junger Erwachsener lebt, hatte ich persönliche Entscheidungen zu treffen und die Verantwortung für

sie zu übernehmen. Das führte mich zu der Entscheidung, England als meine neue Heimat zu wählen. Dort ließ ich mich nieder, studierte Sozialwissenschaften, heiratete und gründete eine Familie. Das ursprüngliche Gefühl der angeborenen Zugehörigkeit zu einer nationalen Gruppe kann in meiner Sicht niemals ersetzt werden. Aber dieser Verlust bringt auch einen Gewinn: das Element der bewussten und voll erlebten Wahl.

Nach der Universität folgte die fruchtbare Erfahrung psychiatrischer Sozialarbeit im durch den Krieg gezeichneten London. Der Mut, die Standhaftigkeit der Menschen und ihr unerschütterliches Zusammengehörigkeitsgefühl halfen mir, mich meiner neuen Welt anzunähern. Als ‚Ausländerin' stand ich außerhalb der englischen Klassenstruktur und konnte sie daher einer sorgfältigeren Erforschung durch meine Klienten zugänglich machen. Ich konnte ihnen helfen zu sehen, welcher Anteil an dieser Gruppenzugehörigkeit ihnen durch die Gesellschaft gegeben worden war, und welcher Anteil im Wesentlichen ihr eigener war. Diese Frage war von bleibendem Interesse für mich und hat mich häufig in meinem Berufsleben beschäftigt.

Bevor ich meine letztendliche berufliche Bestimmung als Gruppenanalytikerin erreichte, half mir eine ganze Gruppe, mich zu prägen: das interdisziplinäre Team einer psychiatrischen Kinder- und Familienklinik, dessen Mitglied ich war. Es war eine der befriedigendsten Gruppenerfahrungen in meinem Berufsleben, in einem Team zu arbeiten, das eine Vielfalt beruflicher Qualifikationen und Ausrichtungen respektierte, ja sogar begrüßte. Diese Gruppe ermutigte mich zur Ausbildung: zuerst als Psychotherapeutin, dann als Gruppenanalytikerin am neu gegründeten Institut für Gruppenanalyse in London.'

Aus diesen beiden unterschiedlichen beruflichen Hintergründen wuchs eine berufliche Zusammenarbeit von großer Beständigkeit und Vielfalt. Unsere erste Zusammenarbeit war ebenso bemerkenswert durch die Fehler, die wir machten, wie auch durch das daraus resultierende Lernen, durch unseren Erfolg und die damit verbundene Freude. Es handelte sich um einen Ausbildungskurs in Gruppenpsychotherapie für das Team einer psychiatrischen Klinik. Die Seminare wurden gut aufgenommen, aber es gab auch rätselhafte Komplikationen: verschlossene Seminarräume, verlorene Schlüssel und Teilnehmer, die aus dem Seminar gerufen wurden. Im Auto auf dem Heimweg am Abend rätselten wir über die unerwarteten und wahrscheinlich unbewussten Störungen in diesem sonst so reibungslos laufenden Kurs. Schließlich stolperten wir über den wahrscheinlichen Grund: bei der Zusammenstellung der interdisziplinären Gruppe hatten wir das Personal der Klinikverwaltung vergessen. Diese Lektion kam uns bei unserer folgenden Arbeit in Trainingskursen in Dänemark und Norwegen zugute, wo auf unsere Bitte hin die Ausbildungsgruppen eine umfassende interdisziplinäre Struktur hatten.

In unseren vielen und unterschiedlichen gemeinsamen Trainingsunternehmungen haben wir entdeckt, dass unsere frühen prägenden Erfahrungen, medizinisch und psychiatrisch auf der einen Seite und sozialwissenschaftlich und psychoanalytisch auf der anderen, uns halfen bei der Synthese ursprünglich voneinander getrennter Disziplinen. Das ist die Essenz von Gruppenanalyse, wie wir sie verstehen.

Unsere Zusammenarbeit setzte sich in Workshops für die Group Analytic Society fort und später in Supervisionskursen für das Institut für Gruppenanalyse. Wir haben uns nach unserer Überzeugung gerichtet, das selbst vor zu leben, was wir predigen, und haben uns mit einer Gruppe gleichgesinnter Kollegen zusammen getan und einen Rahmen geschaffen, von dem ausgehend wir Gruppenanalyse praktizieren und supervidieren: das North London Centre for Group Therapy. Unser Zentrum richtet auch einen jährlichen internationalen Sommerworkshop aus, der uns viel professionelles Interesse und Freude bringt.

Die Autoren

Harold Behr machte 1963 sein ärztliches Staatsexamen an der Witwatersrand Universität in Johannesburg, Südafrika, wurde an der Maudsley Klinik und der University College Klinik in London zum Psychiater ausgebildet. Von 1975 bis 1996 war er beratender Kinderpsychiater an der Central Middlesex Klinik in London. Er schloss die Ausbildung zum Gruppenanalytiker 1975 am Londoner Institut für Gruppenanalyse ab. Ehemals Herausgeber der Zeitschrift ‚Group Analysis' leitete er in Oslo das Ausbildungsprogramm des Instituts und wurde 1994 zum Ehrenmitglied des Norwegischen Instituts für Gruppenanalyse ernannt. Er ist gegenwärtig Dozent, Supervisor und Gruppenlehranalytiker am Londoner Institut für Gruppenanalyse und hat eine ambulante Praxis am North London Centre for Group Therapy.

Liesel Hearst schloss 1949 ihre Ausbildung als psychiatrische Sozialarbeiterin ab und arbeitete in der Folgezeit in der National Association for Mental Health (heute MIND). Nach einer Pause, die ihren beiden Kindern gewidmet war, arbeitete sie als Psychotherapeutin und Gruppenanalytikerin in einer psychiatrischen Klinik für Kinder und Familien in Hertfordshire. 1974 schloss sie ihre Ausbildung zur Gruppenanalytikerin am Institut für Gruppenanalyse in London ab. Danach arbeitete sie bei dessen Ausbildungsprogrammen in Dänemark, Norwegen, Deutschland und der Schweiz mit. Sie ist Ehrenmitglied des Instituts für Gruppenanalyse Heidelberg, und des Seminars für Gruppenanalyse Zürich. Zur Zeit ist sie Gruppenlehranalytikerin und Supervisorin am Gruppenanalytischen Institut in London und arbeitet in ambulanter Praxis im North London Centre for Group Therapy.

KAPITEL EINS

Die sozialen und kulturellen Grundlagen der Gruppenanalyse

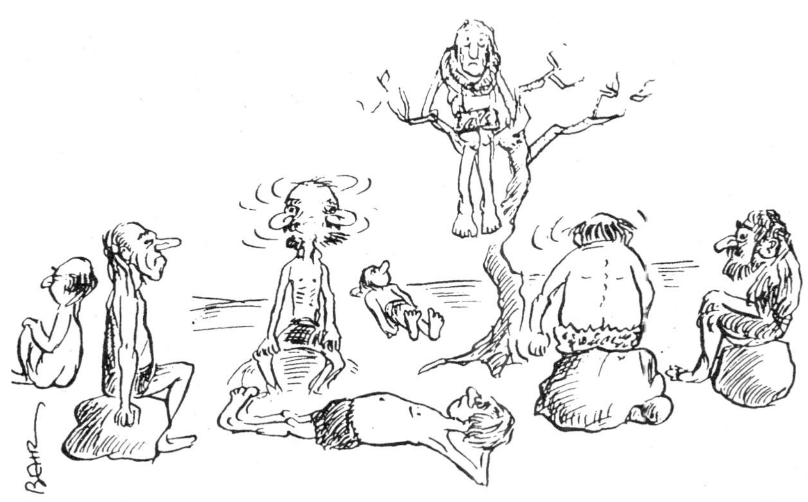

Gruppentherapie vor der Erfindung des Kreises

Am Ende des neunzehnten Jahrhunderts standen die großen Säulen, die das Gebäude wissenschaftlichen Lernens trugen, - Medizin, Philosophie und Naturwissenschaften - völlig getrennt voneinander da. Die Wissenschaft von der Seele war noch in ihren Kinderschuhen, zeigte aber alle Anzeichen einer frühen Identitätskrise, unsicher zwischen den Naturwissenschaften und einer anderen neu entstehenden Disziplin, den Sozialwissenschaften, hin und her schwankend. Die Freudsche Revolution erschütterte dieses Gebäude wie ein Erdbeben. Der Mensch erwies sich als ein Geschöpf, das irrationalen Kräften aus der Tiefe seiner eigenen Seele unterworfen war, gerade als er begonnen hatte, sich für ein höchst rationales Wesen zu halten, befreit von den dunklen Zeitaltern mystischen und magischen Denkens. Ebenso wie Darwin mit seinen ärgerlichen Demonstrationen der Verbindung des Menschen mit niederen Lebensformen, schreckte Freud mit seinen beunruhigenden Theorien von kindlicher Sexualität und inzestuösem Begehren die Welt der Wissenschaft auf.

Trotz Infragestellung durch orthodoxe Wissenschaftler der damaligen Zeit gewannen Freuds Ansichten an Boden. Neurologen und Psychiater suchten irritiert durch die bizarren und vielfältigen Erscheinungsbilder ihrer Patienten nach Erklärungen durch die neuen Postulate Freuds über die Natur der Seele. Der Zeitraum bis zum Beginn des ersten Weltkriegs erlebte eine Ausbreitung von Ideen auf der Grundlage der Freudschen Annahmen und ihrer Anwendung in der klinischen Praxis. Eine neue Form der Behandlung seelischer Störungen entstand unter dem Namen Psychoanalyse und machte die Öffentlichkeit auf sich aufmerksam. Die Wissenschaft der psychodynamischen Psychotherapie war geboren.

Die alte wissenschaftliche Ordnung war ins Wanken geraten, aber auch die alte politische Ordnung. Nach dem ersten Weltkrieg brach das grosse österreichisch-ungarische Reich, das Zaren- und das ottomanische Reich zusammen. Viele Königreiche, Herzogtümer und Fürstentümer, aus denen das Puzzle Europas von 1914 bestanden hatte, waren in Auflösung begriffen. An ihrer Stelle erhoben sich neue monolithische Ideologien: Kommunismus und Faschismus, beide entschlossen, die Welt zu beherrschen, wenn nicht durch Überzeugungskraft, dann mit Gewalt. Aller Augen richteten sich ängstlich auf Deutschland. Die Nation war durch den Krieg zerstört worden, begann aber jetzt, sich bedrohlich als das Zentrum eines neuen Konflikts aus der Asche zu erheben: diesmal zwischen Kommunismus und Faschismus.

Die Frankfurter Schule

Die wissenschaftliche Gemeinschaft Westeuropas sah sich in die politische Arena hinein gezogen. Diejenigen, die entsetzt auf die Bedrohung durch den Faschismus und seine scheußlichsten Manifestationen im Nazismus schauten, arbeiteten mit viel Ausdauer an der Entwicklung eines Gegenmittels auf der Basis sozialistischer Prinzipien und beruflicher Einsichten. Viele von ihnen trafen sich in Frankfurt, wo sie ein Netzwerk etablierten, das unter dem gemeinsamen Namen Frankfurter Schule bekannt wurde. Tatsächlich war das eine gigantische Denkfabrik, die sich dem Studium und der Integration verschiedener Zweige der Sozialwissenschaften widmete, Psychoanalyse, Psychologie, Neurologie, und deren Anwendung auf die politischen und sozialen Themen der Zeit.

Viele einflussreiche Persönlichkeiten des sozialen und politischen Denkens des zwanzigsten Jahrhunderts kamen aus der Frankfurter Schule, wie auch einige der Gründer der neu entstehenden Disziplinen der interpersonellen Psychotherapie und Sozialpsychologie. Erich Fromm, Herbert Marcuse und T.W. Adorno waren Mitglieder einer Gruppe linker Intellektueller am Frankfurter Institut für Sozialforschung, die einen neuen Zugang zur marxistischen Sozialtheorie erarbeiteten, die ‚kritische Theorie' sozialer Phänomene, die die Bedeutung kulturel-

ler und psychologischer Faktoren hervorhoben, wo es sich bisher um eine rein ökonomische Theorie gehandelt hatte.
Der interdisziplinäre Charakter des Netzwerks der Frankfurter Schule erlaubte es diesen Ideen, Grenzen zu überschreiten, die sie traditionell voneinander getrennt hatten, während das verbindende Ethos eine Ideologie auf der Basis radikaler sozialistischer Prinzipien war. Ihr Ziel war eine Gemeinschaft von Wissenschaftlern und Intellektuellen als ein Schritt zur Schaffung einer besseren Gesellschaft, aber die Ereignisse überrollten sie. Der Aufstieg des Nazismus führte zur Auflösung des Netzwerks und der Zerstreuung ihrer Mitglieder: einige flohen in die Vereinigten Staaten und England, wo sie ihre Arbeit fortsetzten.

Foulkes, Holismus und Gestaltpsychologie

Der Psychiater und Psychoanalytiker S.H. Foulkes gab der Gruppenanalyse ihre theoretische Grundlage, entwickelte sie als Behandlungsmethode und praktizierte in Frankfurt zwischen 1921 und 1933. Dort traf er die führenden Persönlichkeiten der Frankfurter Schule und wurde intellektuell und emotional durch sie beeinflusst. Foulkes wurde vor allem durch den holistischen Ansatz des Neurologen Kurt Goldstein beeindruckt und durch die Ideen der Gestaltpsychologie, deren führender Vertreter Max Wertheimer war. Unmittelbar nach dem ersten Weltkrieg hatte Goldstein mit hirnverletzten Soldaten gearbeitet und hatte gezeigt, dass sie bemerkenswerte Fähigkeiten der Anpassung und Genesung entwickeln konnten im Widerspruch zu der herrschenden Meinung, dass eine Schädigung des Zentralnervensystems unvermeidlich in irreversiblen Funktionsverlust mündet. Er postulierte ein holistisches Modell des Funktionierens des Zentralnervensystems, das auf der Annahme beruht, dass der Organismus als Ganzheit Ressourcen bereitstellen kann, die ermöglichen, dass sich neue Nervenbahnen entwickeln, die die alten traumatisierten Bahnen ersetzen. Aus diesem Modell entwickelte Foulkes seine kreativste Metapher: von der Gruppe als einem Kommunikationsnetzwerk, analog zum neuronalen Netzwerk des Gehirns.
Für Goldstein war das leitende Prinzip der Gestaltpsychologie die Betrachtung des gesamten Organismus als einer ‚Gestalt' (wörtlich ein organisiertes Ganzes, das als mehr als die Summe seiner Bestandteile wahrgenommen wird). Die gesunde Gestalt repräsentiert den gesamten Organismus in Abstimmung mit den Forderungen der Umgebung, in der er existiert. Der Beobachter hat alle Phänomene, die der Organismus repräsentiert, zu beachten und es nicht vorzuziehen, einen speziellen Teil zu beschreiben. Das System funktioniert als ein Ganzes, weswegen jeder ankommende Reiz Veränderungen im Gesamtorganismus hervorrufen muss.

Goldstein dachte an den biologischen Organismus, vor allem das Gehirn. Foulkes nahm diese Ideen in sein Konzept von den Individuen in einer Gruppe auf. Er stellte sich vor, dass sie ein Netzwerk, analog zum Netzwerk des Nervensystems, bilden. Weiter stellte er sich vor, dass die Gruppe als Ganzes interagiert und reagiert, und jeder individuelle Beitrag wird im Kontext dieses Netzwerks verstanden. Die Gruppe ist daher durch jedes individuelle Gruppenmitglied beeinflusst und beeinflusst dieses. Dieser Prozess wurde daher durch Gregory van der Kleij wie folgt bildhaft dargestellt: 'Die einzelnen Gruppenmitglieder sind wie Wörter eines Satzes; ohne den Zusammenhang mit den anderen Satzteilen haben sie außer als Objekt keine Bedeutung.' (van der Kleij, 1982).
Die Bezeichnung,die Foulkes diesem Prozess gab, war die der Matrix. Diese ist ein dynamisches Netzwerk zwischenmenschlicher und transpersonaler Kommunikation, in dem die Einzelnen Knotenpunkten entsprechen, vergleichbar mit den Neuronen, die Stränge des Netzwerkes der Nervenbahnen im menschlichen Gehirn verknüpfen. Die Gruppe selbst repräsentiert dieses transpersonale Netzwerk: es reagiert und antwortet als Ganzes, und assoziiert im psychoanalytischen Sinn als Ganzes. Alle verbalen und nonverbalen Kommunikationen finden innerhalb der sich entwickelnden Gruppenmatrix statt, welche die operationale Basis der innerseelischen und interpersonellen Beziehungen darstellt. Diese beiden Modelle, das holistische und das Gestaltmodell, kommen in der Foulkesschen Konzeption der Gruppe als einem interaktiven und reaktiven Organismus zusammen, innerhalb dessen es ständig wechselnde Konstellationen von Figur-Grund-Konfigurationen gibt.

Der psychoanalytische Beitrag zur Gruppenanalyse

Der dritte Strang im Foulkesschen Modell der Gruppentherapie kommt von der Psychoanalyse. Als Psychoanalytiker in der Freudschen Tradition ausgebildet war er überzeugt, dass von der Psychoanalyse abgeleitete therapeutische Techniken in Gruppen angewandt werden können, und dass die wesentlichen dynamischen Konzepte der Psychoanalyse grundsätzlich mit einem auf Kommunikation basierenden Modell von Gruppenfunktionen vereinbar sind.
Foulkes begann, seine innovativen Ideen zu einer Zeit zu entwickeln, in der sich die Psychoanalyse von der Vorstellung der Seele als einem aus ziel-gerichteten instinktiven Trieben und ihren Wechselfällen bestehenden geistigen Apparat zunehmend entfernte hin zu der Vorstellung von der Seele als als einem dynamischen System von Objekt- und Teilobjekt-Beziehungen, einem ständig im Fluss befindlichen System. Ein Wind von Veränderung wehte durch das psychoanalytische Denken: Bions Modell vom Behälter und seinem Inhalt, Fairbairns objektsuchende Libido, Winnicots Mutter-Kind-Einheit, Lacans Diskurs

zwischen dem Subjekt und dem Selbst, Bowlbys Bindungstheorie und Kohuts Psychologie des Selbst.

Foulkes bezog sich bei der Erläuterung seiner eigenen theoretischen Position nicht direkt auf eine dieser Entwicklungen. Als er einmal gefragt wurde, ob er nicht meine, dass die Objekt-Beziehungs-Theorie besonders anwendbar sei auf die Gruppenanalyse, antwortete er nach kurzer Überlegung: ‚Ich brauche sie nicht' (Foulkes, persönliche Mitteilung). Diese neuen Gedankengänge in der Psychoanalyse beeinflussten jedoch später eine Anzahl von Gruppenanalytikern und führten zu Bemühungen, sie in die Gruppenanalyse zu integrieren.

Dennis Brown und Collin James entwickelten Therapiemodelle, die die zentralen Konzepte von Foulkes, Winnicott und Bion integrierten. Bindungstheorie und Gruppenanalyse kamen in der Arbeit von Mario Marrone zusammen, während die Integration der Selbstssychologie in die Gruppenanalyse die Phantasie einer Anzahl von Therapeuten gefangen nahm: unter ihnen Irene Harwood, Malcolm Pines und Sigmund Karterud.

Foulkes hielt sich für einen wahren Freudianer, was er jedoch entwickelte, war eine radikale, fast revolutionäre Abkehr von dem, was er gelernt und in seiner Lehranalyse in Wien bei Helene Deutsch erfahren hatte, sowie von seiner Supervision bei Nunberg, einem Mitglied des *Kinderseminars*, dem berühmten Treffpunkt junger Analytiker, zu dem auch Wilhelm Reich gehörte. Auch nach seiner Emigration nach England, im Lauf seiner psychoanalytischen Praxis als Lehranalytiker des Londoner Psychoanalytischen Instituts veränderte sich sein theoretischer Standpunkt nicht.

Foulkes' Ablehnung der Objekt-Beziehungs-Theorie klang zu dieser Zeit arrogant. Was er jedoch sagte, ist gültig für die Gruppenanalyse. Er wies auf den Unterschied zwischen der dyadischen psychoanalytischen Situation und der gruppenanalytischen Situation hin, in der eine neue Therapie stattfindet. ‚Ich brauche sie nicht' lässt sich übersetzen in, ‚ich brauche andere Konzepte zur Anwendung in dieser unterschiedlichen Situation'. Foulkes nahm Bezug zu einer Situation, in der die Gruppe selbst zum Bezugsrahmen wird. Alles, was in ihr geschieht, erhält seine Bedeutung durch diesen Bezugsrahmen und in ihm. Der Ausdruck ‚Gruppensituation' hat eine spezifische Bedeutung. Er bezieht sich auf alle Menschen im Raum, den Therapeuten eingeschlossen, die von Angesicht zu Angesicht in einem Kreis zusammensitzen. Der Kreis schließt sowohl den physischen wie auch den psychologischen Raum mit ein und wird bestimmt durch die Gruppenmitglieder, die in der Foulkesschen Konzeption alle den gleichen Raum teilen (Pines, 1981).

Während die Gruppe selbst in holistischen und gestaltpsychologischen Begriffen konzeptualisiert werden kann, ist sie zugleich eine psychoanalytische Therapie. Der Einzelne profitiert von einer Atmosphäre, in der Realität und Unmittelbarkeit Übertragungserfahrungen intensivieren. Die Wahrnehmungen, die aus diesen Erfahrungen entstehen, werden durch die Gruppe gehalten, eventuell modifiziert, revidiert und als realitätsangepasste neue Erfahrungen des Selbst in Beziehung zu den anderen benutzt. Auf diese Weise kann die analytische Gruppe zur Verfügung stellen, was Winnicott ‚Umweltanforderungen' an eine gesunde Entwicklung nannte.

Die Bedeutung der Kultur für die Gruppenanalyse

Der Soziologe Norbert Elias erhält jetzt eine verspätete Anerkennung für seinen befruchtenden Beitrag zu unserem Denken über Gruppen. Verspätung scheint Elias verfolgt zu haben. Den Grossteil seines produktiven Werkes hat er im Ruhestand geschrieben. Sein frühestes und bekanntestes Werk, *Über den Prozess der Zivilisation,* wurde nach seinem Erscheinen 1939 noch einmal für 30 Jahre ad acta gelegt, bevor es die Aufmerksamkeit von Gelehrten und gruppenanalytischen Therapeuten erregte. Wie es aber sein Freund und hauptsächlicher Vertreter, Stephen Mennell, ausgedrückt hat: „Das war nicht das günstigste Jahr für das Erscheinen eines großen, zweibändigen Werkes auf Deutsch durch einen Juden, vor allem jedoch über Zivilisation' (Mennell, 1992).
Elias fügt ein Element zu Foulkes' psychoanalytischer und quasi-systemischer Konzeption von Gruppenanalyse hinzu: die Wichtigkeit historischer und kultureller Kontinuität für die Interaktion von Menschen, die sich von Angesicht zu Angesicht in einer Gruppe begegnen. Für Elias war das Konzept der Interdependenz wichtig: die Vorstellung einer wechselseitigen Abhängigkeit von anderen, denen sie niemals direkt begegnet sind. In seiner faszinierenden Studie von Sitten und Einzelheiten menschlichen Verhaltens im Lauf der Geschichte hat Elias gezeigt, wie unsere psychologische Schminke durch einen erkennbaren evolutionären gesellschaftlichen Prozess geformt worden ist. Dieser Prozess ist es, der uns die Wirkungen bewusster gemacht hat, die wir auf andere haben, und auf unsere Identifikation mit anderen, wie sie zum Beispiel durch unseren Fortschritt an der Schwelle von Scham und Verlegenheit zum Ausdruck gebracht wird, und durch unsere Fähigkeit, vorher zu sagen, wie andere auf uns reagieren könnten.
Elias' Scheinwerfer auf die Soziogenese und Psychogenese unseres Verhaltens - die Kette kultureller Ereignisse, die uns mit der Vergangenheit verbindet - wirft unausweichlich Fragen in Bezug auf die Umkehr und den Zusammenbruch in diesem Prozess auf und die Rolle, die soziale Traumata in diesem gespielt haben. Dieses Thema wurde durch Earl Hopper fortgeführt, einem Soziologen und Gruppenanalytiker, der angesichts massiver Traumata ein Modell sozialer Regression entwickelte, und durch Vamik Volkan, dessen Schriften die Wichtigkeit historischer Traumata bei der Fortdauer intergruppaler Konflikte betonen. Ein

anderer Gruppenanalytiker, Farhad Dalal, griff Elias' Thema der sozialen Bezogenheit und sein Konzept der Figuration auf, einen Begriff, der die wechselseitige Bezogenheit menschlicher Existenz beschreiben sollte, ohne unterscheiden zu müssen, ob Menschen primär Individuen oder primär Gruppen sind. Dalal weist auf die einschränkenden Wirkungen von Figurationen auf unsere Gedanken und Handlungen in Gruppen hin und verbindet dies mit dem, was er als ein fehlendes Element in Foulkes' Ansichten über Gruppen sieht: die Frage von Machtverhältnissen in Gruppen, und wie sich dies auf den therapeutischen Prozess auswirkt, zum Beispiel durch die Auswirkung von Rassen- und Kulturstereotypen.

Leitung in gruppenanalytischer Sicht

Foulkes zog den Ausdruck 'Dirigent' für die Beschreibung des gruppenanalytischen Therapeuten dem des 'Leiters' vor, einem Begriff, der sich nicht gut in die sozialistisch gesinnte Gemeinschaft der Frankfurter Schule einfügte. Der Ausdruck 'Dirigent' wurde von T.W. Adorno geprägt, einem führenden Sozialtheoretiker, dessen spätere Arbeit über das Vorurteil und die autoritäre Persönlichkeit ihm einen führenden Platz in der Sozialpsychologie einbrachte. Adornos Interesse am kulturellen Überbau des Marxismus hatte ihn angeregt, die ästhetische und soziale Funktion der Musik und der Beziehung zwischen Dirigent und Orchester zu untersuchen.

Der Wechsel der Autorität zwischen Dirigent und Orchester erschien Foulkes als ein Modell der Leitung in seinen Gruppen. Er akzeptierte, dass sich Gruppenmitglieder zu Beginn an den Dirigenten als eine Quelle der Weisheit und Einsicht wenden, aber sah diese frühen Projektionen der Autorität als auf Omnipotenzphantasien begründet an, von denen die Gruppe allmählich entwöhnt werden muss. Nur dann kann sie ihre eigene kollektive Autorität entdecken und Verantwortung für den therapeutischen Prozess übernehmen. Der Dirigent gibt niemals seine eigene therapeutische Autorität auf, bleibt aber meistens im Hintergrund und ermöglicht den verschiedenen Konfigurationen und Interaktionen, ihren eigenen Lauf zu nehmen. Von Zeit zu Zeit mag der Dirigent der Gruppe einen ‚Schubs' geben müssen, wie es Foulkes ausdrückte, wenn sie festzusitzt oder in untherapeutische Richtungen auszuscheren scheint; mit anderen Worten, wenn die Kommunikation zeitweise blockiert ist. Aber in den meisten Fällen ist die Gruppe als Ganzes imstande, mit wenig Anleitung den analytischen Prozess voran zu treiben.

Die Gruppe interagiert als Ganzheit, jeder individuelle Beitrag ist im Kontext des gesamten interpersonellen Netzwerks der Gruppe zu verstehen - einem Netzwerk, das sowohl jeden Teilnehmer in der Gruppe beeinflusst, als auch durch ihn beeinflusst wird. Foulkes sieht daher nicht acht Individuen, die in der

Gruppe psychoanalytische Behandlung erhalten, noch wird die Gruppe als ‚der Patient' in Beziehung zum Analytiker konzeptualisiert. Mit anderen Worten, es ist nicht eine andere psychoanalytische Dyade. Psychoanalytische Konzepte wie das Unbewusste, Abwehrmechanismen, Verdrängung, Übertragung und Gegenübertragung, Projektion und projektive Identifikation lassen sich jedoch anwenden. Aber sie werden ausgedrückt und bewertet im neuen Kontext der analytischen Gruppe. Um seinen Ansatz von der Psychoanalyse abzugrenzen, landete Foulkes bei dem etwas ‚uneleganten' Namen ‚Gruppenanalytische Psychotherapie`

Die Gruppe als System

Foulkes Ansichten über Gruppen vertragen sich gut mit dem systemischen Gruppenansatz,obwohl er diesen Bezug nie ausdrücklich herstellte. Die Ähnlichkeit zwischen Gruppenanalyse und systemischer Therapie liegt im Wesentlichen in der Bedeutung, die beide der Kommunikation als dem wichtigsten Mittel der Veränderung zuschreiben, und der Einschätzung des Individuums als von geringerer Bedeutung im Prozess im Vergleich zu den Beziehungen zwischen Individuen. Es gibt jedoch bedeutsame Unterschiede. In ihrem Versuch, menschliche Gruppen und biologische Prozesse mit weitreichenderen und größeren Phänomenen in Verbindung zu bringen, hat die Systemtheorie die einzigartigen Eigenschaften, die das Individuum und seine Gruppen auszeichnen, heruntergespielt. Das Konzept des Unbewussten taucht in der Systemtheorie nicht auf, während es einen besonderen Platz in der Gruppenanalyse einnimmt, die sich in ständigem Wechsel zwischen dem Individuum in der Tiefe seines Unbewussten und dem interpersonellen Feld der Gruppe mit seinem sozialen Unbewussten hin und her bewegt. Systemtherapeuten haben Therapiemodelle geschaffen, in denen Interventionen sich auf die Unmittelbarkeit des Gegenwärtigen, des ‚Hier und Jetzt' beschränken. Das Bewusstmachen individueller Vergangenheit wird nicht als gezieltes therapeutisches Mittel gesehen, und die Beschäftigung damit lässt sich nur rechtfertigen, wenn sie der Absicht dient, das Kommunikationsmuster des Systems, dessen Teil sie ist, zu verändern.

Diese sich polarisierenden Betrachtungsweisen systemischer und psychoanalytischer Therapien wurden versöhnt durch die Bemühungen von Gruppenanalytikern wie Yvonne Agazarian, Helen Durkin und Robin Skinner, die Modelle der Gruppenanalyse entwickelten, die eine Synthese der beiden Ansätze darstellen. Ein integriertes Modell systemischer und analytischer Methoden ist besonders anwendbar in der therapeutischen Arbeit mit Familien und Organisationen, beides Gruppen, die den Therapeuten von Anfang an mit einer dichten Struktur und fest etablierten Kommunikationsmustern konfrontieren.

Begegnung als ein Weg, die Identität einer Gruppe zu bewahren

Eine Gruppe kann als eine Anzahl von Menschen definiert werden, die eine gemeinsame Eigenschaft oder Auffassung eint. Das Wort ‚Gruppe' kann in einem abstrakten Sinn verwandt werden, das heißt einer Kategorie von Menschen, ob sie nun am selben Ort zusammenkommen oder nicht. Andererseits kann es sich auf eine Versammlung von Menschen zu einem bestimmten Zweck beziehen. Sobald sich eine Gruppe trifft, verstärkt sie ihre Identität, während eine Gruppe, die sich niemals oder nur selten trifft, ihre Identität sowohl durch die Zuschreibungen anderer, wie auch durch ihre eigene kollektive Selbstwahrnehmung erhält. Sie ist daher in ihrer Identitätsbildung und darüber hinaus auch ihrem Schicksal den Wechselfällen und Projektionen der Außenwelt mehr ausgesetzt.
Gruppen, die speziell zu therapeutischen Zwecken zusammengestellt werden, müssen für genügend Zeit und Raum sorgen zur Entstehung und Wiederherstellung langjähriger Beziehungen durch den Prozess der Kommunikation und Analyse. Die Bedingungen, unter denen diese Gruppen stattfinden, werden sorgfältig geplant, um eine Atmosphäre der Sicherheit zu schaffen, die für die Entfaltung eines solchen Prozesses notwendig ist. In gruppen-analytischer Psychotherapie erwarten wir von den Menschen, der Gruppe ihre persönlichsten Gedanken in einer Zeit ihres Lebens anzuvertrauen, wenn ihnen dazu vielleicht am wenigsten zu Mute ist. Die Techniken der Gruppenanalyse haben daher so weit wie möglich sicher zu stellen, dass die Menschen, die sich entschlossen haben, in eine solche Gruppe einzutreten, dort eine sichere und lohnende Erfahrung machen können. Die Treffen haben oft genug und über einen ausreichend langen Zeitraum stattzufinden, damit sich ein bedeutsamer Wandel ereignen kann.

Die Therapiegruppe als ein Mikrokosmos der Gesellschaft

Foulkes behauptet, dass jeder Mensch entscheidend durch die Welt, in der er* (oder sie) lebt, bestimmt ist. Er stellt die Gegensätze zwischen 'Individuum und Gesellschaft', 'Vererbung und Umwelt' und 'Innenwelt und Außenwelt' in Frage, und erklärt, dass der einzige Weg, sie voneinander zu trennen, künstliche Isolation sei, wie es bei der Schaffung einer therapeutischen Situation geschieht

*Die im Folgenden verwendeten Personen- und Berufsbezeichnungen stehen immer gleichwertig für beide Geschlechter, auch wenn sie nur in einer Form benannt sind

oder durch das Errichten neurotischer Barrieren. Die Aufgabe der Therapie sei es daher, das Zusammenfließen dieser Konzepte ineinander durch den Prozess der Kommunikation zu ermöglichen, der im Lauf der Zeit weiter und tiefer werden muss. Wenn sich eine Therapiegruppe trifft, vertreten die Gruppenmitglieder kollektiv die Gesellschaft, von der die Gruppe selbst ein Teil ist, und erschaffen sie in der Gestaltung der Gruppe in mikrokosmischer Form ständig neu.

Die Gruppenmitglieder bringen allerdings auch Bereiche der Isolation mit sich, die mit ihrer individuellen Störung zu tun haben. Diese Nebeneinanderstellung von kollektiver Normalität, die der soziale Mikrokosmos ist, mit den verschiedenen Bereichen individueller Gestörtheit bereitet die Bühne für den therapeutischen Prozess. Der therapeutische Wert der Gruppe ist zusammengefasst in Foulkes' Maxime: ‚kollektiv bilden sie (die Gruppenmitglieder) diejenige Norm, von der sie individuell abweichen' (Foulkes, 1948).

Isolation als Grundlage von Störung und Kommunikation als ihr Gegenmittel

Innerhalb der Gesellschaft, in der wir leben, werden wir in eine Gruppe hineingeboren. Im Laufe unseres Lebens durchlaufen wir viele Gruppen. Jederzeit sind wir Mitglieder verschiedener Gruppen, und jede dieser Gruppen bildet eine psychologische Einheit, die zur Bildung unserer Identität beiträgt. Nach Foulkes ist Neurose eine seelische Verfassung, die sich entwickelt, wenn wir uns als Individuen im Konflikt mit unserer Gruppe befinden und in unterschiedlichem Ausmaß von uns selbst und anderen isolieren.

Die neurotische Position ist ihrer Definition nach äußerst individualistisch und arbeitet daher gegen die Gruppe. Das wirkt sich als Ärgernis aus, sowohl für den Einzelnen, wie auch für die Gruppe und führt, wenn es unbemerkt bleibt, zur Isolation des Einzelnen von der Gruppe. Die sogenannten neurotischen Symptome des Einzelnen sind tatsächlich ein Aspekt von ihm, der nicht in Worten kommuniziert werden kann, und der daher nur in symptomatischer Form Ausdruck finden kann. Damit Symptome mitgeteilt werden können, müssen sie in kommunizierbare Sprache übersetzt werden.

Kommunikation ist daher ein zentrales Konzept der Gruppenanalyse. Therapie findet durch das Übersetzen neurotischer Phänomene in Kommunikation statt, und das geschieht durch verbalen Austausch, der die Grundlage der Gruppe bildet. Ein sich ständig erweiternder und vertiefender Bestand an Kommunikation innerhalb der analytischen Gruppe ist die Essenz der Therapie selbst. Die Aufgabe des Gruppenanalytikers besteht darin, diesen Prozess durch seine Teilnahme zu erleichtern, manchmal mit seiner therapeutischen Autorität, bei anderer Gelegenheit mehr wie ein Mitglied. Die analytische Gruppe wird als der Raum geschaffen, innerhalb dessen sich diese Kommunikation entwickeln kann. Zusammenfassend kann man sagen, dass der Körper, die Seele und die Gesellschaft in Foulkes' therapeutischem Konzept zusammenkommen. Das Individuum wird als die grundlegende biologische Einheit gesehen, die Gruppe als die grundlegende psychologische Einheit und die Gesellschaft als die Einheit, die beide verbindet. Die Essenz des Menschen ist sozial, und soweit es möglich ist, sollten individuelle Störungen in ihrem sozialen Kontext behandelt werden. Das wird durch die analytische Gruppe erreicht, eine sorgfältig entworfene therapeutische Situation, die darauf abzielt, die Gesellschaft in die Gruppe einzuführen, ein Netzwerk von Kommunikation zu schaffen und analytische Techniken zu verwenden, um isolierte Bereiche zu erreichen, die für das Individuum ein Brennpunkt für Störungen in seiner Beziehung zur Gesellschaft geworden sind.

KAPITEL ZWEI

Ein Jahrhundert Gruppentherapie

Ich hoffe, die Gruppe ist nicht zu aggresiv

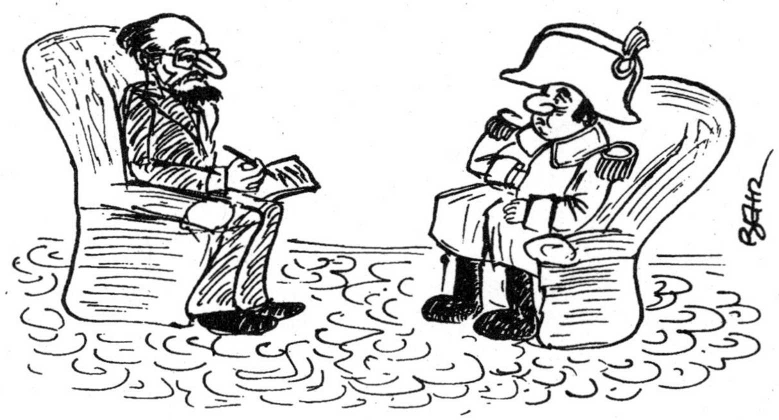

‚Geschichte ist Quatsch', behauptete Henry Ford. Ganz im Gegenteil, sagen wir. Wir sind der Meinung dass es für Gruppenanalytiker von heute eine nützliche Übung ist, auf die Anfänge ihrer Disziplin zurückzublicken, und den historischen Prozess der Entwicklung ihrer Konzepte und klinischen Praxis nachzuvollziehen. Was haben sie übernommen, was modifiziert oder verworfen? Und warum?'

Joseph H. Pratt: Kurse für Schwindsüchtige

Die ersten Therapiegruppen trafen sich im ersten Jahrzehnt des zwanzigsten Jahrhunderts in Boston, Massachusetts. Joseph Hersey Pratt, ein Arzt mit Missionseifer, der sich schon früh mit dem Verhältnis von Körper, Geist und Seele beschäftigte, startete für seine Tuberkulosepatienten eine „Inspirationsschule". Vor der Einführung von Antibiotika in die Medizin konnte das Wüten von Cholera oder Tuberkulose nur durch eine asketische Ordnung von Isolation, gezielte Diät und ausgedehnte Bettruhe eingedämmt werden. Die Patienten waren meist zu nichts zu motivieren, ihre Stimmung apathisch oder depressiv.

Pratt war überrascht zu beobachteten, dass sich die Stimmung hob, wenn seine Patienten zufällig auf den Fluren zusammenkamen, wenn sie auf ihren Arzt warteten. Sie genossen die Gelegenheit, sich über ihre Krankheit zu unterhalten.. Der Ton dieser Gespräche war immer lebendig, und die Patienten schienen sich danach besser zu fühlen. Dies brachte Pratt auf einen originellen Gedanken: warum sollte man eigentlich nicht aus diesem spontan auftretenden Phänomen therapeutisches Kapital schlagen? Er teilte seine Patienten in Gruppen von jeweils 15 bis 20 ein, und leitete sie selbst. Pratt hielt seinen Patienten aufmunternde Vorträge, in denen er an sie appellierte, für ihre gesundheitliche Versorgung selbst Verantwortung zu übernehmen. Pratt schlug seinen Patienten vor, eigene Protokolle zu führen und der Gruppe über ihre Fortschritte zu berichten. In Pratts aufmunternder Methode können wir viele Prinzipien der heutigen Praxis der Gruppentherapie erkennen. Er erkannte den therapeutischen Wert der Sozialisation, machte ihnen Hoffnung, trat ihrem sekundären Krankheitsgewinn entgegen und übertrug ihnen die Verantwortung für ihre Gesundung. Er machte sich auch die vereinigende Kraft zunutze, die entsteht, wenn Menschen mit demselben Problem in unterschiedlichem Ausmaß zusammengebracht werden. Für die Psychoanalyse interessierte er sich zwar auch, vermied aber ihre Techniken. Die unbewusste Dynamik innerhalb der Gruppe ließ er absichtlich außer Acht, und er forderte seine Patienten nicht auf, sich mit ihren unbewussten Konflikten zu befassen. ‚Die Unterrichtsstunde' schrieb er, ‚ist für die Teilnehmer eine angenehme gesellige Begegnung ... obwohl die Patienten unterschiedlichen Rassen und Sekten angehören, sind sie dadurch vereint, dass sie dieselbe Krankheit haben. Ein Kameradschaftsgefühl hat sich herausgebildet. Sie sprechen nie über ihre Symptome und sind fast immer gut gelaunt' (Pratt, 1907).

Es ist bemerkenswert, dass manche Therapeuten heute auch ihre Gruppentherapiesitzungen ‚Unterricht' nennen. Vielleicht wird mit diesem Ausdruck die Therapie von ihrem Stigma befreit, indem sie zur Lehr- und Lernerfahrung um-

definiert wird. Im weiteren Sinne des analytischen Prozesses sind sie das natürlich auch.
Später weitete Pratt seine Methode auf Patienten mit anderen körperlichen und seelischen Krankheiten aus und auf das Grenzgebiet zwischen beiden. Historiker der Gruppentherapie ernannten ihn zu deren Gründer, aber er verdient auch einen Platz als Pionier der Psychiatrie und der psychosomatischen Medizin.

Edward Lazell: Vorlesungen für psychisch Kranke

Pratts wegweisende Schrift über Gruppen für Patienten mit körperlichen Krankheiten erschien 1906. In den frühen 20er Jahren war das Vorlesungsmodell als Behandlungsform dann auch zu den psychiatrischen Anstalten vorgedrungen, wo es auch Patienten gab, die ohne eine Hoffnung auf Heilung dahinsiechten, da sich ihre Krankheiten uneingeschränkt in ihnen ausbreiteten. Edward Lazell, ein Psychiater, der erst Freudianer und dann Jungianer war, begann in Washington DC für seine Patienten Lesungen über den menschlichen Geist aus psychoanalytischer Sicht zu halten. Das war in Anbetracht der Schwere und Unkontrollierbarkeit der psychotischen Symptome seiner Patienten ein mutiges Experiment. Manche befanden sich in einem Zustand katatonen Rückzugs, andere wurden durch Halluzinationen beunruhigt. Und doch waren die Patienten erstaunlicherweise in dem Klima, das durch die Gruppe während der Lesungen geschaffen wurde, in der Lage, den vermittelten Stoff aufzunehmen und zu behalten. Die Themen seiner Lesungen würden gut in einen modernen Einführungskurs in die Psychoanalyse für die breite Öffentlichkeit passen. Sie enthielten so faszinierende Themen wie zum Beispiel ‚häufige Ursachen der Angst vor Frauen', ‚Minderwertigkeitsgefühle', ‚Tagträume', ‚Wiederbelebung von Gefühlen', und ‚Angst vor dem Tod'.
Lazell legte besonderen Wert darauf, die Angst vor dem Tod und die ‚Konflikte im Zusammenhang mit der Sexualität' wie er es nannte, öffentlich zur Sprache zu bringen. Er meinte, Gruppen hätten außerdem den Vorteil, dass sie die Angst vor dem Analytiker minderten. Er schrieb, dass der Patient, wenn er das Gefühl hat, dass es noch viele andere in der gleichen Situation gibt, zum Schluss kommt, dass es ja nicht ‚so schlecht um ihn stehen kann'. Diese Position vertreten auch heute manche Gruppentherapeuten, wenn sie von Universalität und gegenseitiger Identifikation als therapeutische Aspekte der Gruppe sprechen. Wie schon Pratt, so war auch Lazell ein Vorläufer des holistischen Zugangs zu Medizin und Psychiatrie. Außer den Gruppen für psychisch Kranke leitete er Gruppen für Patienten mit Schilddrüsenüberfunktion, ‚Neurasthenie' und Epilepsie und betonte auch hier den Einfluss von Emotionen auf die Körperfunktionen. Er glaubte daran, dass seine Patienten sowohl die Fähigkeit als auch den Wunsch hätten, ihre Symptome zu verstehen, was mit der professionellen Hal-

tung des 21sten Jahrhunderts verglichen werden kann, wo man Patienten für die aktive Kooperation beim Umgang mit ihrer Krankheit gewinnen möchte. Man kann sagen, dass Lazell der erste Gruppentherapeut war, der die pädagogischen und analytischen Dimensionen der Gruppentherapie harmonisch vereint hat.

Cody Marsh: Die heilende Menge (crowd)

Lazells Beitrag der frühen 20er Jahre wurde dann ungefähr zehn Jahre später von dem Pfarrer und Psychiater L. Cody Marsh weiterentwickelt, einem Cousin des extravaganten Cowboy Darstellers William Cody (‚Buffalo Bill'). Marshs Arbeitsweise mit Gruppen war wie die Pratts eine Mischung aus religiösem Erweckungsglauben und pädagogischen Techniken. In seinen Vorlesungen vor großen Gruppen am Worcester State Hospital erwartete er von seinen Patienten, dass sie sich Notizen machten. Er veranstaltete dort auch ein Programm von Kunst- und Tanzveranstaltungen. Später dehnte er seine Vorlesungen auch auf ambulante Patienten aus. Marshs Vorlesungen waren im Vergleich zu denen Lazells populärwissenschaftlicher und trugen zwischenmenschliche Themen wie ‚Menschen und soziale Bräuche', ‚Wie man mit dem Krankenhausaufenthalt fertig wird', ‚Probleme in Arbeit und Freizeit, ‚Wie man ein Baby aufzieht', und ‚Das Gleichgewicht zwischen Gelassenheit und Glücklichsein'.
Cody Marsh konnte auf seine Zeit als Offizier für die Moral der Truppe während des ersten Weltkrieges zurückgreifen. Das Wesentliche der Behandlung war ihm zufolge die Wiederbelebung des Lebenswillens, weg von 'Introspektion, Fantasie, Verbitterung, Scham- und Minderwertigkeitsgefühlen ... hin zu Extraversion (extrospection), konstruktivem Planen, Heiterkeit, Zuversicht und Sicherheit'. Auch im modernen Verständnis sind dies erstrebenswerte Behandlungsziele. „Das Behandlungsmotto, das auf meinem Schild steht“, so verkündete er stolz, lautet: “Von der Menge wurden sie gebrochen, und von der Menge werden sie geheilt“ (Marsh, 1933).

Louis Wender: Kleine Gruppen für ‚leichte' Störungen

Im Werk von Louis Wender betreten wir nun ausdrücklich das Territorium der Gruppentherapie psychoanalytischer Orientierung mit kleinen Gruppen. Wenders Ideen wurden im Jahrzehnt vor dem Ausbruch des Zweiten Weltkrieges bekannt, hauptsächlich durch seine Gruppen mit Borderline Patienten im Umfeld des psychiatrischen Krankenhauses. Er war darum bemüht, seinen psychoanalytischen Ansatz von dem vorherrschenden pädagogischen und zielorientierten Ansatz abzugrenzen. Er brach allerdings nicht vollständig mit dieser Tradition. Alle seine Sitzungen begannen mit einer Vorlesung über die Psychodynamik menschlichen Verhaltens und die Bedeutung von Träumen. Die Patienten trafen

sich zusätzlich zu ihrer Einzeltherapie zwei oder drei Mal in der Woche für einstündige Sitzungen in gleichgeschlechtlichen Gruppen. Die Kombination von Einzel- und Gruppentherapie hielt er für besonders wirksam.
Wender stellt Gruppentherapie als Behandlungsmethode dar, die sich für bestimmte „leichte psychische Störungen" am besten eignet, wenn Affekte im Spiel sind, aber keine intellektuelle Beeinträchtigung. Er machte von der Übertragung Gebrauch, da für ihn der Therapeut symbolisch die Funktion eines Elternteils einnimmt, und die Patienten Geschwisterbeziehungen darstellen.

Paul Schilder: Wie man Patienten die Kunst der Psychoanalyse beibringt

Paul Schilder nimmt sowohl in der Geschichte der Neurologie und Psychiatrie als auch in der der Gruppentherapie einen wichtigen Platz ein. Seine Arbeiten über die geistige Konstruktion des Körperbildes und wie dieses sich zu einem System von Ideologien verdichtet, das unsere Lebensweise beeinflusst, regten viele Untersuchungen zu Störungen des Körperbildes an, ein Gebiet mit dem man sich heute noch beschäftigt. An der New York University war er als Professor für Psychiatrie genau am richtigen Ort, um der Gruppentherapie zu besserem Ansehen zu verhelfen einer Behandlungsmethode, die ihn begeisterte. Er experimentierte mit psychoanalytischen Konzepten in Gruppen. Er sah seine Patienten dabei zunächst einzeln und brachte ihnen die Kunst und Technik der freien Assoziation, der Traumdeutung und des Wiedergewinnens früher Erinnerungen bei. Als Therapeut war er anspruchsvoll und erwartete von seinen Patienten sehr detaillierte Beschreibungen ihrer Lebensgeschichte, ihrer Ziele und Interessen und forderte sie auf, alles aufzuschreiben. Die Patienten wurden dann in Gruppen von sechs oder sieben Mitgliedern aufgenommen, wobei er mit allen weiterhin zweimal in der Woche Einzelsitzungen durchführte. Er erweiterte des Spektrum therapeutischer Interventionen, indem er die Gruppenmitglieder ermunterte, die Äußerungen ihrer Mitpatienten zu interpretieren. Diese Technik ist heute ein wesentlicher Bestandteil der Gruppenanalytischen Psychotherapie. Er brach auch mit der Tradition der therapeutischen Zurückhaltung, indem er seine eigenen Ansichten und Überzeugungen offen vor der Gruppe ausbreitete und war in dieser Hinsicht eher wie ein normaler Teilnehmer, ein Schritt, den seine Vorläufer noch nicht getan hatten.

Trigant Burrow: Die soziale Grundlage des Bewusstseins

Trigant Burrow war wie Schilder ein ehemaliger Mediziner, der sich als Psychoanalytiker mit Gruppen beschäftigte. In einem Moment Paulinischer Offenbarung brach er mit der Psychoanalyse. Einer seiner Lehranalysanden forderte ihn auf, seine Ehrlichkeit unter Beweis zu stellen, indem er die Rollen von Analytiker und Analysand vertauschte. Burrow entsprach der Aufforderung und stellte fest, dass der psychoanalytischen Dyade eine autoritäre Haltung inhärent sei. Doch nicht einmal die Umkehr der Rollen entsprach Burrows Kriterien der Reziprozität. So entwickelte er ein Modell gegenseitiger Analyse in kleinen Gruppen und kreierte 1925 den Begriff ‚Gruppenanalyse'.

Burrow war ein Außenseiter, der beim psychoanalytischen Establishment wenig Ansehen genoss und mit seinen radikalen Ideen Freud gegen sich aufbrachte. Er lebte und arbeitete in einer Kommune in Upstate New York, wo er seine Vision von Gruppen als Vehikel gesellschaftlicher Änderung entwickelte. Zu seiner Gruppentherapietechnik gehörte es, Verwandte, Studenten und Mitarbeiter in seine Patientengruppen einzubeziehen, was ein gewagtes Konzept war. In dieser Hinsicht kann er als Vorläufer von Familientherapie und der Bewegung der Therapeutischen Gemeinschaft betrachtet werden.

Burrow legte seine Vision in einem klassischen Text dar, The Social Basis of Consciousness *(Die soziale Grundlage des Bewusstseins)*. Sowohl D.H. Lawrence als auch Herbert Read haben es positiv gewürdigt. Read schrieb:

‚Lediglich Trigant Burrow hat eine Methode dargelegt .. durch die soziale Abweichungen korrigiert werden können ... Was Dr. Burrow vorschlägt, ist im Wesentlichen kein bloßes psychologisches Experiment, sondern nichts Geringeres als die Grundlage der nächsten Phase der menschlichen Evolution (Read, 1949)'.

Trotz solcher Lobreden blieb Burrows Beitrag zur Gruppentherapie weitgehend ignoriert. Seine heroischen Versuche, die Naturwissenschaften, die Psychoanalyse und die Gesellschaft unter ein Dach zu bringen, war mehr als das Establishment vertragen konnte. Für die moderne Gruppenanalyse sind seine Ansichten über das soziale Wesen des Menschen allerdings relevant, und das Interesse an seinen Schriften lebt im Moment wieder auf.

Freuds Aversion gegen Gruppen

Freud interessierte sich zwar für die Psychologie von Gruppen, sah sie jedoch nie als Medium seiner psychoanalytischen Methode. Er kritisierte Burrow dafür, dass er die Vision hatte, dass Gruppen die Übel der Zivilisation beheben könnten. Er stimmte der Ansicht des französischen Soziologen Gustav le Bon zu, der Gruppen für gefährliche Gebilde hielt, die die kindlichen und tierischen Instinkte des Menschen zum Vorschein bringen. Le Bon war von reaktionären politischen Ansichten durchdrungen. Die Aufstände und das Chaos von 1871 im Zusammenhang mit der Pariser Kommune hatten ihn tief getroffen und er glaubte, dass Gruppen nur von der Rhetorik kluger Führerpersönlichkeiten oder

der Armee im Zaum gehalten werden könnten, und auch dann nur, wenn es einem politischen Zweck diente. Sobald der Einzelne in eine Gruppe hineingezogen werde, sinke er in einen psychopathischen Zustand verminderter Zurechnungsfähigkeit. Für Le Bon verschmelzen die Begriffe ‚Gruppe', ‚Masse', ‚Menschenmenge' und ‚Bande'. Das wandte sich gegen den Gedanken von der Gruppe als Medium des zivilisierten Diskurses, ganz zu schweigen von ihrem therapeutischen Wert. Er war der einflussreichste Vertreter einer sich bildenden Schule von Massenpsychologie. Er wurde nicht nur von Freud, sondern auch von Politikern so unterschiedlicher Färbung wie Theordore Roosevelt und Mussolini bewundert.

In seiner klassischen Monographie ‚Massenpsychologie und Ich-Analyse', die 1921 veröffentlicht wurde, befasste Freud sich mit der Psychodynamik großer Gruppen in der Gesellschaft, wie z.B. der Kirche und der Armee. Er argumentierte, dass solche Gruppen durch die gemeinsame Identifikation mit einem Führer zusammengehalten würden. In ihm wird eine symbolische Vaterfigur gesehen, deren Rolle es sei, Liebe oder Strafe auszuteilen. ‚Es ist nicht möglich, eine Gruppe zu verstehen, wenn der Leiter vernachlässigt wird' (Freud, 1921)

Freud war überzeugt, dass in einer Gruppe keine analytische Therapie praktiziert werden könne. In einem Brief an Burrow schrieb er:

> Ich glaube nicht, dass die Analyse eines Patienten auf irgendeine andere Weise durchgeführt werden kann, als der Situation der Familie angepasst, also begrenzt auf zwei Personen. Die Massenkonfiguration resultiert entweder sofort in der Herausbildung von Führer und Geführten, was der Familiensituation ähnlich ist, aber große Schwierigkeiten nach sich zieht hinsichtlich Ausdrucksvermögen und durch unnötige Komplikationen durch die Entstehung von Eifersucht und Konkurrenzkampf. Oder sie zeitigt die ‚Bruderhorde' in der jeder gleichberechtigt ist, und wo meiner Meinung nach ein analytischer Einfluss unmöglich ist. (Freud, 1926).

Es gibt keinen Hinweis darauf, dass Freud seine Meinung irgendwann geändert hätte.

Ohne Freuds Zustimmung machten nur wenige Psychoanalytiker in Europa Ausflüge in das Gebiet der Gruppentherapie. Einer, der es doch tat, war Alfred Adler, ein Schüler Freuds und leidenschaftlicher Sozialist. Adler interessierte sich für die Probleme in ‚Gruppen der Arbeiterklasse'. Er beauftragte Pädagogen und Sozialarbeiter, mit Menschen in Gemeinden Kontakt aufzunehmen und errichtete Beratungsstellen, in denen Gruppentreffen abgehalten wurden. Er verwendete Gruppen allerdings nicht in seiner therapeutischen Arbeit. Sein Einfluss auf die Entwicklung von Gruppentherapie betraf daher eher ihre pädagogischen und sozialen Aspekte.

Kurt Lewin: Experimente in Gruppendynamik

Obwohl er mehr Forscher als Therapeut war, trug Kurt Lewin einige wichtige Aspekte zur Entwicklung der Gruppentherapie bei. Zum Ersten brachte er Gruppen in das soziale Gebiet der Industrie, der Wirtschaft, des Bildungswesens und andere nicht-klinische Bereiche der Gesellschaft. Zum Zweiten legitimierte er Gruppendynamik als Ausbildungs- und Forschungsfeld. Er war sozial engagiert und interessierte sich für politische Führungsstile, was ihn zur Durchführung von Untersuchungen veranlasste, die zeigten, dass Gruppen, die auf demokratischen Prinzipien beruhten, effektiver und besser im Problemlösen waren als solche, die von autoritären oder *laissez faire* Leitern geleitet wurden, und dass Mobbing und Sündenböcke in solchen Gruppen mit geringerer Wahrscheinlichkeit auftraten.

Es ist Lewins Werk zu verdanken, dass die Gruppe eine ernst zu nehmende Methode der Selbsterfahrung und des Promlemlösens in nicht-klinischen und klinischen Settings wurde. Sein Hauptaugenmerk war auf die Gruppe als Ganzes gerichtet, wie sie in diesem Moment der Sitzung erfahren wird, im ‚Hier und Jetzt', wie es später genannt wurde. Diese Akzentuierung bereitete den Boden für das Sensitivitätstraining (die T-Gruppe): diese Gruppen waren sehr intensive, fokussierte Kurzzeitgruppen, die die Selbstwahrnehmung der Teilnehmer im Rahmen der Gruppe schärfen sollten. Die Betonung des Hier und Jetzt fand ein Echo in gruppenanalytischer Psychotherapie, wo die Dynamik der ganzen Gruppe von Zeit zu Zeit in den Vordergrund rückt und die Aufmerksamkeit des Leiters auf sich zieht. Lewins Hauptinteresse galt jedoch der Dynamik von Organisationen, die sich mit der individuellen und kollektiven Vergangenheit der Gruppenmitglieder im Allgemeinen nicht beschäftigt.

Als Wissenschaftler mit reduktionistischer Perspektive sah Lewin Gruppen dynamischen Prozessen unterworfen, die denen physikalischer Kraftfelder vergleichbar sind. Ihm zufolge sind Menschen ihr Leben hindurch primitiven Trieben unterworfen, die sie solange auf emotional besetzte Ziele zutreiben, bis sie mit den Trieben anderer Menschen in Konflikt geraten. Progressive und regressive Kräfte kämpfen gegeneinander um eine zivilisierte Lösung. Die Gruppendynamik kann man schematisch durch Vektoren darstellen, die man in den Gruppenraum einzeichnet, um zu zeigen, in welcher Weise jeder Einzelne seinen Lebensraum in Beziehung zu den anderen aushandelt. Vorhersagen und Verallgemeinerungen können aufgrund von Ergebnissen sorgfältig entworfener Experimente entwickelt werden.

Lewins komplizierte Diagramme und Formeln gerieten durch die spätere Entwicklung der Forschung in Vergessenheit.. Er war jedoch der Erste, der in seinem Werk die Ansicht vertrat, dass Verhalten und Emotionen von Menschen in Gruppen denselben Gesetzen unterworfen sind wie andere natürliche Phänomene, was sie der experimentellen Forschung zugänglich macht. Man kann ihn als den Gründer gruppenpsychologischer Forschung betrachten, und sein *bon mot* ‚Nichts ist so praktisch wie eine gute Theorie' ist immer noch ein nützliches Motto für Forscher unserer Zeit.

Jacob Moreno: Stehgreiftheater

Jacob Moreno war ein charismatischer Mann, der von der Medizin, der Philosophie und dem Theater herkam. Seine Theatererfahrung inspirierte ihn zur Entwicklung einer neuen Form von Gruppentherapie, die er Psychodrama nannte. Psychodrama fand später eine breite Anwendung in den Sozialtherapien, zum Beispiel im Rollenspiel der Familientherapie, in der Gestalttherapie, und in der Encounter-Bewegung. Psychodramatische Techniken wurden auch von einigen analytischen Gruppentherapeuten übernommen, die keinen Widerspruch zwischen einem analytischen Ansatz und der Verwendung handlungszentrierter Techniken auf der Grundlage von Spontaneität und Katharsis sehen.
Der Therapieraum wird buchstäblich zur Bühne, auf der die Patienten die wesentlichen dramatischen Szenen, auf die ihre Probleme zurückgehen, gestalten und in Szene setzen. Morenos phantasievolle Methode ermöglicht dem Patienten das Gestalten von Szenen aus der Vergangenheit, der Gegenwart und sogar der Zukunft. Der Therapeut, der im Psychodrama ‚Direktor' genannt wird, führt den Patienten, den ‚Protagonisten', durch das Theaterstück und setzt den Rest der Gruppe in Nebenrollen ein. Der Protagonist wählt die Hauptdarsteller des Szenarios, das er heraufbeschwören will oder die Darsteller seiner Persönlichkeitsanteile, aus der Gruppe aus. Der Höhepunkt des Stücks ist von starker emotionaler Intensität geprägt, die von der ganzen Gruppe miterlebt wird. Die Wirksamkeit des Psychodrama beruht – ebenso wie die analytische Therapie – auf der Fähigkeit der Patienten, Aspekte ihrer Innenwelt auf die Gruppe zu projizieren, die in diesem Prozess freigesetzten Gefühle zu erleben, und weiter zu machen mit einem neuen Bewusstsein ihrer selbst. Die Unterschiede liegen in dem Rückgriff des Psychodramas auf handlungszentrierte Techniken und den stark strukturierenden Interventionen durch den Therapeuten, beides Aspekte, die ganz andere und spezielle Gruppenfertigkeiten erfordern. Psychodrama ist zu einer bedeutenden Psychotherapierichtung mit einem ausgedehnten Netzwerk von Ausbildungen und therapeutischen Einrichtungen aufgeblüht.

Wilfred Bion und S.H. Foulkes: Analyse in kleinen Gruppen

Die Entwicklung der Gruppentherapie in England wurde zunächst durch die Psychoanalyse vorangetrieben, vornehmlich durch ihre Vertreter Wilfred Bion und S.H. Foulkes. Die unterschiedlichen Hintergründe und Einflüsse dieser

beiden Pioniere bestimmten ihren weiteren Weg und resultierten in der Entwicklung zweier sehr unterschiedlicher Entwicklungslinien und therapeutischer Richtungen, die sich erst jetzt einander annähern. Als Kleinianer mit einer ganz abgehobenen, fast mystischen Weltsicht hatte Bion kein großes Interesse an Therapie als solcher und sah sich nicht als Gruppentherapeut. Er befasste sich ausschließlich mit den verborgenen Strukturen und dem unbewussten Leben der Gruppe, und betrachtete sie dabei als Ganzheit, ohne sich mit den einzelnen Gruppenmitgliedern abzugeben. Sein außerordentlicher Beitrag zur Gruppentheorie lag in seiner Entdeckung, dass Gruppen von unbewussten Grundhaltungen bestimmt sind, die er ‚Grundannahmen' nannte. Diese stören das bewusste Arbeitsziel der Gruppe und müssen vom Gruppenleiter thematisiert werden, wenn die Gruppe funktionieren soll. Bion nannte drei Grundannahmen. Je nach Grundannahme sucht die Gruppe nach einem anderen Führungsstil. Ist die Grundannahme Abhängigkeit, wird nach einer umsorgenden, mütterlichen Leitung gesucht. Die Grundannahme von Kampf und Flucht zielt ab auf einen Leiter, der die Gruppe entweder in den Kampf mit dem Feind führt, oder ihr zur Flucht in Sicherheit verhilft. Die dritte Grundannahme nannte er ‚Paarbildung', die sich oft dann zeigt, wenn die Gruppe aus einer ausweglosen Situation gerettet werden will. Paarbildung kann durch offene sexuelle oder auch abstrakte Anspielungen zum Ausdruck kommen, indem Ideen zusammenkommen. Die Gruppe hofft hier, dass die aus der Paarbildung resultierende Verbindung ein ‚Kind' oder einen ‚Messias', hervorbringen wird, der die Gruppe rettet.
Für Foulkes, einen freudianischen Psychoanalytiker und deutschen Juden, der im Jahr von Hitlers Machtergreifung Deutschland in Richtung England verließ, stehen Gesellschaft und Kultur im Mittelpunkt des analytischen Prozesses. In Foulkes' Menschenbild stehen Gruppe und Individuum in ständiger Wechselwirkung, wobei weder die Gruppe noch das Individuum die Oberhand hat. Er fühlte sich von den Ideen und dem ganzheitlichem Denken der Soziologen, mit denen er am Frankfurter Institut in Deutschland verbunden gewesen war, angezogen. Er baute sie in seine Theorie der Gruppentherapie ein, die er Gruppenanalyse oder Gruppenanalytische Psychotherapie nannte. Seine Ansichten über die Theorie und Praxis der Gruppentherapie haben in England und Europa großen Einfluß, und werden auch in anderen Ländern, in denen Psychotherapie praktiziert wird, immer bekannter. Das Gruppentherapiemodell dieses Buches beruht vor allem auf seinen Ideen.

Die Northfield Experimente: Gruppen für Kriegsgeschädigte

Um mit der Flut psychiatrischer Störungen fertig zu werden, mit denen die Soldaten von den Schlachtfeldern des zweiten Weltkriegs zurückkamen, übernahm

die Britische Armee ein großes psychiatrisches Krankenhaus in Hollymoor, in der Nähe von Birmingham.
Das Krankenhaus, das zum Northfield Militärkrankenhaus umbenannt wurde, wurde zum Hauptbehandlungszentrum Englands für diese Patienten. Einige gruppenorientierte Psychoanalytiker ergriffen dort die Gelegenheit, die nur ein Krieg bieten kann, und führten zwei aufeinander folgende groß angelegte Studien über die Behandlung) in Gruppen und in der therapeutischen Gemeinschaft durch.
Die erste Studie wurde von Wilfred Bion und John Rickman initiiert. Bion war in Sachen Krieg kein Neuling. Seine Zeit als Panzerkommandeur im ersten Weltkrieg hinterließ in ihm seelische Wunden, für die die Auszeichnung mit einem Tapferkeitsorden' (DSO, Distinguished Service Order) kein Ausgleich war. Seine außerordentlichen geistigen Fähigkeiten setzte er nun dazu ein, seinen Soldatenpatienten, die weder ganz Soldaten noch ganz Patienten waren, bei der Wiedererlangung ihrer Kampfmoral zu helfen. Er kam zu dem Schluss, dass die bedrückte Passivität der Männer durch die Abhängigkeit von den Befehlen von oben noch verschlimmert werde, und dass diese Grundstimmung zu einem großen Teil für ihr fortdauerndes geringes Selbstwertgefühl verantwortlich sei. Wenn man sie davon abbringen könnte, sich für die Lösung ihrer Probleme und für ihr Handeln von ihren vorgesetzten Offizieren abhängig zu fühlen, wäre die Bahn frei für die Wiederherstellung ihrer Moral. Bion und Rickman regten also die Männer dazu an, als Kollektiv für ihren Tagesablauf Verantwortung zu übernehmen, indem sie selbstverwaltete Arbeitsgruppen bildeten. Daraufhin bildeten sich viele Gruppen zur Freizeitgestaltung, soziale Gruppen und Aktivitätsgruppen. Das Konzept hatte jedoch einen fatalen Fehler. Das Experiment stellte die militärische Ordnung auf den Kopf. Bion und Rickman hatten versäumt, den Boden für ihr Konzept zu bereiten bei der militärischen Leitung sowie der Verwaltung, die weder Psychiater, noch Psychotherapeuten waren. Eine überraschende Inspektion brachte Laxheit in der Disziplin zu Tage, was für die Militärs nach Chaos und Anarchie roch. Das Experiment wurde abgebrochen, und Bion verließ Northfield verstimmt.
Das zweite Northfield Forschungsprojekt verlief zum Glück besser. Harold Bridger, Tom Main und S.H. Foulkes, unter deren Aufsicht es stand, hatten von den Fehlern ihrer Vorgänger gelernt und bezogen die Krankenhausverwaltung in den Entscheidungsprozess schon früh mit ein. Diese Modifizierung des Projekts war seine Rettung, und in der Folge wurde die Einbeziehung der Verwaltung in die Planungsphase jedes therapeutischen Projektes zu einem Prinzip erhoben. Später wurde dies ein Grundprinzip jeder Arbeit mit der therapeutischen Gemeinschaft.

Die Nachkriegszeit

Northfield erwies sich als ein Versuchsgelände für die Arbeit mit der therapeutischen Gemeinschaft und mit Gruppen. Nach dem Krieg wurde es auf den zivilen Bereich übertragen. Psychotherapeuten, die dort gearbeitet hatten, wurden später auf dem Gebiet der Gruppentherapie und psychosozialen Gemeindearbeit prominent. Außer Bion, Rickman, Foulkes und Main gab es noch E. James Anthony, der analytische Gruppen für Kinder einführte. Joshua Bierer wandte das Konzept der therapeutischen Gemeinschaft in der Tagesklinik an. Ein anderer an der Arbeit mit der Gemeinschaft orientierter Militärpsychiater, Maxwell Jones, der in der Abteilung für Herzkrankheiten des Mill Hill Krankenhauses gearbeitet hatte, gründete in Surrey die erste therapeutische Gemeinschaft für Zivilisten, das Henderson Krankenhaus.
Bion ging ans Tavistock Centre in London, wo er als herausragender Theoretiker der Psychoanalyse und der Gruppendynamik bekannt wurde. Dort leitete er auch die Gruppen, die ihm das Material für sein klassisches Werk *Erfahrungen in Gruppen* lieferten. Allerdings hörte er auf, als Gruppentherapeut zu arbeiten, und widmete sich stattdessen klinischen und philosophischen Studien über das Gedächtnis. Seine Schriften zur Theorie des Denkens sind ein Quantensprung vorwärts in unserem Verständnis psychodynamischer Prozesse.
Foulkes, der, bevor er nach Northfield berufen wurde, eine private Gruppe in Exeter geleitet hatte, ging an das Maudsley Krankenhaus, wo seine Gruppenanalyse eine neue Generation von Psychiatern beeinflusste, namentlich Malcolm Pines und Robin Skynner, die mit ihm an der Gründung einer Gesellschaft zur Förderung der Gruppenanalyse arbeiteten. Er zog durch seine Arbeit dort und durch die Beiträge in seiner Publikation *Group Analytic International Panel and Correspondence* (die später zur Zeitschrift *Group Analysis* wurde) einen großen Kreis interessierter Kollegen an, besonders aus Europa. Durch die Gründung der Group-Analytic Practice im Zentrum Londons sorgte Foulkes dafür, dass die Gruppenanalyse sich auch im Rahmen der ambulanten Privatpraxis etablierte. 1971 regte er die Gründung eines Ausbildungsinstituts, des Institute of Group Analysis in London, an. Weitere Ausbildungen und Institute für Gruppenanalyse folgten sowohl in England als auch in anderen Ländern.

Andere Modelle der analytischen Gruppentherapie

In den Vereinigten Staaten wurde die Gruppentherapie als Sprössling einer stabilen Gesellschaft geboren, in der religiös gesinnte Ärzte als Geburtshelfer dienten. Die Entwicklung von einem erzieherischen zu einem analytischen Ansatz wurde durch Akademiker unterstützt, die dank ihrer Position im medizinischen Establishment Ausbildungen einführen konnten, die diese beiden Ansätze integrierten und in die therapeutische Praxis aufnahmen.

Die Gruppentherapie in England entstand andererseits aus der sozialen Unruhe eines vom Ersten Weltkrieg zerstörten Europas, das nun mit Bangen auf den nächsten Krieg wartete. Nach dem Zweiten Weltkrieg etablierte sich die Gruppentherapie auf dem europäischen Festland ziemlich langsam. Vor allem deutschsprachige Therapeuten begannen, sich auf ihre freudianischen Wurzeln zu besinnen und psychoanalytische Modelle der Gruppentherapie zu entwickeln.

Die Analyse des Individuums durch den Therapeuten

Die analytische Gruppentherapie Amerikas behielt ihre stark individualistischen Grundzüge bei. Man tendierte dazu, den Therapeuten als die Hauptperson der Gruppe und als die Quelle analytischen Wissens und von Deutungen zu betrachten. Dieses Modell wurde von Alexander Wolf und Emmanuel Schwartz favorisiert, zwei freudianischen Psychoanalytikern. Sie trugen mit dem psychoanalytischen Establishment einen polemischen Kampf aus mit dem Ziel, die Anwendung der Psychoanalyse auf die Gruppentherapie zu fördern. Die Rolle der Teilnehmer war eindeutig die von Analysanden mit ihren individuellen Abwehrmechanismen. Ihr Beitrag bestand aus freien Assoziationen und ihren durch das Kollektiv reichhaltig angereicherten Träumen. Dieses Setting gestattete sowohl mehrfache Geschwisterübertragungen als auch ‚vertikale' Übertragungen auf den Analytiker als Elternfigur. Wolf und Schwarz führten auch ‚alternierende Sitzungen' ein – Treffen der Gruppe ohne den Analytiker – um zusätzliches Material für die Analyse zu erhalten.

Samuel Slavson war ein weiterer Pionier der analytischen Kleingruppe, der zur Annahme und Entwicklung der Gruppenanalyse in den USA sehr beigetragen hat. Er behandelte Kinder und Jugendliche in Aktivitäts-Gruppen. Er bot sich als elterliche Übertragungsfigur an, schätzte aber gleichzeitig die Beziehungen zwischen den Kindern als einen wesentlichen therapeutischen Faktor. Deshalb legte er die Teilnehmerzahl in seinen Gruppen auf nicht mehr als acht und nicht weniger als fünf fest. Wie Wolf und Schwarz befasste er sich nicht mit den Gruppenprozessen und der Gruppendynamik an sich.

Eine weitere Theorie der Gruppenpsychotherapie wurde von Heigl-Evers und Heigl entwickelt und ist bekannt als das *Göttinger Schichtenmodell.* Es folgt der Topographie der Psychoanalyse im Sinne von Bewusstes, Vorbewusstes und Unbewusstes. Auf je einer dieser Schichten arbeitet der Gruppenleiter mit der Gruppe. In diesem Modell entspricht die normative Verhaltensregelung dem Bewussten in der Gruppe, die psychosoziale Kompromissbildung dem Vorbewussten, und das kollektive Träumen dem Unbewussten.

Die Analyse der Gruppe durch den Therapeuten

Bions Ideen wurden von Henry Ezriel, einem seiner Analysanden am Tavistock Institut, der stärker im klinischen Bereich arbeitete, aufgegriffen. Ezriel entwickelte seine eigenen Ideen über den Gruppenprozess. Er arbeitete wie Bion mit der Gruppe als Ganze und fand in der Objektbeziehungstheorie seine therapeutische Technik. Ezriel sah die einzelnen Gruppenmitglieder als Teilobjekte, die sich miteinander auf unbewusster Ebene so lange auseinander setzen bis sie eine stabile Position erlangt haben, die ‚gemeinsame Gruppenspannung'. Von ihren unbewussten Ängsten und Wünschen angetrieben, macht die Gruppe eine Reihe von Beziehungsformen dem Therapeuten gegenüber durch, bevor sie sich auf die festlegt, die am wenigsten Angst erzeugt. Er glaubt, dass die Gruppe sich in einem ständigen Zwiespalt befindet, zwischen dem Wunsch nach Nähe zum Therapeuten einerseits und der Angst, was geschieht, wenn diese Nähe Wirklichkeit würde. Deshalb entscheidet sich die Gruppe in der Beziehung für einen Kompromiss. In diesem Modell soll der Therapeut eine konsequent analytische Haltung in der Tradition des ‚Blank Screen' wahren und seine Interventionen streng auf Deutungen der Entwicklung der Beziehung der Gruppe zum Therapeuten beschränken, wie er sie im ‚Hier und Jetzt' beobachtet.

Diese Therapiemethode eignet sich unserer Ansicht nach durch ihre relative Vernachlässigung individueller Empfindlichkeiten eher für Ausbildungs- als für therapeutische Zwecke. Sie widerspricht der Foulkesschen gruppenanalytischen Technik, obwohl Ezriels Beobachtungen über die drei Arten primitiver Beziehung im Gruppenleben, eine interessante Perspektive auf die unbewussten Gruppenprozesse bieten.

In Deutschland hat der von Bion und Ezriel beeinflusste H. Argelander ein Gruppentherapiemodell entwickelt, in dem die Kommunikations- und Verhaltensmuster in der Gruppe eine ‚dynamische kollektive Konstellation' bilden. Dieser Prozess schafft eine Gestalt – die Gruppe. Folgerichtig behandelt er die Gruppe als ein Gebilde mit Ich, Überich und Es. Das Gespräch wird dabei zum Austausch zwischen zwei Personen, nämlich der Gruppe und dem Gruppenanalytiker.

Dorothy Stock Whitaker und Morton Lieberman entwickelten ein ähnliches Modell des Gruppenprozesses. Die Gruppe macht eine Anzahl von Konflikten durch, die von unbewussten Wünschen herrühren, wobei jeder dieser Konflikte eine bestimmte dazugehörige Angst auslöst. Die Gruppenmitglieder bemühen sich, zu jedem dieser Konflikte, sobald er auftritt, eine Lösung zu finden, damit die Gruppe vorankommt. Einige dieser Lösungen behindern die Entwicklung der Gruppe allerdings, wobei es die Aufgabe des Therapeuten ist, die Gruppe auf die Lösungen hinzusteuern, die ihr neue Möglichkeiten erschließen und sie von den hemmenden Lösungen abbringen. Whitaker und Liebermans Methode

wird in Organisationen angewandt und bietet wertvolle Einsichten über das Funktionieren therapeutischer Gruppen.
Eine ganz andere Sicht der analytischen Gruppe kommt von R. Schindler, einem österreichischen Psychoanalytiker und Gruppenanalytiker, der die Ansicht vertritt, dass die Gruppenbildung durch die Wahrnehmung eines Gegners, einer oppositionellen Kraft zustande kommt. Die Spannung zwischen dem kollektiven Gruppenziel und dem Gegner regt die Gruppe an und erhält sie am Leben. Theoretisch ist jegliche andere Gruppe ein Gegner. Die Interaktionen zwischen den Gruppenmitgliedern sind durch eine soziodynamische Rollenverteilung bestimmt. Schindler nennt diese Alpha, Beta, Gamma und Omega, wobei Alpha das durchsetzungsfähigste Gruppenmitglied ist und Omega das anpassungsfähigste. Die Rollenverteilung ändert sich im Verlauf der Therapie.

Die Analyse des Einzelnen durch die Gruppe

Foulkes brach mit dem dyadischen Modell der Gruppentherapie. Er war weder mit der Analytiker-Analysand-Dyade noch mit der Analytiker-Gruppe-als-Ganze-Dyade vollständig im Einklang. Er führte stattdessen ein analytisches Modell ein, das auf der Idee eines Kommunikationsnetzwerkes beruhte. Störung, aber auch Normalität und analytische Kapazität sind Angelegenheiten der Gruppe als Ganze. Der Therapeut ist in Foulkes Modell zwar wichtig, aber für den therapeutischen Prozess nicht von zentraler Bedeutung. Gruppenanalytische Therapeuten müssen akzeptieren, dass die Gruppe sie mit analytischer Autorität versieht, insbesondere zu Beginn des therapeutischen Prozesses. Es ist allerdings auch Aufgabe des Therapeuten, der Gruppe zu helfen, ihre Fähigkeit zu erkennen, auf einzelne Gruppenmitglieder kollektiv therapeutisch zu wirken.

Nachwort

Geschichte wird beängstigend schnell zu Gegenwart. Die Pioniere des frühen zwanzigsten Jahrhunderts sind schon Teil der Geschichte, aber was ist mit denen des mittleren zwanzigsten Jahrhunderts? Wir sind der Meinung, dass viele klassische Werke über Gruppen würdig sind, noch einmal angeschaut zu werden, oder in manchen Fällen auch zum ersten Mal angeschaut zu werden. Es lohnt sich immer, sich mit geistigen Größen zu beschäftigen. Es ist durchaus möglich, dass man in den alten Schriften neue Ideen entdeckt. Dieses Kapitel referierte eine Auswahl, und wir hoffen, dass sie den Leser zu weiterem Studium der faszinierenden Geschichte unseres Gebietes anregen wird.

KAPITEL DREI

Planung einer analytischen Gruppe

90
MINUTEN
IST NICHT
GENUG
MEHR INTERPRETATIONEN
PRO STUNDE
GLEICHE
STÜHLE
RECHT
AUF
SCHWEIGEN

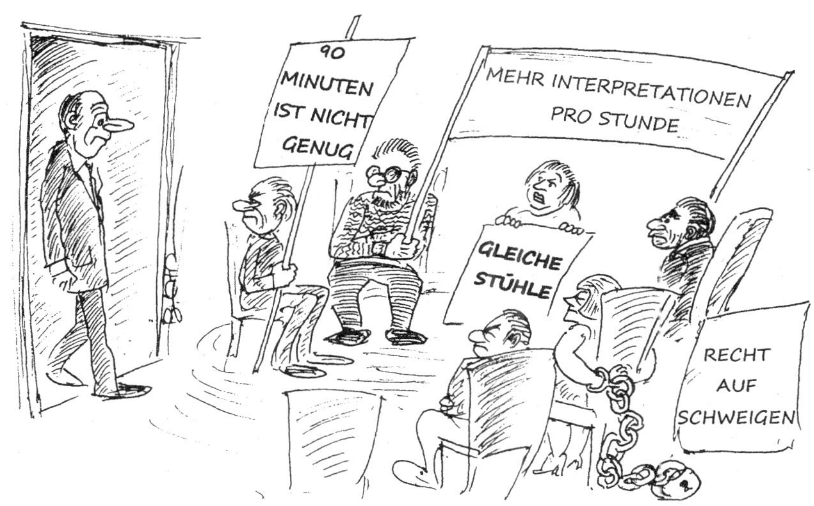

Markus wusste, dass es ein Fehler war,
einen Gewerkschaftsführer in die Gruppe aufzunehmen

Der Zündfunke für eine analytische Gruppe kann durch einen Dienstleistungsbedarf, ein Ausbildungserfordernis, den Wunsch nach beruflicher Weiterentwicklung oder als Initiative aus einer privaten Praxis kommen. Es ist leichter, eine Gruppe in einer bereits bestehenden Tradition von Wertschätzung für Gruppentherapie und analytische Methoden zu planen. Jedoch in welchen Arbeitszusammenhängen auch immer, es ist viel Gedanken- und Planungsarbeit vor dem Beginn einer Gruppenzusammenstellung erforderlich.
Eine Therapiegruppe ist, wie jede Gruppe, Teil eines größeren Systems. Bei der Planung muss man dieses übergeordnete System, in dem die Gruppe funktionieren wird, im Sinn behalten. Das kann die stationäre Abteilung einer Klinik sein, eine Ambulanz oder eine Tagesklinik, eine Klinik für Kinder und Familien, eine private Praxis, eine Schule oder ein Gemeinde-Zentrum. Ganz unabhängig von den zu bedenkenden technischen Erfordernissen gibt es noch

weniger greifbare Auswirkungen des übergeordneten Systems, die einem einen Strich durch die Rechnung machen können, wenn man sie nicht bedenkt.

Sich die Gruppe vorstellen

Eine Gruppe beginnt, indem man sich ihre Mitglieder vorstellt. Geht es um eine analytische Gruppe von Erwachsenen, können wir mit der Vorstellung eines Raumes mit sieben oder acht Menschen in ihm beginnen. Das wirft sofort ein Schlaglicht auf zwei unterschiedliche Aufgaben: die Wahl des Ortes und sich in Verbindung zu setzen mit Menschen, die Verbindung zu künftigen Gruppenmitgliedern haben, und deren Zusammenarbeit für eine gut funktionierende Gruppe notwendig sein könnte -- mögliche Überweisende, Fachleute, die die Verantwortung dafür teilen, sich um die Gruppenpatienten zu kümmern, Verwaltungspersonal mit der Verantwortung für die Räumlichkeiten, in denen die Gruppe tagt, Kollegen aus dem gleichen Arbeitsfeld und das Team, das für die Sekretariatsarbeit, den Empfang, die Verwaltung und die Sicherheit im Verhältnis zur Gruppe verantwortlich ist.

Unterschiedliche Modelle der Gruppentherapie

Zunächst einmal muss man sich entscheiden, ob die Gruppe geschlossen oder offen sein soll. Die Ausdrücke „geschlossen' oder ‚offen' beziehen sich auf die Art und Weise, wie man zur Gruppe dazukommt oder sie verlässt. In einer ‚halb-offenen' Gruppe treten die Mitglieder ein oder aus, wenn es für sie an der Zeit ist, während die Teilnehmer einer geschlossenen Gruppe alle zur gleichen Zeit kommen und wieder gehen, wenn die Gruppe endet. In einer wirklich offenen Gruppe können die Teilnehmer ganz frei kommen und gehen mit einem Minimum an Bindung zur Gruppe.

Halb-offene Gruppen

Die klassische analytische Langzeitgruppe ist generell halb-offen. Solch eine Gruppe ist unbefristet, und die Therapiedauer wird eher in Jahren als in Wochen oder Monaten bemessen. Das ist eine Aussicht, die manchmal in potentiellen Gruppenmitgliedern oder Überweisenden Bedenken weckt, bis ihnen erklärt wird, dass Gruppenanalyse ein Prozess ist, der sich mit Problemen befasst, die ein Leben lang angesammelt wurden, und dass sie über das Beseitigen von Symptomen hinaus in einen Bereich von zwischenmenschlicher Rekonstruktion hinein reicht. Die halb-offene Gruppe kommt dem Vorbild der Alltags-Gruppen, aus denen die Mitglieder kommen, am nächsten: der Mehr-Generationen-Familie, der Schule und Arbeitsgruppen. Die Gruppenmitglieder

verhandeln den Zeitpunkt für ihr Ausscheiden in einem dynamischen Kontext, und neue Mitglieder kommen hinzu, wenn es für sie an der Zeit ist.
Dieses Muster für das Hinzukommen und Ausscheiden schafft für den Leiter eine besondere Art von Aufgaben. Die emotionalen Reaktionen auf das Hinzukommen und Ausscheiden erfordern einen einfühlsamen und geschickten Umgang. Die Gruppe muss mit dem Verlust gewohnter, vertrauter und oft geliebter Gruppenmitglieder umgehen. Ein Abschied kann ebenso Niedergeschlagenheit wie auch Neid hervorrufen. Zurückbleibende Gruppenmitglieder könnten denken: ‚Er hat das Ziel erreicht. Wann bin ich so weit?' Ein neues Gruppenmitglied könnte längst vergessene Konkurrenzgefühle gegenüber einem neu geborenen Baby in der Familie wieder erwecken. Auf jeden Fall muss Neuankömmlingen der Eintritt in die Gruppe erleichtert werden und verlangen sie eine ganze Weile erhöhte Aufmerksamkeit durch den Therapeuten. Jede Ankunft wie auch jeder Abschied bietet Gruppenmitgliedern reichlich Gelegenheit zum Durcharbeiten seelischer Ereignisse wie Verlust und Trauma. Gruppenmitglieder werden sich auch der Universalität ihrer eigenen Lebenserfahrungen in der Begegnung mit den anderen Gruppenmitgliedern im Lauf der Zeit bewusster. Eine halb-offene Gruppe hat die Auswirkung, keinen Endpunkt in Sicht zu haben, obwohl die Therapie der Einzelnen begrenzt ist. Die Beendigung einer halb-offenen Gruppe ist eine therapeutische Aufgabe für sich und wird in einem späteren Kapitel behandelt werden.

Offene Gruppen

Gruppen können auch offen sein. Das heißt, dass viele Menschen sie innerhalb kurzer Zeit durchlaufen. Sie nehmen vielleicht nur an einer oder zwei Sitzungen teil, bevor sie wieder weg sind. Diese Gruppen eignen sich für manche stationäre Settings, zum Beispiel Gruppen für Eltern, die Kinder im Krankenhaus haben, oder eine Gruppe für Patienten einer akuten Aufnahmestation eines psychiatrischen Krankenhauses. Gruppen für Patienten nach der Entlassung aus dem psychiatrischen Krankenhaus haben oft eine offene Struktur. Ein Kern regelmäßiger Teilnehmer sorgt für den Erhalt der Gruppenkultur, während andere mehr randständige Teilnehmer nur von Zeit zu Zeit ‚hereinschauen', wenn sie Unterstützung brauchen. Dieses Modell wird auch für Gruppen von Menschen mit Suchtproblemen angewandt. Sie nutzen die Gruppe zur Unterstützung gegen einen Rückfall.
Jede Gruppensitzung auf einer akuten Aufnahmestation muss mehr oder weniger als ein Ereignis für sich betrachtet werden, wobei der Aspekt der Kontinuität vor allem vom Therapeuten und dem übrigen Team zu gewährleisten ist. Therapeuten, die mit solchen Gruppen arbeiten, befinden sich in einem Wettlauf mit der Zeit und haben sich aktiv in der Gruppe zu

engagieren. Die Sitzungen müssen strikt strukturiert werden, während die Interventionen hauptsächlich eine erklärende, unterstützende oder pädagogische Form annehmen.

Geschlossene Gruppen

Geschlossene Gruppen sind als zeitlich begrenzt definiert, obwohl das nicht heißt, dass sie unbedingt von kurzer Dauer sind. Eine geschlossene Gruppe kann zwischen sechs Wochen und zwei Jahren dauern. Die Tatsache, dass die Gruppe geschlossen ist, hat dynamische Auswirkungen für den therapeutischen Prozess. Das gemeinsame Beginnen und Beenden gibt der Gruppe einen Zusammenhalt, der therapeutisch genutzt werden kann. Andererseits bringt eine geschlossene Gruppe ein größeres Risiko des Schrumpfens durch Abbrüche mit sich, wenn sich Mitglieder entschließen, die Gruppe vorzeitig zu verlassen, aus welchem Grund auch immer. Das wird eher zu einem Problem, wenn die Gruppe langfristig angelegt ist. Eine geschlossene Gruppe kommt auch um die Gelegenheit, die Ankunft eines neuen Mitglieds zu erleben. Das Band jedoch, das die Gruppenmitglieder von Anfang an miteinander entwickeln, und die durch das gemeinsame Durchlaufen der Gruppe entstehende Solidarität schaffen eine machtvolle Erfahrung der Identifikation mit der Gruppe, die oft mit einem größeren Gefühl der Sicherheit beim Erforschen tieferer und schwierigerer Probleme verbunden ist. Geschlossene Gruppen tendieren zu einer homogenen Zusammensetzung. Mit anderen Worten, sie sind oft auf der Grundlage unmittelbar unterscheidbarer gemeinsamer Merkmale oder Probleme zusammengestellt worden, die der Gruppe ihre spezifische Identität geben. An anderer Stelle wird ausführlicher auf homogene Gruppen eingegangen werden.

Kurzzeit-Gruppentherapie

Wenn eine Gruppe sich nur für einige wenige Sitzungen trifft, ist das Thema der Gruppe meist genau umschrieben, und die Sitzungen sind inhaltlich genau auf einander abgestimmt. Der Therapeut könnte zum Beispiel eine psychoedukative Komponente an den Anfang stellen, oder er könnte Aufwärmübungen oder gemeinsame „Runden" einsetzen, um den Prozess des Kennenlernens zu beschleunigen. Am Ende könnte eine „Auswertungsrunde" mit strukturierenden Vorgaben des Therapeuten stehen mit Anregungen, im Licht der Gruppenerfahrung die Vergangenheit zu betrachten und die Zukunft vorweg zu nehmen. Ziele zu definieren und Übungen oder Aufgaben vorzugeben, kann einen Teil des Prozesses bestimmen. Diese Techniken können mit einer gruppenanalytischen Sichtweise einhergehen, die oft zur Bearbeitung gruppendynamischer Aspekte ins Spiel kommt.

Kurzzeitgruppen sind von besonderem Wert in der Behandlung Trauernder und von Menschen, die eine besondere traumatische Erfahrung verbindet: z.B. bei Naturkatastrophen, terroristischen Angriffen oder traumatischen Kriegsereignissen. William Piper legt aufgrund seiner Erfahrungen mit Gruppen Trauernder solchen Therapeuten nahe, sich konsequent auf das zu konzentrieren, was die Gruppe verbindet, und nicht auf die Unterschiede. Das erleichtert nach Piper die rasche Offenbarung lang andauernder Konflikte und schwieriger Beziehungsaspekte mit dem Verstorbenen, was dann zur zunehmenden Fähigkeit führt, ambivalente Gefühle zu ertragen, und in diesem Zusammenhang einem Nachlassen mit der Trauer verbundener Symptome. (Piper, 1991)

Psychiatrische Dienste mit langen Wartelisten erfordern zunehmend zeitlich begrenzte Methoden mit von vornherein festgelegten Behandlungszielen. Psychodynamische Therapeuten scheuen gelegentlich deren Anwendung in dem Glauben, dass die Einführung einer zeitlichen Grenze den therapeutischen Prozess verletze. Sie argumentieren, man könne durch die Natur des analytischen Prozesses keine Zeitgrenze im voraus festsetzen, da er sich ans Unbewusste wende und daher unbegrenzt durch die „reale" Zeit sei. Diese Ansicht („es dauert so lange, wie es dauert") stößt dieser Tage wahrscheinlich auf ein frostiges Echo bei Verwaltungspersonal, das durch lange Wartelisten und finanzielle Beschränkungen unter Druck steht. Die Argumentation für analytische Langzeitbehandlung muss mit der Argumentation für die Berücksichtigung der Bedürfnisse vieler in Einklang gebracht werden. Forschung zur Frage der Wirksamkeit der Gruppenanalyse und der Frage, welche Patienten von welcher Therapie profitieren, ist eine Art des Umgangs damit.

Therapie in Blockform

Unter Therapie in Blockform versteht man, dass die Therapie in Zeitblöcken abgehalten wird, die durch weiträumige Pausen unterbrochen sind. Ursprünglich war sie ein kreativer Weg, um Gruppenanalyse in Gegenden einzuführen, wo es keine ausgebildeten Gruppenanalytiker gab. Logischerweise fanden daher die ersten Therapien in Blockform im Rahmen von Ausbildungskursen statt. Kosten und Entfernung führten dazu, dass mehrere Sitzungen in wenige aufeinander folgende Tage gepackt werden mussten, unterbrochen durch Pausen zwischen einem und sechs Monaten. Heute wird Therapie in Blockform auch außerhalb eines Ausbildungskontextes praktiziert. Sie wendet sich an Menschen, deren Lebensstil und Arbeitsalltag es ihnen unmöglich macht, einmal oder zweimal in der Woche an Gruppensitzungen teilzunehmen. Therapie in Blockform bietet auch Menschen einen therapeutischen Weg, die in

Gemeinschaften ohne die erforderlichen Mittel oder die notwendige Vertraulichkeit für ihre eigene persönliche Therapie leben,
Die Idee, Gruppenanalyse in dieser Form durchzuführen, führte zu Fragen über die optimale Häufigkeit und Intensität des gruppenanalytische Prozesses. Es wird behauptet, dass das Modell mit ein bis zwei Sitzungen pro Woche ein stärkeres Gefühl schaffe, gut aufgehoben zu sein. Das macht es zum bevorzugten Modell für Menschen, die ein unsicheres Gefühl der Zugehörigkeit haben, und solchen, die intensiver betreut werden müssen, als es das Block-Modell ermöglicht. Logische Folge davon ist die Notwendigkeit, dass Therapie in Blockform ein stärker sichtbares professionelles Netzwerk zur Verfügung stellen muss, wenn sie instabilen Menschen angeboten wird. Das schafft ein Polster gegen psychologische Dekompensation in den Pausen zwischen den Blöcken. Bei der Auswahl von Patienten für Therapie in Blockform setzt der Therapeut mehr Ich-Stärke voraus und ein tragfähiges Netzwerk zu Hause, auf das sich das künftige Gruppenmitglied zwischen den Blöcken verlassen kann.
Es gibt noch einen zusätzlichen Druck auf den Therapeuten: aus dem Gefühl der Gruppe, den nächsten Block zu brauchen, entsteht in der Gegenübertragung bei ihm das intensive Gefühl einer erhöhten Verpflichtung, als Garant der Kontinuität zur Verfügung zu stehen: ‚komme was wolle'.

Vignette
In einem Ausbildungskurs in Blockform, der von fünf Gruppenanalytikern über 15 Jahre hinweg im Ausland abgehalten wurde, versäumte keiner der Gruppenanalytiker einen einzigen Block. Solche statistisch unwahrscheinliche Kontinuität der Teilnahme muss wohl mit der Kursstruktur zusammenhängen und den Bedürfnissen der Teilnehmer, die aus einem geographisch weit verstreuten Gebiet zusammenkamen und immer stark das Bedürfnis äußerten, beim ‚nächsten Block' dabei zu sein. Es mag aber auch etwas aussagen über die Gesundheit und Zuverlässigkeit der Gruppenanalytiker selbst.

Diejenigen, die Therapie in Blockform erlebt haben, sei es als Patienten oder als Therapeuten, glauben, dass eine tiefe und weitreichende Gruppenanalyse mit dieser Methode möglich ist. Die Verlaufsgestalt von Gruppensitzungen bei jedem Block hat ihren eigenen Rhythmus mit einem *Crescendo* und einem *Decrescendo.* Das Vorwegnehmen der Pausen zwischen den Blöcken stellt einen wichtigen Teil der Arbeit während der Blöcke dar. Die Unmittelbarkeit, mit der Erinnerungen, Assoziationen und Themen aus dem vorigen Block fortgesetzt werden, wenn die Gruppe wieder zusammen kommt, belegt die Tatsache, dass die Teilnehmer die Gruppe diese während der langen Pausen im Sinn behalten.

Cotherapie

In der Gruppenanalyse wird Cotherapie hauptsächlich in Krankenhäusern und Kliniken praktiziert. Das hängt mit der Absicht zusammen, bei Gruppen, deren Mitglieder eine Herausforderung für das therapeutische Klima bilden, ein stärkeres Gefühl zu schaffen, gut aufgehoben zu sein in der Gruppe. Eine zweite Zielsetzung ist, das Können im Leiten von Gruppen von interessiertem klinischem Personal durch eine Ausbildungserfahrung zu erweitern. Paradoxerweise kann der unerfahrene Cotherapeut in der Klinikhierarchie eine gehobenere Position innehaben, als der erfahrene Gruppenanalytiker. Diese Situation wird manchmal durch die Gruppe bemerkt und in der Übertragung ausgedrückt.

Wie auch immer die Realität sein mag, Cotherapie führt zur Auflösung der Übertragung mit einer Tendenz, die beiden Therapeuten aufzuspalten in ‚gut' und ‚schlecht', ‚freundlich' und ‚streng' oder ‚mütterlich' und ‚väterlich', unabhängig vom Geschlecht. Das kann im Dienst der Therapie genutzt werden, jedoch nur, wenn die beiden Therapeuten sich die Zeit nehmen, die Sitzungen offen und mit gegenseitigem Vertrauen zu diskutieren.

Manche Therapeuten bevorzugen das Modell des ‚schweigenden' Cotherapeuten, wobei dieser mehr Beobachter als Teilnehmer ist. Diese Strategie sollte der Gruppe vor ihrem Beginn mitgeteilt werden. Selbst dann kann es paranoide Gefühle wecken, für einen geheimen Zweck beobachtet oder benutzt zu werden. Soll das zum Zweck der Therapie nutzbar gemacht werden, müssen diese Ängste durch den Therapeuten in den Brennpunkt gerückt werden, sobald sie wahrnehmbar werden. Ein anderes Modell der Cotherapie, das mit unserer eigenen Erfahrung übereinstimmt, ist mit der Erfahrung verbunden, dass unerfahrene Cotherapeuten, selbst wenn sie psychologisch naiv sind, oft nützliche Beiträge liefern und frischen Wind in die Gruppendynamik bringen können. Das setzt aber voraus, dass ihnen erlaubt wird, sich spontan einzubringen.

In allen diesen Varianten beeinflusst die Tatsache, dass ein ‚Paar' die Gruppe leitet, die Gruppendynamik. Sie können sowohl als Elternpaar, wie auch als Sexualpartner erlebt werden. Phantasien über ihr Leben außerhalb der Gruppe und besonders während Unterbrechungen der Therapie werden entstehen und müssen während der Sitzungen an die Oberfläche kommen können. Gruppenphantasien üben eine starke unbewusste Wirkung auf die Therapeuten aus, die dabei entdecken können, dass sie einige der ihnen durch die Gruppe zugeschriebenen Eigenschaften ausagieren. Das ist ein weiterer Grund, sich nach jeder Sitzung Zeit zu nehmen, über die Ereignisse und Gefühle zu sprechen, die während der Sitzung entstanden sind. Neben der nützlichen ‚in-

Frage-stellenden' Erfahrung fördert es die berufliche Kompetenz, das Selbstvertrauen und das Wohlergehen der beiden Leiter.

Die räumlichen Bedingungen

Auswahl des Gruppenraumes

Der Austragungsort umfasst den Gruppenraum, das Gebäude, in dem er sich befindet, die gastgebende Einrichtung oder Organisation und die gesamte Umgebung, wo die Gruppe stattfindet. Diese Komponenten sind wichtig für die Wahl des Ortes. Zuerst muss ein Ort gefunden werden, der auf die Ausrichtung der Gruppe vorbereitet ist. Das kann das aktive Schaffen eines Netzwerks umfassen und das Befragen von Kollegen, die sich auskennen. Sollten dann die Verhandlungen erfolgreich sein, empfiehlt es sich, den vorgesehenen Raum zu besichtigen, um sicher zu stellen, dass er gross genug ist, hell genug, gut zu lüften, geschmackvoll eingerichtet und vor den Blicken und Geräuschen der äußeren Welt geschützt.
Räume, die für verschiedene Zwecke genutzt werden oder mehrere Nutzer haben, sind oft überraschend voll mit Materialien oder mit Abfall vorhergehender Gruppen. Manch ein Gruppenanalytiker sah sich mit der undankbaren Aufgabe konfrontiert, schwere Möbel herumschieben, Krümel und Kaffeereste aufwischen und Minuten vor dem Eintreffen der Gruppe den Raum herrichten zu müssen. Es lohnt sich auch herauszufinden, wie man sich vor störenden Geräuschen in der Einrichtung schützen kann. Zu oft werden Gruppen durch unaufmerksam hereinschneiende Verwaltungsangestellte gestört, neugierige Patienten und unvorhergesehene Teewagen. Jeder erfahrene Therapeut hat ärgerliche Erfahrungen mit unterbrochenen Gruppensitzungen auf Lager: durch Hausmeister, die sich um die Sicherheit des Gebäudes kümmern, Raumpfleger, Handwerker und Kollegen, die den Raum für eigene Zwecke nutzen wollen.

Das weitere Umfeld

In der Nähe des Gruppenraumes sollte es ein Wartezimmer oder einen Empfangsraum geben. Der Gruppenraum sollte leicht zu finden sein, und das Betreten des Gebäudes nach Feierabend sollte nicht einem Hindernislauf gleichen. Die Patienten sollten die Möglichkeit haben, eine verspätete Ankunft zur Gruppensitzung mitzuteilen. Vorkehrungen sollten auch getroffen werden, den Gruppenraum rechtzeitig zu öffnen und, wenn nötig, hinterher den Raum oder das Gebäude abzuschließen. Es sollte eine klare Absprache mit der Einrichtung über den Prozess der Aufnahme von Patienten geben, die Notwendigkeit, sie einzeln wie auch in der Gruppe zu sehen, wie man mit

Nachrichten an sie oder von ihnen umgehen kann, mit dem Schreiben oder Empfangen von Korrespondenz und der sicheren Verwahrung von Akten. Schließlich sollten Therapeuten für ihr eigenes Wohlergehen sorgen und sicher stellen, wo im Gebäude sie sich vor und nach der Gruppe aufhalten können, Telefonate führen, sich um Korrespondenz kümmern und ihre Privatsachen während der Gruppensitzung sicher verwahren.

Die Zusammenarbeit mit der Verwaltung

Es sollte einen klar ausformulierten Vertrag mit der Verwaltung geben. Das schafft die Grundlage für eine gute Arbeitsbeziehung und sorgt dafür, dass das Verwaltungspersonal um die Existenz der Gruppe weiß, ihren Zeitrahmen (einschließlich Ferien) und die Bedürfnisse des Therapeuten. Der Therapeut sollte dem Sekretariat der Einrichtung die Namen und Kontaktdetails der Teilnehmer zur Verfügung stellen und Bescheid wissen, wie und wann er sie bei einem Notfall erreichen kann. Es sollte eine Vereinbarung darüber geben, wie Anrufe, Botschaften und Briefe behandelt werden sollten, und jeder sollte Bescheid wissen, wo die Unterlagen aufbewahrt werden, und wie man an sie kommt. Sollte das alles nicht sorgfältig berücksichtigt werden, können Gruppen durch sonderbare Versäumnisse oder Aktivitäten unabsichtlich gestört werden.

Die Kooperation mit Fachleuten

Gute professionelle Kooperation erfordert die Kontaktaufnahme mit Kollegen verwandter Disziplinen innerhalb und außerhalb der Einrichtung, in der die Gruppe stattfindet. Finden Gruppen in einem Klinikrahmen statt, wollen Kollegen in multidisziplinären Teams gerne wissen, welche therapeutischen Maßnahmen in ihren Räumen durchgeführt werden. Werden sie über die Gruppenpatienten und die Gruppe selbst auf dem Laufenden gehalten, unterstützen sie wahrscheinlich bereitwilliger durch Überweisungen und durch Verständnis im Fall von Komplikationen. Das Kommen und Gehen von sieben oder acht Menschen jede Woche zur gleichen Zeit kann ganz praktisch gesehen für Teammitglieder oder Patienten in angrenzenden Räumen störend sein, ganz zu schweigen vom Lärm im Gruppenraum, falls es einmal hoch hergeht. Ein Verständnis für das Geschehen in der Gruppe wird möglicherweise Meinungsverschiedenheiten abmildern. Neben dem Faktor der Verständigung ist das Informieren von Kollegen über die Gruppe ein guter Weg, die Gruppentherapie bekannt zu machen. Das ist ohne eine Verletzung der Schweigepflicht möglich.

Gruppentherapeuten müssen sich mit den Verhaltens- und Vorgehensweisen der Abteilungen, in denen sie arbeiten, vertraut machen und diese mit ihrer eigenen dynamisch-administrativen Perspektive in Einklang bringen. Manchmal gibt es zwischen beiden Seiten Missverständnisse wie das routinemäßige Versenden von Rundschreiben und Fragebögen, was dann behutsame Verhandlungen erforderlich macht. Soweit wie möglich sollten Gruppenanalytiker an klinischen Sitzungen, Seminaren und Diskussionsforen teilnehmen, wo sie eine gruppenanalytische Perspektive beisteuern können: sei es, dass sie Aspekte ihrer Gruppe einbringen, oder durch einen theoretischen Beitrag.

Zur Kooperation mit anderen Fachleuten gehört es, dass diese etwas über die Ergebnisse bei einem Patienten erfahren, den sie überwiesen haben. Die Kommunikation mit Pflegepersonal und psychiatrischen Mitarbeitern, die mit den Gruppenpatienten zu tun haben, muss regelmäßig und häufig sein. Psychotherapeuten sind dafür bekannt, ihren Erstbericht zu detailliert zu verfassen, dann aber die Akte für ein Jahr oder länger Staub ansetzen zu lassen, bevor sie wieder schreiben. Briefe an andere Fachleute sollten in Absprache mit dem Patienten und die Schweigepflicht beachtend angemessen detailliert sein. Genauso wichtig ist es aber, dass der Empfänger eine verständliche Stellungnahme zur Natur und zum Ursprung der Probleme des Patienten und zum Umfang der vorgeschlagenen Behandlung erhält. Beunruhigende oder unerwartete Veränderungen im Verlauf der Therapie erfordern zusätzliche Kommunikation. Fachleute wie Allgemeinärzte und psychiatrische Gemeindeschwestern wissen einen Anruf vom Therapeuten zu schätzen. Neben der Chance eines umfassenderen Informationsaustauschs schafft das eine gute Gelegenheit, Menschen im Netzwerk kennen zu lernen und sich selbst bekannt zu machen. Dieser ganze Bereich der Kooperation ist sowohl für die Privatpraxis wie auch für Arbeit im öffentlichen Sektor gültig.

Vignette

In einer Kinder- und Familienklinik wurde eine Gruppe für Mütter mit schweren Persönlichkeitsstörungen über mehrere Jahre erfolgreich durchgeführt. In nicht geringem Mass ließ sich das darauf zurückführen, dass das gesamte multi-disziplinäre Team einschließlich den Verwaltungskräften an seiner Planung beteiligt war. Alle hatten der Wahl des Gruppenraumes zugestimmt, der Zeitplan für das Jahr war einschließlich den Pausen allen bekannt. Der gesamte Klinikstab war informiert worden, welche möglichen Probleme solch eine Gruppe in den Klinikablauf hineintragen könnte. Alle waren daher gut vorbereitet auf zahlreiche langwierige telefonische Anfragen, Eintreffen am falschen Tag, verzögertes Verlassen der Klinik nach einer Sitzung und unterschiedliches unsoziales Verhalten, wie es für schwer benachteiligte und narzisstisch gestörte Patienten, aus denen die Gruppe bestand, typisch ist.

Überweisungen von Patienten für die Gruppe

Das Interesse an Gruppentherapie hängt von einer sozialen und beruflichen Tradition ab, die die Verdienste der psychodynamischen Psychotherapie im Allgemeinen und der Gruppentherapie im Besonderen anerkennt. Therapeuten, die in einer Gegend arbeiten, wo Psychotherapie relativ unbekannt ist, haben keinen leichten Stand. Ein Brief oder Flugblatt, das die Gruppe in einfacher Sprache beschreibt, kann Interesse wecken und die Bedenken der Fachleute zerstreuen, deren Denken individuellen Behandlungsmethoden mehr zuneigt, oder Symptombeseitigung als das höchste therapeutische Ziel ansieht. Das Internet hat neue und schöpferische Wege eröffnet, die Arbeit mit Gruppen bekannt zu machen. Psychotherapeutische Dienste, Praxen, Ausbildungseinrichtungen und Ausbilder unterhalten jetzt Webseiten, die sowohl potentielle Überweisende wie auch Patienten erreichen. Die Unterscheidung zwischen einer Art von Information für Fachleute und einer ‚bereinigten' Information für potentielle Patienten ist angesichts wachsender psychologischer Kenntnisse und offener Kommunikation nicht mehr erforderlich. Denkt jemand daran, sich einer Gruppe anzuschließen, wird er wie jemand, der sich einer Operation unterziehen will, höchstwahrscheinlich wissen wollen, was der Prozess mit sich bringt, und kann erwarten, klare Informationen zu erhalten, bevor er sich entschließt.

Die zeitraubendste, aber auch die lohnendste Art für einen Therapeuten, Patienten überwiesen zu bekommen, ist die persönliche Kontaktaufnahme mit wichtigen Experten des Netzwerkes, sie über die Absicht zu informieren, eine Gruppe durchzuführen, und ihnen diejenigen Menschen zu beschreiben, die am wahrscheinlichsten von einer solchen Gruppe profitieren werden. In privater Praxis kommen viele Überweisungen durch Mund-zu-Mund-Propaganda zustande, wenn Patienten selbst von guten Fortschritten berichten.

Die Ausgewogenheit und die Zusammensetzung einer analytischen Gruppe

Da Überweisungen von verschiedenen Quellen kommen, wird es dem Gruppenanalytiker nicht möglich sein, die theoretisch ideale Gruppe mit einem möglichst breiten Spektrum von Persönlichkeiten und Diagnosen zusammen zu stellen. Das ist ein perfektionistisches Vorgehen und als solches eher entmutigend. Dennoch lohnt es sich, im Sinn zu behalten, dass durch eine Vielzahl von Altersgruppen, ethnischer und Geschlechterzugehörigkeit, Persönlichkeitseigenschaften und Symptomatik die Matrix bereichert wird. Je größer die Mischung, desto mehr Möglichkeiten haben die Gruppenmitglieder, im besten Sinn des Wortes voneinander zu profitieren. Sie lernen empathische

Einfühlung, unterziehen sich der Erfahrung, sich gegenseitig zu spiegeln, zu projizieren, sich projektiv zu identifizieren, welches die spezifischen Instrumente der Gruppe sind. Hat andererseits eine Gruppe ein Übergewicht an Mitgliedern mit den gleichen Charakteristika (z.B. einer depressiven oder passiven Haltung), werden die ihren Mitgliedern zur Verfügung stehenden Möglichkeiten auch entsprechend eingeschränkt sein.

Die optimale Zahl von Patienten

Eine Mindestanzahl für den Beginn einer Gruppe kann problematisch sein, wenn die Überweisungen dünn gesät sind. Behält man die traditionelle Zahl von acht Patienten im Sinn, kann man dann eine Gruppe mit, sagen wir, drei Patienten beginnen? Das kann schwierig werden. Fehlt ein Gruppenmitglied in einer Sitzung, hat es der Therapeut mit der Dynamik eines Paares und nicht einer Gruppe zu tun. Denkt man an ein Minimum von fünf Mitgliedern, wird es weniger problematisch sein, ihnen zu Beginn zu erklären, dass die Gruppe schließlich sieben bis acht Mitglieder haben wird (Foulkes, 1948).

Man muss aber auch das gegenteilige Problem erwägen: die Verlegenheit des Überangebots. Ist der Platzmangel in einer Gruppe gross, wie z.B. in manchen staatlichen Einrichtungen mit langen Wartelisten, kommt es zu der Frage, wie groß eine neue Gruppe werden sollte? Ist es klug, dem Druck zu widerstehen, der langen Warteliste wegen Patienten in eine schon volle Gruppe aufzunehmen? Wird jedoch zu Beginn eine große Zahl von Patienten in eine Gruppe aufgenommen, ist es dennoch möglich, eine gruppenanalytische Arbeit zu entwickeln. Nachdem Foulkes die Größe der idealen Gruppe festgelegt hatte, riet er seinen Auszubildenden, bei der Arbeit in einer Klinik eine ‚Wartelistengruppe' zu bilden, indem sie einfach die ersten zwölf Patienten von der Liste in eine Gruppe aufnahmen. Er meinte, nach einer Weile würde die Gruppe auf die ideale Zahl von acht ‚schrumpfen'. Tatsächlich war sein Vertrauen in den Gruppenprozess so groß, dass er die Einschätzung, ob jemand in eine Gruppenanalyse passte, in der therapeutischen Arbeit mit allen Mitgliedern in den ersten Sitzungen vornahm. Er verließ sich darauf, dass eine Minderheit der Gruppe im anfänglichen Gruppenprozess von sich aus ausschied und er mit dem verbleibenden Kern von Mitgliedern die gruppenanalytische Behandlung fortsetzen könnte.

Informationsmaterial über die Gruppe zusammenstellen

Nehmen wir einmal an, wir wollen eine halb-offene wöchentliche Gruppe für Männer und Frauen mit unterschiedlichen psychischen Problemen beginnen. Bei der Vorbereitung müssen wir einen exakten Zeitplan mit den Tagen der

Gruppensitzungen, den Urlaubspausen und anderen Tagen, an denen die Gruppe sich nicht trifft, erstellen. Der Plan soll möglichst das ganze Jahr umfassen. Dies vermittelt eine gewisse Voraussagbarkeit, und deutet an, dass die Dauer der Gruppe selbst ein wichtiger dynamischer Aspekt ist. Zusätzlich zu dem Zeitplan, händigen manche Gruppenanalytiker neuen Mitgliedern ein Informationsblatt aus, das erklärt, wozu sich die Teilnehmer verpflichten und was von ihnen erwartet wird. Das alles hätte genau so gut in den vorbereitenden Sitzungen mit dem Patienten durchgegangen werden können. Viele sehen darin jedoch einen Ausdruck der Verlässlichkeit und des Respekts, weil es in den ersten Sitzungen mit dem Therapeuten so viel zu besprechen gibt. Zusätzlich zur Basisinformation über den Zeitplan der Gruppe wird üblicherweise die Notwendigkeit der Verschwiegenheit erwähnt und die Wichtigkeit, sich außerhalb der Sitzungen nicht mit den anderen Gruppenmitgliedern zu treffen. Findet die Gruppe in einer Privatpraxis statt, sollten die Bezahlungsmodalitäten ausführlich besprochen werden. Einige Therapeuten informieren darüber, wie sie im Fall der Verspätung oder der Abwesenheit zu erreichen sind, und welches Vorgehen beim Ausscheiden aus der Gruppe erwartet wird.
Durch die Entwicklung einer größeren Transparenz über die vorgesehene Behandlung gibt es eine zunehmende Tendenz, etwas über die theoretischen Grundlagen der Gruppenanalyse mitzuteilen. Andere Therapeuten, wir eingeschlossen, glauben, dass das in die anfänglichen Gespräche mit dem Gruppenmitglied gehört, wo es auf die Interessen und die Wissbegierde des Einzelnen zugeschnitten werden kann. Ein von zu vielen Erklärungen und Anweisungen überladenes Flugblatt kann auf einen schon ängstlichen Patienten abschreckend wirken.

Aufzeichnungen über die Gruppe

Man sollte zwei unterschiedliche Protokolle über die Gruppe führen: eines über den Gruppenprozess, das andere über alle individuellen Fortschritte in der Gruppe. Das letztere ist für die Akte des Einzelnen bestimmt. Eine Anwesenheitsliste zeichnet die Anwesenheit der Mitglieder auf, inklusive versäumte Sitzungen und Verspätungen (mit oder ohne Benachrichtigung). Sie bietet eine wertvolle Ergänzung zum Verständnis der individuellen und der Gruppendynamik.

KAPITEL 4

Dynamische Administration

Probleme in der Gruppenanalyse, Lektion 28:
Wutausbruch in der Gruppe
Tony behauptet, dass Neil seinen Stuhl geklaut hat

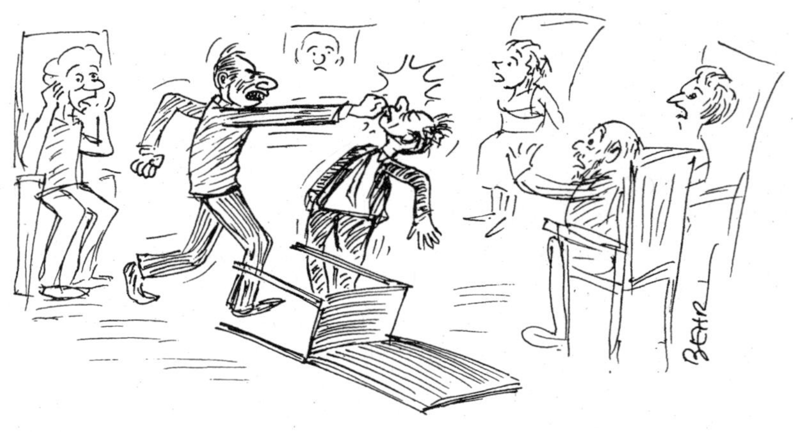

Du kommst ja ganz genau auf deine Stunde — *Hamlet 1. i.6*

Die Gruppenanalyse findet in einem wohl durchdachten Rahmen statt, der die räumliche Darstellung der Gruppe als Ganzes ist. Der Ausdruck 'Dynamische Administration' bezieht sich auf die verschiedenen Aktivitäten, die der Leiter zur Schaffung und Erhaltung dieses Rahmens durchführt. Zu diesem Konzept gehören auch so banal erscheinende Aufgaben wie das Aufstellen der Möbel im Raum und Briefe an die Gruppenmitglieder zu entwerfen, die oberflächlich betrachtet an eine Sekretärin oder einen Verwaltungsangestellten delegiert werden könnten. Der Leiter übernimmt solche Aufgaben, da sie eine dynamische Bedeutung haben und mit dem Material, das den analytischen Prozess formt, verflochten werden müssen.

Arbeitsteilung zwischen Leiter und Gruppe

Kommunikationen außerhalb der Gruppe gehören zum gleichen Netzwerk wie solche innerhalb der Gruppe. Das macht die dynamischen Administration genauso bedeutsam wie die analytischen Interventionen während der Sitzungen. Es gibt jedoch einen wichtigen Unterschied darin, wie diese beiden therapeutischen Aufgaben aufgeteilt sind. Während die Verantwortung für die Schaffung und Erhaltung des Rahmens alleine beim Leiter liegt, wird die analytische Aufgabe mit dem Rest der Gruppe geteilt. Das erlaubt ein schöpferisches Zusammenspiel zwischen dem Leiter als Hüter der Stabilität und der Gruppe als Vertreterin des therapeutischen Wandels. Die Beständigkeit des Rahmens schafft oft reichhaltiges Material für Übertragungen, das in so unterschiedlicher Form entstehen kann wie beispielsweise einer Herausforderung der väterlichen Autorität, wenn der Leiter auf der Einhaltung des vorgegebenen Rahmens besteht. Oder die Erfahrung mütterlicher Fürsorge, wenn die Grenze der Gruppe geschützt wird. Oder ein Wunsch, dem Leiter wie den Eltern beim Herrichten des Raumes behilflich zu sein.

Ebenso lässt sich der Leiter nicht auf Diskussionen mit den Gruppenmitgliedern über Regelungen der Dynamischen Administration für die Gruppe ein. Themen wie die Aufstellung der Stühle, der Zeitplan der Gruppe und der Zeitpunkt des Eintritts eines neuen Gruppenmitglieds können in der Gruppe besprochen werden, was auch oft geschieht. Aber solche Diskussionen müssen in analytisches Fahrwasser gelenkt werden und dürfen nicht wie Tagesordnungspunkte eines Ausschusses behandelt werden. Das gibt dem Leiter die Freiheit, alle erforderlichen Entscheidungen für einen optimalen Zustand der Gruppe zu treffen. In Gruppen mit Selbstzahlern ist es auch Sache des Leiters, das Honorar und die Art der Bezahlung festzusetzen.

Umgang mit Nachrichten

Ein weiterer wichtiger Aspekt der Dynamischen Administration ist der Umgang mit Entschuldigungen und anderen Nachrichten an die Gruppe oder von der Gruppe. Alle Kommunikationen zwischen der Außenwelt und der Gruppe laufen über den Leiter, der sich ein Urteil über die dynamische Bedeutung bildet und entscheidet, wann er die Kommunikation für sich behält, und wann er sie in die Gruppe einbringt. Manche Gruppenanalytiker informieren die Gruppe zu Beginn der Sitzung über Entschuldigungen oder Verspätungen, andere ziehen es vor, damit zu warten, bis sich eine Gelegenheit ergibt, eine Verbindung zur Dynamik herzustellen. Auf diese Weise münden alle Kommunikationen letzten Endes in das gesamte Netzwerk, das die Gruppenmatrix bildet.

Die dynamische Bedeutung des Gruppenraumes

Abgesehen von im vorigen Kapitel erwähnten pragmatischen Überlegungen wie Komfort, Kontinuität und Schutz vor Störungen, gewinnt der Raum für jedes Gruppenmitglied und für die Gruppe als Ganzes eine persönliche Bedeutung. Der Raum kann zum Beispiel als Körper des Gruppenleiters erfahren werden, der stillschweigend akzeptiert wird, solange er unverändert bleibt, jedoch Angst und Faszination hervorruft, wenn sich etwas verändert.

Vignette

Eine Gruppenleiterin regte an, dass die Gruppe sich für eine Sitzung ohne sie treffen sollte. Dieser Vorschlag löste eine lebhafte Diskussion darüber aus, wo und wann dieses Treffen stattfinden solle. Die Stimmung war aufgeregt und gespannt: sollte die Sitzung in der Kneipe nebenan stattfinden? Im Park? Eine Frau lud die Teilnehmer zu sich nach Hause ein, doch die Einladung wurde übergangen. Schließlich lenkte die Leiterin die Aufmerksamkeit auf die unausgesprochene Annahme der Gruppe, ohne sie könne die Sitzung nicht im gewohnten Gruppenraum, am gewohnten Tag, zur gewohnten Zeit stattfinden. Es schien, dass all dies ihr gehöre und in ihrer Abwesenheit nicht zur Verfügung stehe. Die Möglichkeit, sich den Raum anzueignen, löste die Angst aus, ihren Körper in Besitz zu nehmen. Das machte den Teilnehmern so viel Angst, dass sie es nicht einmal in Erwägung ziehen konnten.

Der Tisch in der Mitte

Es hat sich bewährt, einen kleinen runden Tisch in die Mitte eines Kreises identischer Stühle zu stellen, dessen Größe erlaubt, dass jeder jeden sehen kann. Das schafft eine symbolische wie auch eine reale Mitte des Kreises. Es könnte eine Schachtel mit Papiertaschentüchern darauf stehen. Einige Therapeuten legen auch gerne Nachrichten wie Ankündigungen von Pausen, Telefonmitteilungen oder Postkarten von Gruppenmitgliedern im Urlaub aus. Diese können dann zur Kenntnis genommen und gelesen werden oder auch unbeachtet bleiben. Die Reaktionen darauf können entweder privat oder der ganzen Gruppe zugänglich sein.

Wer sitzt wo?

Gruppenleiter unterscheiden sich in ihrem Umgang mit der Sitzordnung. Manche überlassen es der Gruppe, den Leiter irgendwo im Kreis zu platzieren. Andere machen direkt oder indirekt deutlich, dass sie ihren eigenen Stuhl bevorzugen. Der wird dann frei gelassen, bis der Leiter kommt. Die Wahl der Sitzordnung hat ihre eigene dynamische Bedeutung. Wer sitzt neben dem Leiter? Wer sitzt der Tür zugewandt? Warum haben es alle Männer vorgezogen zusammen zu sitzen? Alle diese Fragen haben eine Bedeutung und schaffen einen Teil der nichtsprachlichen Kommunikation in der Gruppe. Ihre Bedeutung kann nur deutlich werden, indem die räumlichen Bedingungen konstant gehalten werden.

Die dynamische Bedeutung eines leeren Stuhls

Soll ein Stuhl aus dem Kreis entfernt werden, wenn ein Gruppenmitglied sich im Voraus entschuldigt hat? Manche Leiter stellen so viele Stühle auf, wie es Gruppenmitglieder gibt, auch wenn eine Abwesenheit angekündigt worden ist. Andere entfernen den Stuhl jedes Gruppenmitglieds, dessen Abwesenheit zu erwarten ist. Das ermöglicht es, dass jeder leere Stuhl im Kreis laut von einem Gruppenmitglied spricht, das unerwartet fehlt. Diese Regelung entspricht dem Konzept der Gruppe als einer Gestalt deutlicher, da die Gruppenmitglieder zur Gruppe gehören, ob sie anwesend sind oder nicht. Indem der Leiter dies symbolisch unterstreicht, veranlasst er die Gruppe, über das abwesende Mitglied zu sprechen und ihre Gefühle von Sorge, Ärger oder Gleichgültigkeit auszudrücken, was man alles analytisch verwerten kann.

Vignette

In einer Gruppe von acht Männern und Frauen drückte eine junge Frau unablässig ihr Unbehagen aus, wenn ein Stuhl im Kreis unbesetzt blieb. Sie pflegte die anderen zu fragen, ob sie etwas über die Abwesenheit des Gruppenmitglieds wüssten. Sie selbst konnte sich niemals erinnern, selbst wenn es in der vorigen Sitzung angekündigt worden war. Anfänglich äußerte sie Missbilligung, als wäre Teilnahme an der Sitzung eine moralische Pflicht. Im weiteren Verlauf wurde ihr bewusst, welch hohes Maß an Angst ein leerer Stuhl in ihr auslöste. ‚Es fühlt sich an, wie wenn etwas Lebenswichtiges fehlt ... das macht mich unfähig, hier klar zu denken oder zu fühlen ... als wäre ich ein Krüppel ...' (In ihrer Kindheit wurde ihre Familie getrennt, und diese Erfahrung wiederholte sich nun mit dem leeren Stuhl.)

Jemand anderes sagte, ihm passe das gut, da für ihn ‚mehr übrig bleibe'. Sein Wunsch nach einem größeren Anteil am Gruppenleiter und der Gruppenzeit stand in starkem Kontrast zum Bedürfnis der Frau nach Ganzheit, die der vollständige Kreis ihr vermittelte. Die unbewussten emotionalen Bedürfnisse beider Patienten wurden im und durch den Stuhlkreis ausgedrückt.

Institutionelle Störungen

Findet die Sitzung in einem Hospital oder einer Klinik statt, hat der Gruppenanalytiker nicht immer Einfluss auf die Zuteilung des Gruppenraums, trotz einer sorgfältigen Vorbereitung optimaler Bedingungen für den Beginn der Gruppentherapie. Der Raum ‚gehört' der Einrichtung, und selbst bei sorgfältigster Planung können sich gelegentlich andere Prioritäten über die Wünsche der Therapiegruppe hinwegsetzen, manchmal mit unvorhergesehenen Konsequenzen. Wenn das geschieht, ist es notwendig, die Reaktionen der Gruppe therapeutisch zu untersuchen. Einmischung in das Setting und daraus resultierende Spannung zwischen der Einrichtung und dem Leiter kann besonders starken Gruppenzusammenhalt zur Folge haben, als solle der Leiter geschützt werden. Projektive Abwehr der Gruppenmitglieder wird dadurch erheblich begünstigt, sodass alle in der Gruppe gut und liebevoll werden, während alle Feindseligkeit und alles Zerstörerische außerhalb der Gruppe erlebt wird, repräsentiert durch die Klinik.

Vignette
Eine neue Gruppe ambulanter Patienten hatte sich wöchentlich im selben Raum einer Klinik getroffen. Die Teilnahme war unregelmäßig, Gruppenmitglieder hatten sich einander nur ungern anvertraut, und Interventionen des Leiters fanden wenig Beachtung. Eines Abends, kurz nach dem Beginn der Gruppensitzung, wollte ein Mitglied des Klinikstabs, dem die Gruppensitzung um diese Zeit nicht bekannt war, den Gruppenraum benutzen. Es entstand eine hitzige Auseinandersetzung zwischen dem Leiter und dem Klinikmitarbeiter, und schließlich zog die Gruppe in einen anderen Raum um, wo die Sitzung fortgesetzt wurde. Das unterbrochene Thema wurde wieder aufgegriffen, als ob nichts geschehen wäre. In den folgenden Sitzungen verbesserte sich die Teilnahme an der Gruppe dramatisch: Verspätungen und Abwesenheiten hörten auf, und die Gruppenmitglieder sprachen besonders lebhaft miteinander. Eine neue Dringlichkeit schien die Gruppe erfasst zu haben, und die Interventionen des Leiters wurden eifrig aufgegriffen und sorgfältig behandelt. Zurückweisungen und Aggressionen wurden in der Gruppe nicht mehr geäußert. Erst ein paar Wochen später wurde die ‚Vertreibung' (wie der Vorfall genannt wurde) durch den Leiter zur Sprache gebracht und in der Gruppe durchgearbeitet. Auch tauchten wieder therapeutisch wichtige Äußerungen von Zurückweisung und Aggression in der Gruppe auf.

Der zeitliche Rahmen der Gruppe

Beginn und Ende der Gruppensitzungen sind zeitlich genau festgelegt, unveränderlich, und stehen nicht zur Diskussion. Gregory van der Kleij hat die Notwendigkeit dieser kompromisslosen Haltung des Leiters prägnant festgehalten:

> Dies findet auf der Grenzlinie zwischen den Interaktionen der Gruppenmitglieder untereinander und mit der Welt um sie herum statt. Es ist nicht so, dass die Gruppenmitglieder die Welt um sie herum ausklam-

mern, sobald um 17:30 Uhr die Sitzung begonnen hat. Im Gegenteil, um 17:30 Uhr beginnt der Dialog mit der Welt. Und das tun die Gruppenmitglieder, da sie bisher die erwünschten Resultate nicht erreicht haben. Ansonsten wären sie nicht hier in der Gruppe. Meine Aufgabe (als Gruppenleiter) ist es, diesen höchst komplexen Dialog zu fördern, indem ich dafür sorge, dass sie einmal damit aufhören, sich mit der Außenwelt zu beschäftigen. Ich möchte diese Außenwelt sozusagen zum Stillstand bringen, sodass ein echter Dialog möglich wird. (van der Kleij, 1983).

Das Honorar

Viele Gruppenanalytiker sehen keinen Unterschied zwischen der dynamischen Entwicklung von Gruppen von Selbstzahlern und solchen, deren Mitglieder den Leiter nicht direkt bezahlen. Sie behaupten, dass das therapeutische Arbeitsbündnis durch den Zahlungsmodus unbeeinflusst ist. Andere meinen, ‚selbst zu zahlen' fördere ein erwachsenes Arbeitsbündnis, was wiederum eine tiefere Regression in kindliche Erlebnisweisen erlaubt. Es wurde oft beobachtet, dass nicht selber zahlende Gruppen für eine längere Zeit fordernd und missmutig bleiben. Der Leiter wird in solchen Gruppen als allmächtig, alles gebend und alles vorenthaltend, willkürlich und autokratisch erlebt. Tatsächlich wird der Leiter zur Mutterfigur der frühen Kindheit, deren autoritäre Diktate nur mit ohnmächtiger Wut oder Verweigerung akzeptiert oder in Empfang genommen werden können. Solche Zustände gehören zwar auch zu Gruppen von Selbstzahlern, aber es scheint, dass allein der Akt des selber Zahlens den Teil des Ichs stärkt, der neben dem regredierten Teil der Persönlichkeit am Arbeitsbündnis zwischen Gruppe und Gruppenanalytiker beteiligt ist.

Wir selbst verlangen das Honorar monatlich im Voraus, über die zwölf Monate des Jahres verteilt. Dies betont und symbolisiert das Beständige und Kontinuierliche an der Gruppenmitgliedschaft, das gültig bleibt, ob der Patient an den Sitzungen teilnimmt oder nicht, ob die Gruppe stattfindet oder nicht, wie z.B. während einer Pause. Es erscheint wünschenswert, dass alle Mitglieder das gleiche Honorar zahlen, obwohl man auch vertreten kann, dass unterschiedliche Honorare akzeptabel sind, wenn sie unterschiedliche wirtschaftliche Verhältnisse in der Gruppe widerspiegeln. Die Gefühle, die solche Unterscheidung hervorruft, lassen wichtige therapeutische Themen an die Oberfläche kommen: Bevorzugung, Neid und der Wert, den Gruppenmitglieder ihrer Therapie zuschreiben.

Vignette
In einer gemischten Gruppe von acht Teilnehmern hatte ein Mitglied (ein Lehrer) gesagt, er habe mit der Höhe des Honorars, das ihm während des Erstinterviews genannt worden war, Schwierigkeiten. Einen Monat nachdem er zur Gruppe hinzu gekommen war, wurde das Gruppenhonorar angehoben. Ihm schlug der Leiter an diesem Punkt vor, sein Honorar könne unverändert bleiben. Der Patient akzeptierte ohne Einwände und zahlte für sechs Monate weiterhin das niedrigere Honorar. Im folgenden Monat bezahlte er mit einem Scheck in voller Höhe. Als der Leiter das in der Gruppe ansprach, äußerte der Patient zum ersten Mal seine Wut auf den Leiter, weil dieser ‚Mitleid mit ihm gehabt habe'. Er sprach von seinen Gefühlen, anders zu sein, unfähiger, ein Außenseiter, auf den man Rücksicht nehmen müsse. Dieser Patient war im Alter von acht Monaten adoptiert worden, und die Gefühle von extremer Bedürftigkeit und Abhängigkeit von anderen in dieser frühen Periode war zum ersten mal durch das Thema der Honorare aufgetaucht. Zurückblickend könnte das vorgeschlagene Zugeständnis ein Fehler gewesen sein, trotz des aufgetauchten wichtigen therapeutischen Materials.

Kontakt zwischen Gruppenmitgliedern außerhalb der Sitzungen

Die Gruppenmitglieder werden bereits aus den Vorgesprächen wissen, dass es für sie nicht ratsam ist, sich außerhalb der Gruppensitzungen zu treffen. Wahrscheinlich ist diese Einschränkung auch schon in der Gruppe diskutiert worden. Die Gründe für diese soziale Enthaltsamkeit werden meist von der Gruppe akzeptiert: dass Beziehungen in Therapiegruppen ungewöhnlich eng und vertraulich sind; dass Gefühle wie Anziehung, Liebe, Hass und Abneigung nur deshalb in der Gruppe ganz ausgedrückt und sorgfältig erforscht werden können, da dies nicht die üblichen persönlichen und sozialen Konsequenzen hat wie in der ‚realen Welt'. Kontakt zwischen einzelnen Teilnehmern unter Ausschluss der anderen ist der Erfahrung der Gemeinsamkeit, die die Gruppe als Ganze in Gang hält, abträglich. Ereignen sich Kontakte außerhalb der Gruppe, werden oft verdrängte oder abgewehrte Gefühle ausagiert, die dann für die Erfahrung und ihre Analyse in der Gruppe verloren gehen.

Nach einer schwierigen Periode in der Gruppe suchen Gruppenmitglieder trotz der Vereinbarung sozialer Enthaltsamkeit gelegentlich manchmal außerhalb der Gruppe Trost, Unterstützung und Bestätigung durch andere Mitglieder. Der Leiter muss einen Weg finden, den Austausch, der außerhalb der Gruppe stattgefunden hat, wieder in die Gruppe hineinzubringen, sobald die betreffenden Mitglieder von einem solchen Austausch berichten. Gruppenmitglieder entdecken, dass positive Gefühle sich in negative verwandeln können, wenn sich die

Übertragung ändert, und dass es schwierig ist, außerhalb der Sicherheit der Gruppengrenzen stabile zwischenmenschliche Beziehungen zwischen den Gruppenmitgliedern zu halten.

Bestimmte therapeutische Settings, wie zum Beispiel die Therapie in Blocks, machen das Treffen außerhalb der Gruppe unvermeidlich; es muss nicht unbedingt antitherapeutisch sein. Wenn die Mitglieder solcher Settings sich in ihrer Freizeit treffen, werden diese Begegnungen oft in der Gruppe thematisiert und können so therapeutisch verwertet werden.

Vignette

In einer Ausbildungsgruppe, die sich für eine ganze Woche an einem Seminarort traf, wurde beschlossen, den vorletzten Abend mit einer Party zu feiern. Die Gruppe wollte sich am Abend im Raum eines der Teilnehmer treffen. Für Essen und Trinken war gesorgt, und jemand brachte eine Gitarre mit. Bald wurde gesungen, und die Teilnehmer sammelten sich vor allem um zwei Mitglieder, deren Repertoire an traditionellen Volksliedern endlos zu sein schien. Den Leuten fielen immer mehr Lieder, ein und die Stimmung war heiter und angeregt. Ein Mann blieb still und beschäftigte sich mit Essen und Trinken. Er ging früh und sagte, er habe Kopfschmerzen. Die anderen blieben noch lange zusammen in dieser Nacht.

Am nächsten Morgen schien die Gruppe kein Thema zu finden. Sätze wurden begonnen und nicht zu Ende geführt. Die Kommunikation war unzusammenhängend. Als die Leiterin darauf hinwies, wurde ihr erwidert, das sei kein Wunder: die Woche sei fast vorbei, und alle dächten an den langen Heimweg zu ihren Familien in verschiedenen Städten. Dann sprach die Gruppe über ihre Autos, die sie nach Hause bringen würden und deren Größe und Stärke. Während dieser Zeit saß der Teilnehmer, der früh gegangen war, in brütendem Schweigen. Die Leiterin machte auf seinen Ärger und seine offensichtliche Isolation aufmerksam. Sie beschrieb ihr Gefühl, die Gruppe falle auseinander in konkurrierende und voneinander getrennte Bestandteile. Das ärgerliche Gruppenmitglied sprach dann in einem bitteren, gekränkten Ton über das Gefühl der Isolation in der Gruppe, welches er vorher nicht gehabt habe. Er habe die am Vorabend gesungenen Lieder nicht gekannt. Es seien Lieder gewesen, die er zu Hause nie gehört habe. Niemand bei ihm zu Hause habe Zeit zum Singen gehabt, und er zweifle sowieso, dass seine Eltern diese Lieder gekannt hätten. Er habe keine Zeit für solche Sachen gehabt: er habe arbeiten müssen, um voran zu kommen. Dann sprachen andere in der Gruppe von ihrem Familienhintergrund, und wie sie ihre Kindheit erlebt hatten. Das schien dem ärgerlichen Mann zu ermöglichen, mit viel Gefühl über die wirtschaftliche und soziale Entbehrung als Kind einer armen Familie in einer wohlhabenden Nachbarschaft zu sprechen.

Er erinnerte sich schmerzlich, dass er keine Turnschuhe hatte und nicht am Sport teilnehmen konnte, weil er keine Sportkleidung besaß. Auch an Ausflügen konnte er nicht teilnehmen, weil er den Zug nicht bezahlen konnte. Er sprach dann über seine gegenwärtigen Gefühle von sozialer Isolation und seiner Angst vor Armut, die er trotz seines hohen beruflichen, sozialen und wirtschaftlichen Standards hatte.

Kontakt mit dem Leiter außerhalb der Gruppe

Jeglicher Kontakt mit dem Leiter außerhalb der Gruppensitzungen, auch ein kurzer oder zufälliger, hat dynamische Bedeutung. Nicht selten versucht ein Gruppenmitglied, die Aufmerksamkeit des Leiters vor einer Sitzung oder nach ihrem Ende auf sich zu ziehen. Die meisten Gruppenanalytiker kennen Gruppenmitglieder, die besonders früh kommen und ihre Hilfe beim Aufstellen der Stühle anbieten, oder Gruppenmitglieder, die sich beim Zusammenpacken viel Zeit lassen, während der Leiter geduldig in einer Türsteher-Haltung wartet, um dann die Gelegenheit zu ergreifen, den Leiter mit einem Problem zu nerven, das während der Sitzung nicht besprochen werden konnte.
Manchmal ist ein Gruppenmitglied gegen Ende einer Sitzung sehr niedergeschmettert. Diese Situation sollte nicht zur Verlängerung einer Sitzung führen. Aber der Therapeut sollte flexibel genug sein, mit dem Mitglied allein ein fürsorgliches Gespräch zu führen. Obwohl solche Manöver ‚zwischen Tür und Angel' unbewusste Wurzeln haben, kann es manchmal zu ausagierendem Verhalten führen, einfach den Patienten aufzufordern, die Schwierigkeit in die nächste Gruppensitzung einzubringen. Möglicherweise bleibt er der nächsten Sitzung dann fern. Das kann oft verhindert werden, indem man die Problemzone rasch exploriert und eine provisorische Lösung vorschlägt, bis hin zum Angebot einer Einzelsitzung, um das Problem genauer zu untersuchen. Das könnte eine Vorbereitung zum Einbringen in die Gruppe sein..
Gruppenmitglieder suchen auch manchmal den Leiter zwischen den Sitzungen oder in Ferienpausen auf. Nachrichten unterschiedlicher Dringlichkeit können den Leiter persönlich, über eine Rezeption oder einen Kollegen erreichen.

Vignette

Eine Frau machte beim Näherkommen jeder Ferienpause regelmäßig Trennungsängste durch, die ihre ursprünglichen Symptome wiederbelebten. Sie beschwerte sich dann bitterlich über die Unerreichbarkeit des Leiters während der Pause. Einmal, kurz vor einer Urlaubspause, versammelte sich die Gruppe um sie, und alle boten ihre Telefonnummern an. Dem Leiter war das nicht recht, und er forderte deshalb die anderen Gruppenmitglieder auf, ihre Angebote als Ausdruck ihrer eigenen Ängste im Zusammenhang mit der Pause zu betrachten.

Während der ersten Woche der Pause rief die Teilnehmerin den Leiter zu Hause an, weinte und klagte, wie verzweifelt sie sich fühle. Der Leiter entschuldigte sich, in diesem speziellen Augenblick nicht mit ihr sprechen zu können, und versicherte, sie zurück zu rufen. Als er das ein paar Stunden später tat, drückte er seine Sorge über ihre Verzweiflung aus und hörte ihr mitfühlend ein paar Minuten zu. Während dieses Rückrufs klang sie gefasst und dankte dem Leiter für seine Mühe, sie anzurufen. Als die Gruppe wieder zusammen kam, sagte sie, sie könne sich nicht erinnern, was der Leiter zu ihr gesagt habe; sie fügte jedoch hinzu, sie habe sich einfach durch das Hören seiner Stimme beruhigt gefühlt, und dass das genug für sie gewesen sei. Während der nächsten Pausen fühlte sie nicht mehr das Bedürfnis, Kontakt zum Leiter aufzunehmen. Und ihre Trennungsängste verschwanden im Verlauf der weiteren Gruppenanalyse.

Kontakt zwischen dem Leiter und Verwandten der Gruppenmitglieder

Verwandte von Gruppenmitgliedern, besonders solche, die dem Teilnehmer persönlich nahe stehen, wie z.B. Ehegatten, haben ein besonderes Interesse am Verlauf der Therapie und haben ihre eigenen Erwartungen an sie. Außerdem sind sie nicht durch das gleiche therapeutische Arbeitsbündnis und die gleichen Grenzen wie das Gruppenmitglied gebunden und suchen manchmal den Kontakt zum Therapeuten oder üben Druck auf das Gruppenmitglied aus, der es in Konflikt mit der Gruppe bringt.

Ist der Verwandte an dem Punkt angelangt, selbst eine Therapie zu suchen, oder falls eine gemeinsame Therapie notwendig erscheint, ist es am besten, einen anderen Therapeuten hinzu zu ziehen. Wenn ein Verwandter die Gruppe ablehnt, jedoch selbst nicht in Therapie gehen will, kann dies normalerweise nur als psychologisches Problem des Gruppenmitglieds in der Gruppe durchgearbeitet werden. Gelegentlich muss man jedoch Konzessionen an eine bestimmte soziale Realität machen. Bei Gruppen, deren Teilnehmer zum Beispiel wenig soziale Unterstützung haben oder deren Abwehrmechanismen zu schwach sind, um die strengen Grenzen der Gruppe ertragen zu können, muss der Leiter etwas flexibler sein und kann oder soll sogar ab und zu Kontakt mit den Verwandten aufnehmen.

Vignette

Eine junge Frau, die seit einigen Monaten in einer Gruppe war, berichtete, dass sie ihrem Mann gegenüber reizbarer und ungeduldiger werde. Bisher hatte sie sich ihm untergeordnet und ließ sich aus Angst, verlassen zu werden, von ihm dominieren. Durch die Unterstützung der Gruppe wuchs ihr Selbstvertrauen, sie wagte es, sich gegen ihn zu wehren und ihm sogar zu drohen, ihn zu verlassen, falls er sein Verhalten nicht ändere. Das brachte seine Abhängigkeit von ihr zum Vorschein. Er kontaktierte den Leiter und beschwerte sich wütend, die Gruppe helfe seiner Frau nicht. Er stimmte jedoch seiner Teilnahme an gemeinsamen Sitzungen mit einem anderen Therapeuten zu, woraus sich eine eigene Einzeltherapie entwickelte. Das führte zur Akzeptanz der Therapie seiner Frau und ebnete für beide den Weg, in ihren unterschiedlichen therapeutischen Settings an ihrer Beziehung zu arbeiten.

Kontakt mit dem kollegialen Netzwerk

Möglicherweise können mehrere Kollegen neben dem Überweisenden mit einem Gruppenmitglied befasst sein. Bevor ein neues Mitglied sich einer Gruppe anschließt, empfiehlt es sich, die Grundlage für künftige Kontakte mit wichtigen Kollegen zu klären, wie z.B. die Notwendigkeit, den Allgemeinarzt oder den Psychiater über die Fortschritte eines Gruppenmitglieds auf dem Laufenden zu halten. Die meisten Patienten, die sich einer Gruppe anschließen, akzeptieren es, wenn der Gruppenleiter mit allen Kontakt hält, die aktiv an ihrer Behandlung beteiligt sind. Mögliche Zweifel und Vorbehalte müssen geklärt werden, und eine Weigerung, dem Kontakt mit einem bestimmten Kollegen zuzustimmen, muss respektiert werden. Einige Gruppenanalytiker halten jedoch die Zustimmung, sich mit dem Hausarzt des Patienten in Verbindung zu setzen, für unerlässlich für den Beginn einer Therapie.

So ein Kontakt hat dann eine besondere dynamische Bedeutung, wenn es innerhalb der Gruppe Unsicherheit darüber gibt, ob sie allein in der Lage ist, die Probleme eines bestimmten Gruppenmitgliedes aufzufangen, Wird ein Gruppenmitglied im Verlauf der Therapie suizidal oder entwickelt psychotische Symptome, muss der Leiter mit dem Hausarzt des Patienten oder mit dem örtlichen psychiatrischen Dienst Kontakt aufnehmen.

Manchmal findet sich der Gruppenanalytiker in einer beruflichen Doppelrolle wieder. Als Psychiater z.B. könnte von ihm erwartet werden, für das Verschreiben von Medikamenten oder die Überwachung der Medikamenteneinnahme des Gruppenmitglieds Verantwortung zu übernehmen. In einem Rahmen mit beschränkten Mitteln kann das unvermeidlich sein. Diese Praxis kompliziert jedoch den analytischen Prozess. Der Gruppenanalytiker sollte sich daher soweit wie möglich der Unterstützung durch Kollegen vergewissern, bestimmte Aspekte der Versorgung oder Behandlung des Patienten zu übernehmen.

Der Gruppenanalytiker muss auch darauf gefasst sein, dass außenstehende Kollegen manchmal überraschende besorgte Anfragen an ihn richten.

Vignette
Ohne Wissen des Leiters hatte eine Frau, die ungefähr drei Monate in der Gruppe war, in verzweifeltem Zustand ihren Hausarzt aufgesucht und eine wirksamere Behandlung für ihre depressiven Symptome verlangt. Sie war überzeugt, darauf werde in der Gruppe nicht angemessen eingegangen. In der Gruppe war sie ständig den anderen Gruppenmitgliedern gegenüber hilfreich, aber auffällig zurückhaltend in eigener Sache. Der Hausarzt schrieb an den Gruppenanalytiker, benannte das Problem und fragte nach dessen Meinung. Der Gruppenanalytiker rief den Hausarzt an, und während des folgenden Gesprächs wurde klar, dass die Patientin die an ihrer Behandlung beteiligten Fachleute aufspaltete in solche, die zwar ständig da waren, aber wirkungslos (die Gruppe), und solche, die sie idealisierte, die aber unerreichbar und vorenthaltend waren (die sich entziehenden Ärzte). Der Kontakt zwischen dem Gruppenanalytiker und dem Hausarzt symbolisierte für die Patientin ein vereintes Elternpaar und setzte einer professionellen Kollusion ein Ende, die in einer vorzeitigen Beendigung ihrer Therapie hätte resultieren können. Der Therapeut berichtete der Gruppe von dem Gespräch. Das mündete sowohl in Fürsorge wie auch Konfrontation und erlaubte der Patientin, über ihre Schwierigkeiten nachzudenken, ihre Depression offener in die Gruppe einzubringen

Zusammenfassend lässt sich sagen, dass die Dynamische Administration das Mitte ist, mit dem der Leiter das Setting der Gruppe schafft und erhält. Allein der Leiter führt diese zahlreichen Aufgaben aus, und nur er übernimmt die Verantwortung, die Gruppe in einer optimalen Verfassung zu erhalten, als Voraussetzung für die Transformation individueller Störungen in kommunizierbare Sprache. Dynamische Administration verlangt vom Leiter, die Gruppe physisch in Raum und Zeit zu strukturieren, den Fluss von Kommunikationen zwischen der Gruppe und ihrer Umwelt zu vermitteln, die Grenzen der Gruppe zu beschützen und zu gewährleisten, dass alle Aktionen in das Gewebe der Gruppendynamik eingebunden werden. Indem der Leiter das Setting kontinuierlich im Zentrum des therapeutischen Prozesses hält, sorgt er für die Quintessenz der Therapie.

KAPITEL FÜNF

Das Erstinterview

Bieten Sie auch eine Gruppe an, in der
die Leute einem zuhören, ohne zu widersprechen ?

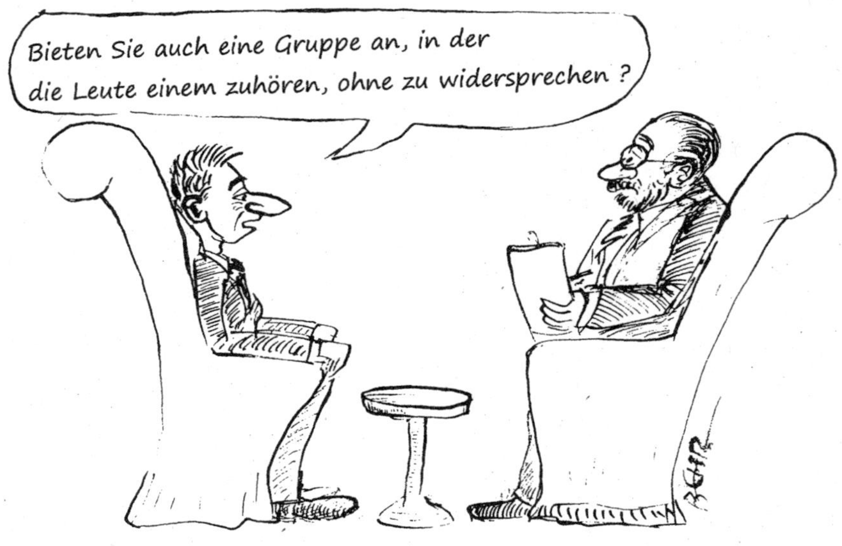

Es gibt einen Moment in der Geschichte von Frankenstein, als das Monster seinem Verfolger von Angesicht zu Angesicht gegenübersteht und ihn anfleht, er solle sich seine traurige Geschichte anhören. Die Antwort des Verfolgers enthält ein wesentliches Dilemma von Psychotherapie:

> Sie stellen sich vielleicht vor, ich sei für dieses Gesprächsangebot dankbar gewesen. Aber ich konnte den Gedanken nicht ertragen, dass er seinen ganzen Kummer durch das Erzählen noch einmal erleben sollte. Ich war auf die versprochene Geschichte wirklich sehr gespannt, zum Teil, weil ich neugierig war und zum Teil, weil ich sein Schicksal gerne verändert hätte, wenn es in meiner Macht gewesen wäre.
> Mary Shelley, Frankenstein (1818).

An der Oberfläche betrifft das Interview für eine Gruppenanalyse ein Gespräch zwischen Therapeut und Patient über einen von beiden: den Patienten. Der Prozess der Beurteilung ist jedoch ein gegenseitiger. Das künftige Gruppenmitglied beurteilt den Therapeuten ebenso wie umgekehrt. Der Ausdruck ‚Beurtei-

lung' meint die Fähigkeit, ein rationales Urteil abzugeben. Dem möglichen Gruppenmitglied sollte bei diesem Prozess durch eine Erklärung der Methode, ihrer Absicht und der Grundlagen der gruppenanalytischen Therapie geholfen werden. Diese Erklärung ist auf die besonderen Bedürfnisse des Patienten zugeschnitten. Sie sollte eine vorsichtige Aufzählung sowohl der Erfordernisse und Komplikationen der Gruppentherapie umfassen, wie auch ihren möglichen Nutzen und Vorteil. Über eine Vorschau auf Gruppentherapie im allgemeinen hinaus geben manche Therapeuten einen Vorgeschmack der speziellen Gruppe für diesen Patienten.
Es gibt eine Anzahl von Möglichkeiten für die Durchführung des diagnostischen Interviews. Hier vergleichen wir unsere Vorgehensweisen:

Liesel: Wie empfängst du die Leute, die zur Türe hereinkommen?
Harold: Ich wende mich ihnen freundlich zu. Ich habe einige Psychotherapeuten kennen gelernt, die sich bei der Begrüßung von Patienten ungeschickt wie Kinder verhielten. Sie vergaßen das Begrüßen. Oder sie ließen es absichtlich aus, da sie es für schlechte Technik hielten, begrüßende Freundlichkeiten auszutauschen. Das Prinzip der Undurchsichtigkeit wird manchmal in dem Glauben herauf beschworen, man solle nichts tun, was eine Welle auf der Oberfläche der Übertragung verursachen könnte.
Liesel: Ich bin wie du der Meinung, dass man durch eine warme und freundliche Begrüßung nichts verliert und viel gewinnt.
Harold: Lass mich dir jetzt eine typische Situation vorstellen. Eine 45-jährige Frau ist durch ihren Hausarzt an dich verwiesen worden. Sie betritt den Raum, und du siehst vor dir eine müde aussehende, verkrampfte, sorgenvolle und deprimierte Frau. Wie beginnst du dein Interview?
Liesel: Wahrscheinlich ist sie kein unbeschriebenes Blatt für mich. Ich werde einige Vorinformationen über sie haben, vermutlich durch einen überweisenden Brief oder eine andere Form der Kommunikation mit ihrem Hausarzt. Falls sie ihrem Hausarzt einen Schritt voraus ist und selbst Kontakt aufgenommen hat, wird sie mit meiner Sekretärin gesprochen haben, die mir dann berichtet hätte, wer sie ist, und was sie will.
Harold: In Ordnung, nehmen wir an, du hättest einen Brief von ihrem Hausarzt, der ihre Symptome wie Depressionen und Panikattacken beschrieben hätte - und einen recht kurzen Überblick über ihre familiäre Situation. Das wäre deine ganze Information.

Liesel: Die Akte läge zwischen uns auf dem Tisch. Ich würde mich vorstellen und ihr sagen, dass ich die Überweisung von ihrem Hausarzt habe. Ich würde sie dann einladen mit Worten wie, ‚lassen Sie uns jetzt miteinander reden und schauen, wie ich Ihnen helfen kann. Teilen Sie mir mit, was Sie auf dem Herzen haben.' Ich würde möglichst wenig Fragen stellen, eigentlich würde ich zu Beginn versuchen, nicht zu fragen. Ich ermögliche ihr, das Interview zu strukturieren. Ich würde sie um Erlaubnis bitten, Notizen zu machen. Soweit ich mich erinnern kann, ist mein Mitschreiben nur zweimal in Frage gestellt worden, und in beiden Fällen verwies das auf eine Angst vor dem Missbrauch der schriftlichen Informationen. Wenn das geschieht, ist es wichtig, nicht vorschnell zu schlussfolgern, es mit einer paranoiden Persönlichkeit zu tun zu haben. Zwar kann das der Fall sein, aber es ist wahrscheinlicher, dass die Angst auf früheren Erfahrungen beruht. Bei einem Patienten wurden die Daten tatsächlich missbraucht, die er in einem ähnlichen Interview gegeben hatte. Seine Bitte um Informationen, was mit meinen Notizen geschehen würde, war im Licht seiner Erfahrung eher verständlich als pathologisch.
Harold: Ich muss sagen, dass das Mitschreiben für mich ein so integraler Bestandteil des Diagnostischen Interviews ist, dass ich nicht einmal darauf hinweise. Es wäre zu viel verlangt vom Therapeuten, dass er den ganzen Reichtum detaillierter Informationen und Eindrücke ohne Notizen behalten soll.
Lass uns nun annehmen, dass unsere Patientin auf langsame und zögerliche Weise beginnt, von ihrer Beziehung mit ihrem Mann zu sprechen. Würdest du das fördern und ihr raten, dieses Thema intensiver zu besprechen?
Liesel: Ich würde ihr auf jeden Fall sehr genau zuhören und es weder fördern, noch davon abraten. Ich würde versuchen, eine Beziehung herzustellen - in der sie mir so viel Beachtung schenkt, wie ich ihr. In diesem Sinne ginge ich auf ihre gegenwärtige Verfassung im ‚Hier und Jetzt' der Interview-Situation ein. Ich könnte sagen, ‚Sie wirken traurig und müde auf mich.' Ich nähme Bezug auf die depressive Verfassung, in der ich sie jetzt erlebe. Ich würde ihr meine Eindrücke von ihr in dieser Sitzung beschreiben und schauen, was sie damit macht.
Harold: Es ist nicht unüblich, dass Patienten zu weinen anfangen, wenn sie ihre Geschichte erzählen. Nehmen wir an, deine Patientin tut das.

Liesel: Das ist schwierig. Ich würde ihre Tränen sicher eine Weile akzeptieren, dann aber würde ich mit einer Frage einschreiten. Ich könnte ihre Tränen ansprechen. Ich würde sie als Symptom sehen - nein, nicht wirklich als ein Symptom - ich würde die Tränen als eine Abwehr gegen das unter den Tränen Liegende verstehen, und ich würde Bemerkungen machen, um sie zu ermutigen, durch die Tränen hindurch zu einer tieferen Schicht der Erkundung ihrer Gefühle und ihrer Existenz vorzudringen. Es wäre sehr wichtig, ihr in diesem Erstinterview näher zu kommen, einen Bezug herzustellen zu ihrem sozialen Hintergrund, also z.B. zu ihrer Herkunftskultur und -familie usw.

Harold: Was ihren sozialen Hintergrund angeht, habe ich eine Art Vordruck im Kopf, was während der ersten Sitzung besprochen werden sollte. Ich verfolge im Dialog zwei Stränge, die bis zum Ende des Interviews verbunden werden müssen. Der erste ist ein Gespräch über ihre Symptome. Mit anderen Worten: die Gebiete, auf denen die Patientin ihre Beziehungsprobleme und ihre emotionalen Probleme sieht. Der zweite Strang betrifft ihr übriges Leben, das ‚Problemlose', wie es Caroline Garland genannt hat (Garland, 1982). Ich würde versuchen herauszufinden, ob sie sich Verbindungen zwischen den beiden vorstellen kann. Das wäre wichtig, wenn sie in eine Gruppe käme. In diesem Sinne würde ich versuchen, mit ihr eine Reise durch ihre Vergangenheit und Gegenwart zu unternehmen.

Liesel: Das erscheint mir etwas zu strukturiert. Es könnte für eine erste Stunde der Begegnung mit einem unbekannten Menschen zu viel sein. Wäre das so, würde ich darauf hinweisen, wie viel noch unerwähnt geblieben ist, und wie schwierig es ist, ihrer Geschichte und ihren Problemen nahe zu kommen. Ich würde ihr ein weiteres Gespräch vorschlagen, was nach meiner Erfahrung dankbar angenommen wird.

Harold: Ja, auch ich finde manchmal, dass ich den Prozess der Exploration erweitern muss. Aber dennoch versuche ich, während des ersten Treffens eine umfassende Geschichte zu erhalten. Ich finde, nur zu leicht wird man in eine emotional überwältigende Geschichte hineingezogen, bevor man einem gemeinsamen erarbeiteten Verständnis des nächsten Schrittes näher gekommen ist. Sie gibt mir viele Informationen, aber ich muss ihr ebenso viele geben: über die Gruppentherapie und speziell meine Gruppe. Ich möchte auch, dass sie mit einigen neuen Gedanken über sich selbst und mit einem Hoffnungsschimmer geht.

Liesel: Ich kann sehen, dass dein Ansatz vollständiger ist, und er schon deshalb strukturierter sein muss als mein eigener. Meinst du, dass unsere Patientin dies alles in ihrer ersten Begegnung mit dir aufnehmen kann?
Harold: Vielleicht nicht, aber ich stelle mir vor, dass sie sich Gedanken über unsere erste Begegnung macht und sich an ein paar Fakten erinnert, die ihr helfen, sich zu entscheiden, ob sie überhaupt wiederkommen will. Ich meine, dass ich ihr am Ende unseres ersten Treffens eine begründete Ansicht über ihre Notlage schulde. Andernfalls habe ich ihr gute Gründe für ein erneutes Treffen zu nennen.
Liesel: Wie leitest du in deiner Art zu interviewen von den Symptomen zur sozialen Geschichte über?
Harold: In der Regel mache ich einen klaren Schnitt zwischen dem emotional bestimmten Symptombericht und dem Rest der Geschichte. Ich sage z.B. etwa: ‚Lassen Sie uns diesen Bereich für den Augenblick verlassen. Es würde mir helfen, ihn besser zu verstehen, wenn Sie mir etwas über andere Bereiche Ihres Lebens erzählen könnten.' Dem würde ich wahrscheinlich eine spezifische Frage folgen lassen wie: ‚Wer sind die anderen wichtigen Personen in Ihrem augenblicklichen Leben?'
Liesel: Ich gehe anders vor und frage mich langsam, ob das wohl nicht nur mit unseren unterschiedlichen Persönlichkeiten zu tun hat, sondern auch mit der Tatsache, dass du ein Mann bist und ein Arzt und ich eine Frau und keine Ärztin. Mir scheint es nach deiner Schilderung, dass ich im Erstinterview eine mehr empfängliche, mütterliche Figur darstelle und du eine fordernde, väterliche Gestalt, und dass beides gleichermaßen gerechtfertigt ist. Das beeinflusst die Strukturierung des Erstinterviews, aber ich vermute, dass das Endresultat wohl das Gleiche ist. Ich stimme sehr damit überein, dass man sich den praktischen Einzelheiten der Behandlungssituation im ‚Hier und Jetzt' nähern muss. Man sollte nicht zulassen, dass die Interviews von Material überquellen, schon deshalb weil im Erstinterview eine zu starke Übertragung entstehen kann. Schließlich und endlich hat dich der Patient mit sieben anderen zu teilen, und wenn die Beziehung zu intim und zu mütterlich ist, kann es Probleme geben, wenn die Patientin in die Therapiegruppe kommt. Das kann zu Widerständen gegen die Gruppe führen und den Wunsch nach einer Einzeltherapie hervorrufen.

Harold: Das rechte Gleichgewicht zu finden zwischen dem Bedürfnis der Patientin, ihre Geschichte zu erzählen, und ihrem Wunsch, etwas über sich selbst zu erfahren, ist nicht einfach. Und sie sollte auch wissen, worauf sie sich mit der Entscheidung, an einer Gruppe teilzunehmen, einlässt.

Liesel: Ich behalte immer unsere analytische Absicht im Sinn, eine Beziehung herzustellen, in der durch die Übertragung Bedürfnisse zum Ausdruck kommen können, anfänglich gegenüber dem Therapeuten und dann auch gegenüber der Gruppe.

Harold: Gut, lass uns zu unserer fiktiven Patientin zurückkehren. Nehmen wir an, du schließt aus ihrer Geschichte, dass sie ihre Familie idealisiert. Ich würde ihr vielleicht etwas in dem Sinne sagen, dass es mir scheint, als sehe sie ihre Familie durch eine rosarote Brille. Sie streitet dies ab, verteidigt ihre Eltern, und du wirst mit dem Gefühl zurückgelassen, dass du soeben verbotenes Gebiet betreten hast. Würdest du versuchen, dieses Thema auf andere Weise wieder aufzugreifen?

Liesel: Wir sprechen hier über unbewusste Abwehrmechanismen. Ich würde mir ihre Abwehr merken, es aber in diesem Augenblick dabei lassen. Es gibt verschiedene Techniken, um Abwehrmechanismen zu testen. Ganz nebenbei, einige von ihnen sind ganz fragwürdig. Vor vielen Jahren wurde ein Kandidat für eine gruppenanalytische Ausbildung durch den Gruppen-Lehranalytiker zu einem Interview im Hinblick auf seine Aufnahme in eine Therapiegruppe eingeladen. Als er den Raum betrat, machte der Interviewer einfach weiter Notizen und schaute nicht einmal auf. Der Kandidat wartete ein paar Minuten und sagte dann, er habe nur begrenzte Zeit zur Verfügung und bitte um den Beginn des Interviews. Später teilte der Therapeut ihm mit, dass er sich so verhalten habe, um zu sehen, wie er mit seiner Abwehr gegen aufkommende Angst umgehen würde. Wir würden doch nicht auf solche Weise vorgehen, oder?

Harold: An welchem Punkt würdest du beginnen, dem Patienten deine Meinung mitzuteilen?

Liesel: Ich sehe das so, dass dies ständig im Verlauf des Interviews geschieht, sobald ich Probedeutungen gebe. Gemeinsam bilden sie so etwas wie eine Meinung.

Harold: Ich denke, wir setzen hier unterschiedliche Akzente. Auch ich gebe im Lauf der Zeit Probedeutungen, aber ich fühle mich verpflichtet, gegen Ende alles zusammen zu fassen und dem Patienten einen Überblick zu geben . Vielleicht kommt hier meine medizinische Ausbildung wieder ins Spiel.

Liesel: Dazu möchte ich etwas hinzufügen. Sitze ich mit dieser Frau in dem Raum, male ich mir nicht nur sie aus, sondern die Gruppe, zu der sie dazukommen könnte oder nicht. Während ich sie in der ersten Sitzung erlebe, möchte ich sehen, ob sie hineinpasst, in der Gruppe nicht isoliert sein wird, ob einige ihrer Probleme mit denen anderer Patienten zusammenpassen, ob ihr Alter und ihre Persönlichkeit hineinpassen. Da man jedoch immer dazu neigt, anzunehmen, ein Neuankömmling könnte die Gruppe stören und könnte nicht bekommen, was er oder sie von der Gruppe braucht, ist nach meiner Erfahrung der erste Eindruck oft eher zurückhaltend als sonderlich optimistisch.
Harold: Was könnte dich im weiteren Verlauf des Gespräches mit dieser Frau in Bezug auf die Eignung deiner Gruppe für sie positiver stimmen? Du sagtest ja schon, dass sie auf deine Deutungsversuche, die ihr Symptome mit der Idealisierung ihrer Familie in Zusammenhang brachten, negativ reagiert hat
Liesel: Die entscheidende Frage ist, ob ich das Gefühl habe, dass wir es geschafft haben, eine Art Arbeitsbündnis herzustellen, ob ich sie erreichen kann und sie mich, ob wir tatsächlich im tiefsten Sinn des Wortes miteinander kommunizieren können. Wenn wir das können, gibt es keinen Grund, warum sie nicht imstande sein sollte, in der Gruppe mit anderen Leuten zu kommunizieren. Es könnte aber auch sein, dass die Gruppe in diesem Moment in einer depressiven Verfassung ist, und Depression neigt dazu, alle anderen Gefühle zu überlagern. In diesem Fall würde ich sehr zögern, sie in diesem Moment in diese Gruppe hinein zu nehmen. Ich könnte zur Vorbereitung eine Anzahl Einzelsitzungen vorschlagen und gleichzeitig daran arbeiten, die Gruppe auf ihr Hinzukommen vorzubereiten, sobald diese über den schlimmsten Teil ihres depressiven Zustands hinweg ist. Ich meine, dass der Zeitpunkt des Eintritts fast so wichtig ist, wie die Persönlichkeit des neuen Gruppenmitglieds. Sie müssen zusammenpassen. Passt es nicht zur fraglichen Gruppe, hilft es, mit anderen Therapeuten in einem Netzwerk oder einer Praxis zusammen zu arbeiten, sodass es mehrere Gruppen zur Auswahl gibt und eine andere Gruppe für sie gefunden werden kann.
Harold: Bisher haben wir über ein potentielles Gruppenmitglied gesprochen, dessen Leitsymptom im Gefühlsbereich lag. Sie möchte sich besser fühlen. Lass uns nun über ein anderes Beispiel sprechen, einen Mann mit selbstschädigendem Verhalten. Ich denke an einen 42-jährigen Wissenschaftler, der ein wichtiges Forschungsprojekt nicht fertig stellen kann. Im Lauf der Monate versetzte ihn das immer

mehr in Spannung. Aber er war nicht imstande, diese Blockade zu überwinden, und hatte keine Idee, was dahinterstecken könnte. Begegnest du ihm, wirkt er auf dich wie jemand, der von seinen Gefühlen ganz abgeschnitten ist.

Liesel: Obwohl ein Hauch von Unheil mit dem Ausdruck ‚von seinen Gefühlen abgeschnitten' verbunden ist, könnte er durchaus ein geeignetes Gruppenmitglied sein. Er kann kommunizieren, aber er hat keine Ahnung, warum er auf diesem speziellen Gebiet, das zugleich für ihn von größter Wichtigkeit ist, scheitert. Die Chancen, dass er von der reinen Symptombeschreibung loskommt, langsam die verschiedenen Hüllen abstreifen und dem Problem auf den Grund gehen kann, sind meiner Meinung nach durch die vielfältigen Beiträge und freien Assoziationen der anderen Gruppenmitglieder höher als in einer Einzeltherapie.

Harold: Und nun ein drittes Beispiel, wo das Hauptproblem in einer schwierigen Beziehung zu liegen scheint: Ein 35-jähriger Mann befindet sich in einem Zustand der Verzweiflung, da seine Frau gedroht hat, ihn zu verlassen. Er hat schreckliche Angst, sie zu verlieren, und dies hat ihn immer besitzergreifender gemacht. Sie war es, die ihm eindringlich zu einer Therapie geraten hat. Sie sieht es als sein Problem und möchte selbst mit Therapie nichts zu tun haben. Er drückt die Hoffnung aus, dass die Therapie irgendwie seine Ehe retten könnte. Er sieht aber auch ein, dass er, unabhängig von den Auswirkungen auf seine Ehe, für sich selbst eine Therapie braucht. Wenn du mit ihm zu tun hast, ist es schwierig, mit ihm über etwas anderes als die Beziehung zu seiner Frau ins Gespräch zu kommen.

Liesel: Bei einem solch vorherrschenden Problem kommt einem sofort die Möglichkeit einer Paartherapie in den Sinn. Ist jedoch, wie du sagst, die Partnerin nicht bereit, sich zu beteiligen, und es ist klar, dass er selbst eine Therapie wünscht, würde ich ernsthaft für ihn an eine Gruppe denken. Ein positiver Aspekt seiner Darstellung liegt darin, dass er seine Schwierigkeiten in einer zwischenmenschlichen Beziehung begründet sieht, auch wenn ihn diese Beziehung beherrscht und lahmlegt. Die Tatsache jedoch, dass er seine Beziehung in der beschriebenen Weise erlebt, ist ein gutes Zeichen für eine Gruppenanalyse. Die Ermutigung durch die Gruppe, über seine Beziehung zu sprechen, und ihre Spiegelung, was das bei ihnen auslöst, könnte ihm helfen, lockerer und weniger getrieben zu sein, und daher fähiger, über die anderen Beziehungen in seinem Leben nachzudenken.

Harold: Wie denkst du über ein verwandtes Problem, wo ein Mann von seiner Frau ein Ultimatum gestellt bekam: ‚Geh' und mache eine Therapie, oder ich werde dich verlassen'? Er selbst glaubt nicht recht an Therapie, aber er ist verzweifelt und `will alles tun, wenn es nur hilft'.
Liesel: In einem solchen Fall würde ich mich fragen, ob dieser Mann in der Gruppe bleiben würde, wenn aus irgend einem Grund der Druck von der Partnerin wegfallen würde. Mir fällt ein Mann ein, dessen Frau ihn tatsächlich verlassen hatte. Er kam in die Gruppe und arbeitete dort gut. Dann kam sie zurück und er verließ die Gruppe. Obwohl er zu Beginn hochgradig motiviert war, genügte das doch nicht für die Einsicht, dass seine eigene Persönlichkeit in der Interaktion mit seiner Frau tief verstrickt war. So zog er sich genau in dem Moment aus der Therapie zurück, wo der Druck wegfiel.
Harold: Würdest du jemanden um das Erzählen eines Traumes bitten, um seine Fähigkeit zu testen, analytisch zu denken?
Liesel: Möglicherweise unter bestimmten Umständen. Ich denke an einen Patienten, der nach sehr langer Einzelanalyse wegen Gruppentherapie anfragte. Der psychoanalytische Prozess war ihm schon bekannt. Es gab keine Notwendigkeit, ihn auf den ihm vertrauten Königsweg der Träume zu führen. Einen weniger erfahrenen Patienten würde ich fragen, ‚schlafen Sie gut, und träumen Sie viel?' Oft wird mir dann ein Traum erzählt. Ich frage nicht direkt nach Träumen, aber ich mache deutlich, dass ich mich für Träume interessiere und aufgeschlossen dafür bin. Für mich zeigt das Erzählen eines Traumes, dass jemand psychologisch denkt. Was hältst du von dieser Hypothese?
Harold: Die Fähigkeit, einem Traum eine Bedeutung beizumessen, spricht meiner Meinung nach für eine psychologische Aufgeschlossenheit, und ich würde darin einen positiven Hinweis auf die Fähigkeit eines Menschen sehen, Nutzen aus einer analytischen Gruppe zu ziehen. Ich wäre mehr im Zweifel bei jemandem, der sich an einen sehr konkreten Bericht hält und mit dem Medium symbolischen Denkens weniger anfangen kann.
Liesel: Für wie wichtig hältst du es, etwas über frühere Therapien zu erfahren?
Harold: Ich möchte immer herausfinden, über welche Stationen der Patient zu mir gelangt ist, und ob der Patient Therapieerfahrung hat. Ich zögere auch nicht, nach den mit Therapie gemachten Erfahrungen zu fragen. Ich denke, dass ein negatives Erlebnis die Einstellung

dieses Menschen zu künftigen Möglichkeiten oftmals einfärben wird. Vor allem möchte ich wissen, in welcher Weise die Therapie beendet wurde. Falls die Therapie noch läuft, würde ich den Patienten zum gegenwärtigen Therapeuten zurück verweisen, um zu klären, ob ein Wechsel angemessen ist, und um die Möglichkeit eines Austauschs mit dem anderen Therapeuten zu eröffnen. Nehmen wir nun an, dass du den Patienten für deine Gruppe geeignet hältst. Wie beginnst du, den Patienten auf seinen Eintritt in die Gruppe vorzubereiten?

Liesel: Zunächst einmal versuche ich zu vermitteln, dass Gruppentherapie meiner Meinung nach für diesen Menschen die beste Behandlungsmethode ist. Wenn ich davon überzeugt bin, halte ich es für wichtig, dies auch zum Ausdruck zu bringen, denn oft hat Gruppentherapie einen Beigeschmack, die zweitbeste Lösung zu sein, d.h. weniger ‚tief' zu gehen als Einzeltherapie, billiger zu sein, bequemer für den Therapeuten usw. Ich erinnere mich an eine Supervisionsgruppe, in der ein Supervisand, ein erfahrener Psychotherapeut, auf eine telefonische Anfrage wegen einer Psychotherapie antwortete: ‚Ich habe keinen freien Platz für Einzeltherapie, aber ich kann Sie in eine Gruppe nehmen.' Unausgesprochen legt das nahe, dass Gruppentherapie ein Angebot ‚in Ermangelung eines Besseren' ist. Es ist wichtig. diesen Mythos des ‚Zweitbesten' zu zerstreuen, und klar zu machen, dass der Therapeut sich nach sorgfältiger Prüfung verschiedener Therapiemethoden für diesen speziellen Menschen für eine Gruppentherapie entschieden hat. Dann ist es auch notwendig, über das Arbeitsbündnis zu sprechen, d.h. die regelmäßige Teilnahme und alle anderen Verpflichtungen, die mit dem Eintritt in eine Gruppe und dem Verlassen derselben verbunden sind. Ich neige dazu, den Leuten eine schriftliche Mitteilung darüber auszuhändigen, was von ihnen erwartet wird. Diese wird später oft verlegt oder vergessen, aber sie ist zum mindesten ein Band zwischen dem Therapeuten und dem Gruppenmitglied. Sie ist sozusagen eine Art ‚Übergangsobjekt', welches der Patient mit nach Hause nimmt und behält. Nachdem ich möglichst früh in dieser Besprechung geklärt habe, ob Zeitpunkt und Tag der Gruppe dem Patienten passen, erkläre ich den ‚halboffenen' Charakter der Gruppe. Ich reagiere vorsichtig auf Fragen nach der Dauer der Gruppe, aber ich mache klar, dass es keine Kurzzeit-Behandlung ist. Andererseits betone ich diesen Zeitfaktor nicht zu sehr. Ich erinnere mich an eine Frau, die in die Gruppe kam und gleich ganz klar machte, dass sie sicher nur für ein Jahr in der Gruppe bleiben wolle. Zu dieser Zeit hatte ich das Gefühl, es wäre ganz falsch, ihr zu sagen, das sei zu kurz. Diese Frau ist jetzt im fünften Jahr in der Gruppe. Es war ganz wichtig, ihr zu diesem Zeitpunkt zu erlauben, ihre eigenen Ziele zu setzen, und während ihrer Zeit in der Gruppe diese Ziele zu ändern. Ich bin daher nicht dogmatisch in Bezug auf die erforderliche Zeit. Ich mache aber klar, dass es um einen Prozess geht, der auf tiefen und grundlegenden Wandel abzielt. Das bringt auch eine hoffnungsvolle Stimmung in die Gruppe.

Harold: Ich bin ganz deiner Meinung. Ich halte die erste Reaktion des Patienten auf den Vorschlag von Gruppentherapie für sehr wichtig. Viele Patienten sagen, dass sie darüber nachdenken möchten, in eine Gruppe zu kommen, aber zuerst wollen sie einige Einzelsitzungen. Selbst wenn sie das nicht in Worte fassen, schlage ich das manchmal als eine Möglichkeit vor. Und es zeigt sich, dass sie das oft bereitwillig annehmen. Andere Patienten sind so begierig, einzusteigen und in der Gruppe mitzumachen, dass sie sogar auf das Erstinterview verzichten wollen. Das bringt die Möglichkeit zur Sprache, ob sie unbewusst den Therapeuten entwerten oder ob sie im Gegenteil eine unbewusste panische Angst haben, mit dem Therapeuten alleine zu sein, wie es manchmal bei Leuten der Fall ist, die in der Kindheit Missbrauch erfahren haben.

Liesel: Wann würdest du jemanden nicht in die Gruppe nehmen?

Harold: Denke ich über diese Frage ganz allgemein nach, kann ich mir nur den Fall vorstellen, von dem du gesprochen hast: dass für einen bestimmten Menschen nur eine bestimmte Gruppe genau die richtige ist. Wir sprachen von Patienten, die zu narzisstisch sind, um sich mit den anderen Gruppenmitgliedern identifizieren zu können, oder von anderen, die zu bedürftig sind, um in Erwägung zu ziehen, Zuwendung mit anderen zu teilen, wie es in einer Gruppe erforderlich ist. Andere Menschen mit einer zu ernsten Ich-Schwäche könnten negativ auf die emotionalen Strömungen in der Gruppe reagieren. Patienten mit einer zu schwachen Impulskontrolle könnten sich durch die Gruppe vor eine zu große Herausforderung gestellt sehen. Ich meine auch, dass Menschen, deren Leben von einem rigiden Glaubenssystem beherrscht wird, wahrscheinlich Veränderung nicht gut ertragen können. Bin ich im Zweifel, zeigt es sich meistens, dass sich die Therapie der Wahl nach ein paar Einzelsitzungen für den Patienten von selbst ergibt.

KAPITEL SECHS

Das Symptom in seinem Gruppenkontext

Und wie lange haben Sie schon das Gefühl, eine Gruppe zu sein?

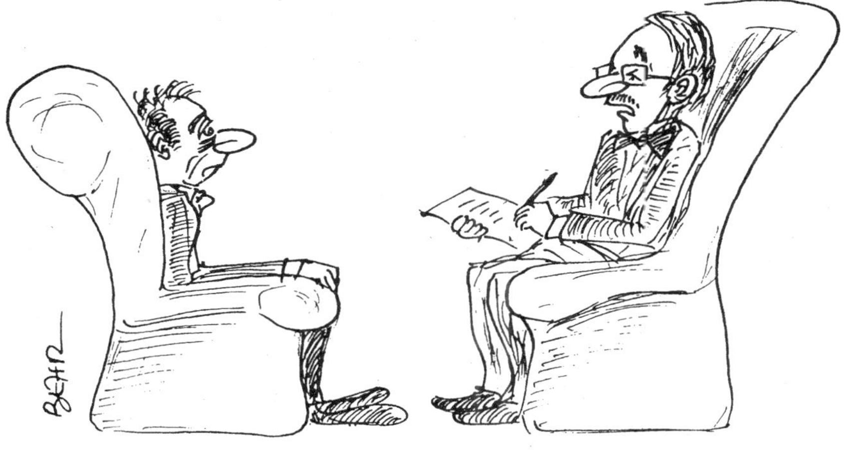

Sitzt ein Mensch in einer Gruppe, hat er wohl eine Geschichte zu erzählen, deren erste Worte wahrscheinlich schon Leiden und Kummer, Unglück und Traurigkeit, Niedergeschlagenheit und Verzweiflung erahnen lassen. Aber diese uralten und ergreifenden Worte haben in unserem modernen diagnostischen Vokabular keinen Platz. Die professionelle Sprache, die uns durch die Medizin, die Psychiatrie und die Psychologie weiter gereicht worden ist, hat uns ein anderes Vokabular vermittelt. Sein unpersönlicher Klang zwingt uns, spezifische Seelenzustände als ein Ding für sich zu kategorisieren und den Patienten und Kollegen mit einem Maß an Präzision zu erklären, als zeigte man den Patienten ein Bild ihres Bluts unter dem Mikroskop und erklärte ihnen die verschiedenen Zellen.

Eines dieser unumgänglichen modernen Wörter ist ‚Symptom'. Wir können jedoch den Begriff erweitern: vom Körper auf die Seele und von der Seele auf die Gruppe. Sprechen Patienten über ihre speziellen Probleme, die sie zum Therapeuten gebracht haben, kann man das als den symptomatischen Bereich ihres Lebens verstehen. Es ist eine wichtige Aufgabe des Erstinterviews, den symptomatischen aus dem nicht-symptomatischen Bereich heraus zu filtern. Eine zweite Aufgabe ist, trotz seiner entfremdenden Wurzeln in der Medizin, das

Beobachten. Während die Patienten ihre Geschichte erzählen, formt sich in uns ein Eindruck von dem der Geschichte zugrunde liegenden Verhalten und der zugehörigen Persönlichkeit. In der traditionellen Medizin sind diese beiden Aufgaben fein säuberlich getrennt in ‚Geschichte' und ‚Untersuchung'. Obwohl die dynamische Psychiatrie den Schwerpunkt auf die Untersuchung von Beziehungen, statt von Einzelnen verlagert hat, gibt es immer noch eine Tendenz, zwischen den subjektiven Erfahrungen des Patienten und den ‚objektiven' Beobachtungen des Therapeuten zu unterscheiden.

Ein dritter Strang muss in die Untersuchung mit einbezogen werden, der sich mit schwerer fassbaren Elementen beschäftigt: die emotionalen und intuitiven Reaktionen des Therapeuten auf den Patienten, enthalten im Konzept der Gegenübertragung. Darunter versteht man die dynamische Beschäftigung mit dem psychologischen Raum, der den Patienten vom Therapeuten trennt, und die Formulierung der zwischenmenschlichen Beziehung, die sich zwischen ihnen entwickelt. Am Ende steht die Vorhersage, welche Beziehung der Patient vermutlich mit der für ihn vorgesehenen analytischen Gruppe entwickeln wird.

Die isolierende Wirkung der Symptome

Die Funktion eines Symptoms ist es, auf ein Problem im Gesamtorganismus aufmerksam zu machen. Ein Problem, oder eine Anzahl von Problemen, wurde isoliert und in gewisser Weise offensichtlich. Unter zwischenmenschlichen Gesichtspunkten kann eine bestimmte Beziehung oder sogar ein ganzes Netzwerk wie eine Familie symptomatisch sein.

Die isolierte Psyche produziert Symptome, die der Patient in diesem oder jenem Teil seines Netzwerkes lokalisiert. Gefühle erfordern Gedanken, und Gedanken heften sich an bestimmte Beziehungen oder den Körper selbst. Diese werden mit symptomatischer Energie aufgeladen, und der Therapeut muss dem Patienten helfen, diese in kommunizierbare Sprache zu übersetzen.

Beunruhigende seelische Zustände

Viele Patienten beginnen ihren Bericht mit der Beschreibung eines sie beunruhigenden seelischen Zustands. Im Allgemeinen finden diese ihren Ausdruck in Ängsten, Befürchtungen, Depressionen, Wut, Scham oder Einsamkeit, wobei jeder dieser Ausdrücke eine Vielzahl von Synonymen oder von zwischenmenschlichen Zusammenhängen aufweist. In einigen Fällen hat das Problem seine Wurzeln in einem anderen Menschen oder einer Gruppe von Menschen, mit denen der Patient eine bedeutsame Beziehung hat oder hatte. In anderen Fällen ist das Problem im Patienten selbst begründet, ohne dass seine Bedeutung offensichtlich wäre. Die unmittelbare Aufgabe des Therapeuten ist es, dem

Patienten ein Bild seiner Symptome in ihrer zwischenmenschlichen und sozialen Bedeutung für die Gegenwart und Vergangenheit zu entwerfen.
Der folgende Abschnitt beschreibt einige der üblichen Ausgangspunkte für diese Begegnung und befasst sich mit deren Ausdrucksweisen im Kontext der Gruppenanalyse.

Die Angst in ihren vielen Erscheinungsformen

> *Die Aussicht, am Morgen gehängt zu werden, sammelt die Gedanken auf wunderbare Weise.*
>
> *Dr. Samuel Johnson*

Hinter dem trockenen Humor des Dr. Johnson liegt eine kluge Einsicht. Das Gefühl, das wir Angst nennen, hilft, sich innerhalb des weiten Feldes unseres Bewusstseins auf einen eng umgrenzten Bereich zu konzentrieren. Dadurch können wir einen Schlachtplan für den Umgang mit allen möglichen unangenehmen Ereignissen in unserem Inneren entwerfen. Das Wort ‚Angst' kommt von dem griechischen Wort für ‚Erwürgen'. Wie das verwandte Wort ‚Angina', das sich auf den Schmerz bei sich verengender Koronararterie bezieht, vermittelt es ein Gefühl von Einengung, Verspannung oder Abgeschnittensein. Einige Bereiche des Gehirns müssen ausgeschaltet werden, damit andere, die uns vor äußeren Bedrohungen warnen, ins Spiel kommen können.
Der Nachteil dieses tief verankerten Überlebensmechanismus ist, dass er unsere Fähigkeit reflektierenden Denkens einschränkt, was der psychoanalytischen Kultur abträglich ist, die auf Selbstreflektion, Nachdenken über andere und das Tagträumen als Mittel zur Veränderung angewiesen ist. Extrem ängstlichen Patienten muss man oft zuerst zu einer ruhigeren Verfassung verhelfen, bevor sie bereit sind, sich der Gruppe zu stellen. Das In-Frage-Stellen vorherrschender persönlicher Widerstände im Verlauf der Gruppenanalyse ist im Inneren angstauslösend. Gleichzeitig hat eine analytische Gruppe aber auch eine bewahrende Funktion, und das wirkt den angstauslösenden Prozessen entgegen.

Sind manche Menschen nicht ängstlich genug?

Das Fehlen manifester Angst kann täuschen. Manche Menschen, die zur Therapie kommen, scheinen an der Oberfläche erstaunlich angstfrei zu sein. Der populäre Mythos vom Patienten, der nicht ängstlich genug ist, ist aus der Verwechslung von konflikthafter Angst (sie wird auch ‚neurotische' Angst genannt) mit organisierter Angst, die nicht bewusst ist, entstanden. Selbstsichere und fröhliche soziale Fassaden sind oft brüchig und können über tiefe zugrunde liegende Ängste hinwegtäuschen. Ist scheinbarer Mangel an Angst verbunden

mit gewalttätigem und antisozialem Verhalten, ist der Mensch oft in einem Zustand großer innerer Spannung. Das anzusprechen hat der erste Schritt in einer Gruppe zu sein.
Verdrängte Angst beeinträchtigt das Vermögen, sich in andere Menschen einzufühlen, und kann mit herzlosem Verhalten anderen gegenüber verbunden sein. Wenn das ausufert zu sich wiederholendem antisozialem Verhalten, das das Verhältnis des Menschen zur Gesellschaft durchdringt, dann hat man es mit der Persönlichkeitsstörung zu tun, die man psychopathisch genannt hat. Solche Menschen scheinen zu wenig Angst zu haben. Die Wurzeln dieser Form nicht anerkannter Angst können in schweren oder langen traumatischen Erfahrungen begründet sein, wie z.B. fortgesetztem Missbrauch, fehlgeleiteten Bindungen und katastrophalen Verlusten.
Die Frage, ob diese Patienten mit Gruppenanalyse erfolgreich behandelbar sind, ist noch offen. Hat Angst die Seele so massiv beschädigt, dass empathische und identifikatorische Funktionen abgeschnitten sind, können die gespeicherten Gefühle von Wut und Scham nur in destruktivem Verhalten ausgedrückt werden. Dann muss man wohl an eine Behandlung in homogenen Gruppen in einem besonderen Rahmen denken, falls sie überhaupt möglich ist.
Durch ihre beschützende (containing) Funktion ist die Gruppe ein gutes Mittel zur Verminderung von Angst. Ein Mensch mit einem hohen Angstniveau wird sich wahrscheinlich mit dem Wunsch nach Symptomlinderung und unmittelbaren, handlungszentrierten Lösungen von zwischenmenschlichen Problemen einbringen. Aber er wird bald in der ruhigen akzeptierenden Art, mit der die Gruppe reagiert, das Nachlassen von Angst bemerken. Und bald wird er feststellen, dass er mit seinem Leiden nicht alleine ist. Manchmal jedoch ist das Angstniveau während der oder zwischen den Gruppensitzungen so hoch, dass die unterstützende Wirkung der Gruppe durch Einzelsitzungen ergänzt werden muss.

Phobien, Panikattacken und Zwangsgedanken

Diese Triade von Symptomen ist deshalb zusammengestellt worden, da sie alle von einem hohen Angstpegel begleitet sind und oft zusammen in der gleichen Person auftreten. Sie verblüffen sowohl Patienten wie auch Therapeuten durch ihr Auftauchen aus dem Nichts. Sie dringen ins Bewusstsein ein und ziehen die Aufmerksamkeit des Patienten auf sich, so sehr er auch versuchen mag, sie zu verbannen. Oft gibt es keinen erkennbaren Zusammenhang zwischen dem Inhalt der unerwünschten Gedanken, die diese Zustände hochgradiger Angst begleiten, und der manifesten Realität des Lebens des Patienten. Eine fürsorgliche Mutter könnte an sich selbst zweifeln bei dem Gedanken, ihr Kind zu erstechen, wenn ihr ein Messer in die Hände fällt. Oder ein gesunder Mann könnte inmitten einer Panikattacke überzeugt sein, an einem Herzanfall sterben zu müssen. Es ist, als ob sich ein Teil der Seele des Patienten von den Wurzeln in den unbewussten Schichten der Seele abgetrennt hätte und im bewussten Seelenleben explodiert wäre und drohte, den Menschen zu überwältigen oder ihn zu nötigen, unsinnig oder wie in einem Ritual zu handeln.

Die Tatsache, dass es oft keinen unmittelbar erkennbaren Zusammenhang zwischen dem Symptom und dem übrigen Leben des Patienten gibt, stellt die Gruppe vor eine schwierige therapeutische Aufgabe. Phobische Ängste, Panikattacken und Zwangsgedanken isolieren den Patienten von seiner mitmenschlichen Welt. Die bloße Existenz dieser Symptome errichtet eine Barriere zwischen dem Patienten und den Menschen, mit denen er in Beziehung steht. Sie trägt eine sekundäre Dynamik in diese Beziehungen hinein auf der Grundlage des Bedürfnisses, die anderen zu beherrschen. Durch die Symptome besitzt der Patient eine Macht, die ihm vorher gefehlt hatte. Dem Patienten ist bewusst, dass dies eine unechte Macht ist, die dazu da ist, das Symptom aufrecht zu erhalten, und der Bereitschaft der anderen, sich dem zu unterwerfen. Aber dieses Bewusstsein verstärkt nur noch die Angst.

Diese Symptome lassen sich auf der Grundlage einer emotionalen Lähmung verstehen, einem machtvollen Zusammenspiel widersprüchlicher Impulse auf der Basis einander widersprechender Haltungen. Wut und Mitgefühl gegenüber einem geliebten Menschen oder die Angst, verlassen zu werden, oder Wut über eine Aufdringlichkeit sind häufige Beispiele einander polarisierender Denkprozesse, die Ängste steigern. In einer Gruppe mögen solche Patienten zu Beginn ihre zwischenmenschlichen Schwierigkeiten herunterspielen und sich hartnäckig auf ihre Symptome konzentrieren. Die zwischenmenschliche Qualität der Gruppe hilft ihnen jedoch, die ihren Ängsten zugrunde liegenden konflikthaften Annahmen zu erkennen und mit den Beziehungen in Verbindung zu bringen, die sie primär hervorgerufen haben.

Schon in den ersten Sitzungen schafft es die Gruppe meist, das Gefühl der Isolation zu reduzieren, das den extrem ängstlichen Patienten quält. Fast unausweichlich gibt sich dann ein anderes Gruppenmitglied als Leidensgenosse zu erkennen. Selbst solche ohne eine Diagnose wie phobische Angst oder Panikstörung bestätigen ähnliche Zustände und zeigen Mitgefühl mit dem Patienten.

Die Neigung, über phobische Symptome zu sprechen, lässt nach, und das Interesse und die Beschäftigung des Patienten wendet sich dem zwischenmenschlichen Bereich der Gruppe zu. Während panikartige, irrationale Gedanken verschwinden können, sind Zwangsgedanken wahrscheinlich nicht so leicht zu behandeln, besonders bei einer hartnäckigen Mischung aus Zwangsgedanken und -handlungen, die als Zwangskrankheit bezeichnet wird.

Der zwischenmenschliche Aspekt der Depression: aus Melancholie wird Trauer

Das Wort ‚Depression' ist von einer Aura der Akzeptanz umgeben. Sie ist leichter zuzugeben als andere stigmatisierendere Begriffe, für die sie als Oberbegriff dient. Fachleute und Patienten greifen oft zu dieser Diagnose, wenn sie das Gefühl einer schwer zu tragenden Last vermitteln wollen. Andererseits verleiht der Beigeschmack von Verletzlichkeit und Hilflosigkeit eine eigene stigmatisierende Qualität, die viele Leute zögern lässt, Hilfe zu suchen.

Viele depressive Patienten leiden an einem klinischen Bild, das auch medikamentös behandelt werden kann. Psychotherapeuten sollten die in vielen Fällen deutliche Erleichterung durch Antidepressiva nicht leugnen. Psychotherapie und antidepressive Medikation schließen sich nicht gegenseitig aus. Tatsächlich ergänzen sie sich oft. Der Gruppenanalytiker sollte allerdings, selbst wenn er Psychiater ist, die Verordnung einem anderen Kollegen überlassen. Wenn Puristen behaupten, dass Medikamente die subtilen mit der Psychotherapie verbundenen zwischenmenschlichen Prozesse stören, bewerten sie ihre eigenen Fähigkeiten über und unterschätzen das mit ausufernden Prozessen verbundene Leiden, das zum Teil psychologische, aber auch chemische Ursachen hat.

Arbeiten Gruppenanalytiker außerhalb eines klinischen Rahmens, werden sie wahrscheinlich Patienten mit Formen schwerer Depression nicht begegnen, die bis hin zum Stupor Seele und Körper lähmen und je nach dem mit Halluzinationen und Wahnvorstellungen verbunden sind. Bekommt man Zugang zum Denken solcher Patienten, wird ein Selbstbild deutlich, das zugleich grandios und voller Schuldgefühle ist. Das ist aber nur eine Karikatur der Dynamik, die milderen Formen der Depression zugrunde liegt. Das klinische Bild wird in allen Schweregraden durch Schuldgefühle und eine übertriebene Empfindung bestimmt, anderen Schaden zugefügt zu haben, und die Welt als einen hoffnungslosen Ort zu sehen,.

Die Behandlung von Depression in der Gruppe

Der erste Schritt in der gruppenanalytischen Behandlung der Depression ist, sie in einen zwischenmenschlichen Zusammenhang zu stellen. Hierfür sind Gruppen besonders gut geeignet. Selbst wenn das Gruppenmitglied zögert, einen zwischenmenschlichen Ursprung der Depression anzuerkennen, wird es vermutlich zustimmen, dass diese auf andere eine Wirkung hat. Das versetzt die Depression in einen Bereich, in dem sie als ein dynamischer Prozess bearbeitet werden kann. Dann ist sie nicht mehr ein Haufen seelischen Mülls, der danach schreit, dass mit dem passiven Empfänger etwas aktiv gemacht wird.

Gruppen bewältigen im Allgemeinen den Drahtseilakt, die Erfahrung der Depression des Gruppenmitglieds zu akzeptieren, und gleichzeitig eine Konfrontation mit dem zwischenmenschlich behindernden, verwirrten Denken zu ermöglichen. Unterdrückte Gefühle werden durch die Gruppe in einem für das Gruppenmitglied erträglichen Tempo aufgedeckt. Das ist oft ein langsamer Prozess. Wie die Wiederherstellung nach einem schmerzlichen Verlust geschieht es in Wellen und verlangt nach einem ständigen Halt-Geben und Sich-Kümmern, wofür eine Gruppe gut sorgen kann.

Wut ist das hauptsächliche Gefühl, das einer Depression zugrunde liegt. Für viele Leute jedoch kommt die Idee, sie könnten Ärger oder Wut haben, überraschend. Der zwischenmenschliche Kontakt in der Gruppe hilft dem Patienten, diese Gefühle zu erkennen und zurecht zu rücken. Das macht den Patienten zunehmend bewusst, dass ihre übertriebenen Schuldgefühle und ihre Überzeugung, für alles verantwortlich zu sein, letztendlich unrealistisch und selbstschädigend sind.

Indem sie ihre eigenen Erfahrungen mitteilen, zeigen Gruppenmitglieder, dass Ärger auch gegenüber Menschen möglich ist, denen man sich verpflichtet oder gefühlsmäßig nahe fühlt - z.B. Eltern - obwohl diese ‚es nicht besser wussten', ‚es gut meinten', ‚ihr Bestes gaben' oder ‚auch litten'. Der depressive Mensch entdeckt auch, dass es möglich ist, Verstorbene zu hassen. Oft ist es die Aufgabe des Leiters, die Gruppe zur Rekonstruktion der Vergangenheit anzuregen, gute und schlechte Erinnerungen ins Gedächtnis zu rufen. Dies ist ein wichtiger Meilenstein zur Wiederbelebung echter Trauer, deren pathologische Variante oft die Depression ist.

Die Auswirkung der Depression auf die Gruppe

Das depressive Mitglied ist für die Gruppe eine Herausforderung. Die zur Schau gestellte Hilflosigkeit frustriert oder ärgert andere oftmals. Das kann dazu führen, dass die Gruppenmitglieder der depressiven Person die Aufmerksamkeit entziehen, mit der sie das depressive Gruppenmitglied anfänglich in Empfang genommen hatten. Einige Gruppenmitglieder bekämpfen ihre eigene Angst vor destruktiven Allmachtsphantasien, indem sie Zuflucht zu zwanghafter Fürsorglichkeit und infantilisierenden Reaktionen nehmen. Die düstere Lebensperspektive depressiver Mitglieder kann eine pessimistische Stimmung über die Gruppe ausbreiten und zur Infragestellung des gesamten Therapieprozesses führen. Der Therapeut kann für eine Weile zur einzigen Quelle von therapeutischem Optimismus werden, bis andere Stimmen mit einem Glauben an Veränderung laut werden.

Das für die Gruppe frustrierendste Verhalten rührt aus einem Zustand narzisstischer Selbstbezogenheit, in den depressive Menschen oft sinken. Das zeigt sich als Rückzug aus der Gruppeninteraktion oder in einer scheinbaren Gleichgültigkeit gegenüber den Problemen und Sorgen der anderen Gruppenmitglieder. Zwei oder drei ständig depressive Gruppenmitglieder können einen Sog auf die Gruppe ausüben, der nach einem starken Gegengewicht durch andere Teilnehmer verlangt mit gegensätzlichen Einstellungen gegenüber den Widrigkeiten des Lebens. Dies muss der Therapeut bei der Gruppenzusammenstellung berücksichtigen.

Suizidgedanken in einer Gruppe

Selbstmordgedanken finden sich bei Depressionserkrankungen häufig. Sowohl der Gedanke an Selbstschädigung, wie auch selbstschädigendes Verhalten oder Suizidversuche können bei verschiedenen seelischen Zuständen vorkommen. Nicht nur depressive Erkrankungen, sondern auch wahnhafte oder halluzinatorische Erfahrungen, sowie Lebensumstände, die aufgrund früherer Traumata sensibilisierter Menschen unerträglich werden, beinhalten diese Suizidgefahr. Suizidhandlungen können in ruhiger Dissoziation, mit Vorsatz oder in einem Zustand der Erregung und Enthemmung, mit sehr wenig oder gar keinem Vorsatz, ausgeführt werden.
Die Suiziddrohung, selbst wenn sie wiederholt oder dramatisiert geäußert wird, muss ernst genommen werden. Die Gruppe kann sich beunruhigt an den Therapeuten wenden, mit der Bitte einzuschreiten, und es ist möglich, dass bei einem solchen Geschehen die haltgebende Funktion der Gruppe überstrapaziert wird. Dann kann der Therapeut gezwungen sein, das äußere Netzwerk einzuschalten, um den erforderlichen Schutz zu gewährleisten. Ein unter großem Druck stehendes Gruppenmitglied, das suizidale oder selbstschädigende Gedanken entwickelt, erlebt Erleichterung und sogar Dankbarkeit, wenn der Therapeut erkennt, dass der Gruppenrahmen nicht mehr angemessen ist und die Notwendigkeit eines Eingreifens von außen besteht.

Hypomanie: Die Kehrseite der Grandiosität

Manchmal schlägt das Pendel des biologisch bedingten Stimmungsspektrums unerwartet in Richtung Manie um, z. B. durch einen Patienten, der bis dahin nur depressive Episoden erlebt hatte. Hypomanie ist (im Gegensatz zu dem Mythos, dass sie immer von einem Hochgefühl begleitet sei) sowohl für den Patienten als auch für die Gruppe Besorgnis erregend. Der hypomanische Zustand ist durch erhöhte geistige und physische Aktivität gekennzeichnet; durch starken Rededrang sowie reizbare und aggressive Reaktionen auf jeden Versuch, diesen zu stoppen; durch ‚Gedankenflucht', in dem der Mensch von einer Idee zur nächsten springt. Diese Sprünge werden durch zufällige Assoziationen oder durch Reize ausgelöst, die im Feld der Wahrnehmung auftauchen. Der Patient mag auch von extravaganten Handlungen und von grandiosen Ideen erzählen, die mit bedauerlichen Konsequenzen für seine Verwandten begleitet waren und im Nachhinein auch für ihn selbst. Bei einem drohenden hypomanischen Zustand ist die analytische Arbeit zu unterbrechen, und der Leiter muss sich um psychiatrische Hilfe für den Patienten kümmern. Entscheidet sich ein Leiter für die Aufnahme eines Patienten mit hypomanischer Anamnese in eine gemischte analytische Gruppe, ist es wichtig, sich zu vergewissern, dass parallel von Anfang an psychiatrische Unterstützung zur Hand ist.

Paranoia und paranoide Mechanismen in Gruppen

Die Ausdrücke ‚Paranoia' und ‚paranoid' haben in ihrer Verwendung in den letzten hundert Jahren eine wahre Berg- und Talfahrt durchgemacht. Zunächst als eine diagnostische Bezeichnung für spezifische psychotische Erkrankungen, werden sie heute oft geringschätzig und missbräuchlich verwendet, wie so viele andere psychiatrische Ausdrücke zur Beschreibung gestörter Seelenzustände auch. Umgangssprachlich heißt es dann, wenn jemand sich über ungerechte Behandlung beklagt: ‚Er ist paranoid'. Paranoides Denken in seiner präziseren klinischen Bedeutung heißt, dass der Mensch äußeren Faktoren, sei es einer Kraft, einem System, einem Menschen, einer Gruppe von Menschen oder einem Ereignis eine größere persönliche Bedeutung beimisst, als diesen Faktoren tatsächlich zukommt.

Die diagnostische und beschreibende Bedeutung des Begriffs ‚Paranoia' ist mit einer dritten, psychodynamischen Bedeutung verwoben, ohne die man aus dem Konzept wenig therapeutischen Nutzen ziehen kann. Der große Durchbruch im Denken über seelische Prozesse, den wir heute für selbstverständlich halten, kam mit Freuds Entdeckung der Dynamik der Seele und ihrer Fähigkeit, Aspekte des Selbst, die aus verschiedenen Gründen im Moment nicht ertragen werden können, zu verdrängen und an einen anderen Ort zu verlegen.

Weniger pathologisch als das paranoide Denken sind die miteinander verbundenen Konzepte der Projektion und der projektiven Identifikation, die beide im dynamischen Zusammenspiel der Gruppenanalyse ihren Ausdruck finden. Projektion dient dazu, unerträgliche Aspekte und Phantasien aus dem eigenen Selbst in eine andere Person oder eine Gruppe von Menschen zu verlagern, die in ihrer Art als anders erlebt werden. Projektive Identifikation andererseits sucht einen passenden ‚Anderen' aus, der die Projektion in Empfang nehmen und behalten soll. Daraus wird eine lebendige und unmittelbare Kommunikation von der einen Person zur anderen, die dann übereinstimmende Gefühle mit denen des Projizierenden erleben wird. Ist der Gruppenanalytiker das Objekt der Projektion, wird er versuchen, diese Gefühle und Phantasien erstmal nicht abzuwehren und mit Hilfe seines reiferen Ichs so zu verarbeiten, dass sie in einer akzeptablen Weise und zur rechten Zeit zurückgegeben werden können.

Das Posttraumatische Stresssyndrom

Das Wort ‚Trauma' stammt vom griechischen Wort für ‚durchbohren'. Das ist eine treffende Metapher für das Posttraumatische Stresssyndrom. Dieser Zustand entsteht durch eine plötzliche psychische Verletzung, welche die gewohnte persönliche Abwehr durchdringt und sich tief in der Seele ansiedelt. Ursprünglich hatte der Begriff eine eher begrenzte Bedeutung und wurde für die Folgen massiver und ungewöhnlicher traumatischer Ereignisse gebraucht, wie das Erleiden tief greifender Gewaltakte oder Miterleben von Naturkatastrophen. Inzwischen findet er viel weitreichendere Anwendung und bezieht sich auf die Folgen von Ereignissen wie z.B. sexuelle Übergriffe, Körperverletzung, Verkehrsunfälle und Raubüberfälle.

Die Symptome des Posttraumatischen Stresssyndroms gruppieren sich vor allem um drei Schutzmechanismen, die die Seele angesichts solch überwältigender Belastungen aufzubauen versucht: das Vermeiden von Umständen, die dem traumatischen Ereignis ähneln; Überempfindlichkeit gegen Reize, die mit dem Trauma in Verbindung gebracht werden können; und die wiederholte Erfahrung des Ereignisses selbst oder von Bruchstücken davon. Es ist, als versuchte die Seele, die traumatischen Erinnerungen und Bilder wie einen Fremdkörper auszustoßen.

Gruppenpsychotherapie wird in der Behandlung des Posttraumatischen Stresssyndroms in zwei verschiedenen Weisen angewandt.

Erstens gibt es die Möglichkeit, Menschen mit ähnlichen traumatischen Erfahrungen zusammen zu bringen, entweder in der natürlichen Umgebung (z.B. Opfer häuslicher Gewalt), oder bei einer gemeinsamen traumatischen Erfahrung (z.B. Opfer eines Terroraktes oder Zugunfalls). Solche homogenen Gruppen erfordern spezielle Techniken, die die Mitglieder befähigen, ihre Erfahrungen zu rekonstruieren, zu versuchen, sie überflutende Gefühle, Gedanken und Bilder unter ihre Kontrolle zu bringen, und ihre Zukunft kreativ zu planen.

Zweitens kann jemand, der unter diesem Syndrom leidet, auch einer gemischten Gruppe beitreten, wenn der posttraumatische Zustand nicht die gesamte Identität der Person beherrscht. Ist dies allerdings der Fall, so wird es diesem Menschen schwer fallen, sich in andere Gruppenmitglieder einzufühlen, denn auch wenn die Gruppe sich bemüht, einen einfühlsamen Kontakt zum Patienten herzustellen, besteht die Gefahr der Isolation. Kommt es jedoch trotz der traumatischen Erfahrungen zur Erkenntnis von Gemeinsamkeiten, kann eine analytische Gruppe sehr von Nutzen sein. Die gleichen Prozesse wie in einer homogenen Gruppe unter Anleitung können in einer gemischten Gruppe spontan und allmählich geschehen. Der Leiter sollte nicht versuchen, den Prozess zu beschleunigen. Das traumatische Ereignis selbst kann für lange Zeit von einer Mauer des Schweigens umgeben sein, und erst in einem späten Stadium durch zufällige Assoziationen eines anderen Gruppenmitglieds in die Gruppe eingebracht werden.

Schizophrenie und verwandte psychotische Zustände

Der Gruppenanalytiker einer gemischten Gruppe steht manchmal vor der Entscheidung, eine Person in die Gruppe aufzunehmen, die eine der Schizophrenie ähnelnde psychotische Episode hinter sich hat oder eine entsprechende Diagnose. Es gibt erhebliche Unterschiede zwischen einer bipolaren Störung und den der Schizophrenie verwandten Psychosen. Für letztere ist ein vorsichtigerer Zugang zu gruppenanalytischer Behandlung in einer gemischten Gruppe erforderlich. Bei einer bipolaren Störung können die Stimmungsschwankungen und begleitenden Denkstörungen während einer Periode der Remission völlig verschwinden. Bei begleitender Medikation kann dies längerfristig oder sogar von Dauer sein. Das ermöglicht es, analytisch zu arbeiten und das zwischenmenschliche Aspekt der Krankheit in der Gruppe zu erforschen.

Eine Störung aus dem schizophrenen Formenkreis geht dagegen oft mit einer fortschreitenden Beeinträchtigung im Denken und Fühlen einher, die den Menschen sowohl von seiner Umgebung, wie auch von Aspekten seines Selbst abtrennen (die ‚Spaltung', die diesem Zustand seinen Namen gibt). Eine in dieser Weise beeinträchtigte Person kann unfähig sein, einem Gedankengang zu folgen, oder so mit inneren Vorgängen beschäftigt sein, dass sie vom sozialen Kontext ganz abgeschnitten ist. Die mit solchen Störungen verbundenen Kommunikationsprobleme sprechen gegen den Einsatz eines analytischen Gruppenmilieus, das dem ungefilterten Austausch dienen soll. Intensiver Gefühlsausdruck kann besonders für Patienten, die zur Schizophrenie neigen, in einem unter Umständen schwierigen Umfeld, eine erhebliche Belastung mit sich bringen und sogar einen Rückfall auslösen. Das sollte jedoch nicht zu einer negativen Einstellung zur Gruppenpsychotherapie führen. Sogar schwere und unheilbare psychotische Zustände sind in homogenen Gruppen der Psychotherapie zugänglich, wenn der Brennpunkt auf sozialer und emotionaler Unterstützung und der Verbesserung der Lebensbewältigung und psychologischer Beratung liegt. Wird solch eine Gruppe gegründet, muss man für klare Verbindungen zu einem psychiatrischen Netzwerk sorgen und Modalitäten für die Überweisung und Konsultation im voraus absprechen und festlegen.

Borderline-Störungen

Das Konzept der Borderline-Störung entstand aus der Beobachtung von Menschen, die ein so unsicheres Verhältnis zur Realität haben, dass sie leicht in Zustände tiefer Katastrophenangst und gestörter Wahrnehmung ihrer Beziehungen geraten und damit an die Grenze zu psychotischem Denken gelangen. In gruppenanalytischer Psychotherapie zeigt sich das im Allgemeinen in einer außerordentlichen Sensibilität gegenüber vermeintlicher Kritik oder Zurückweisung durch andere Gruppenmitglieder, sowie der Bereitschaft zu Wutausbrüchen und den wiederholten Versuchen, die Aufmerksamkeit des Leiters für sich zu gewinnen. Sehr schnell kommt es zu zerstörerischen Ausbrüchen, wie z.B. selbstschädigendem Verhalten.

Durch Verleugnung, projektive Identifikation und Spaltung zeigen sich die zugrunde liegenden Abwehrmechanismen, welche die gesamte Gruppe herausfordern, den Patienten in umsorgender Bemühung gleichzeitig zu unterstützen und zu konfrontieren. Die Aufgabe des Leiters besteht darin, den Prozess der Identifikation mit anderen Gruppenmitgliedern zu fördern und diese gleichzeitig vor unbeherrschten Attacken zu schützen. Die innere Welt eines Menschen mit Borderline-Persönlichkeitsstruktur befindet sich ständig im Wandel. Das Gruppen-Setting schafft im Gegensatz dazu einen konstanten und verlässlichen Rahmen, der dem Patienten im Lauf der Zeit ermöglicht, die anderen Gruppenmitglieder als stark genug zu erleben, seine durch Projektion bedingten Verfolgungsphantasien zu ertragen.

Therapeutische Arbeit mit Borderline-Patienten ist erschöpfend und herausfordernd. Eine analytische Gruppe ermöglicht dem Patienten sowohl direkte als auch indirekte Aufmerksamkeit. Der Leiter wird im Umgang mit anderen erlebt, und realitätsbezogene Erfahrungen werden bestätigt. Interventionen müssen distanziert genug sein, um dem Patienten von Zeit zu Zeit eine Rückzugsmöglichkeit zu geben, damit er sich nicht überwältigt oder überfordert fühlt, denn dies würde zu seelischen Problemen führen.

Positiv gesehen vertiefen Borderline-Patienten den analytischen Prozess durch ihr Verständnis für die primitiven Abwehrmechanismen der anderen Gruppenmitglieder. Dadurch sorgen sie für eine angespannte emotionale Atmosphäre, weshalb viele Gruppenleiter nicht mehr als einen solchen Patienten in eine gemischte Gruppe aufnehmen.

Organische Störungen

Die Seele reflektiert von pathologischen Prozessen herrührende Veränderungen im Gehirn. Diese können sich allmählich, z.B. im Frühstadium einer körperlichen Krankheit, entwickeln. Oder sie können sich dramatisch als ein ‚Ereignis' äußern, das sofortige medizinische Abklärung erfordert. Der Gruppenanalytiker sollte sich bewusst machen, dass subtile körperliche Veränderungen Zuständen gleichen können, für die Psychotherapie angebracht ist. Besonders bei älteren Patienten ist es wichtig zu wissen, dass sich hinter einer Demenz eine Depression verstecken kann. (Demenz ist ein fortschreitendes und irreversibles Nachlassen von Gedächtnis und Denkfähigkeit - Alzheimer ist ein Spezialfall davon). Patienten mit Demenz verschleiern über längere Zeit ihre zunehmende Behinderung. Es besteht die Gefahr, dass der ahnungslose Gruppenanalytiker eine depressive Stimmung, Gedächtnislücken oder Gefühlsschwankungen als von rein psychologischen Faktoren herrührend auslegt. Es sei noch einmal betont: Körperliche und seelische Störungen können nebeneinander existieren. Aus dem fließenden Übergang von leichten zu schweren seelischen Störungen ergibt sich die Notwendigkeit der Kommunikation zwischen Psychotherapeuten, Hausärzten und Psychiatern.

Psychosomatische Störungen

Einige Gruppenanalytiker halten Patienten mit chronischen psychosomatischen Beschwerden in einer ‚klassischen' gemischten Gruppe für schwer behandelbar, als geeigneter gelten homogene Gruppen mit ausschließlich psychosomatischen Patienten. Patienten mit psychosomatischen Störungen wird nachgesagt, sie seien nicht fähig oder bereit, sich zwischenmenschlich zu engagieren oder sich mit ihrer eigenen emotionalen Befindlichkeit zu beschäftigen.
Immer wieder kehrten sie zu ihren körperlichen Leiden zurück und bestünden darauf, sie der Gruppe ein ums andere mal zu präsentieren. Daran klammerten sie sich ‚verzweifelt', wie es ein Gruppenmitglied einmal ausdrückte, und widersetzten sich Versuchen, die Bedeutung der körperlichen Beschwerden aufzuklären.
Wir haben jedoch die Erfahrung, dass solche Patienten gut zurecht kommen, wenn sie in eine passende gemischte Gruppe kommen. Sie können sogar zur Vertiefung der Gruppenarbeit beitragen.

Vignette
Eine Frau mittleren Alters, die schon eine ganze Weile in analytischer Einzeltherapie gewesen war, erhielt von ihrem Therapeuten den Rat, eine analytische Gruppe sei besser für sie geeignet. Im Erstinterview mit der Gruppenanalytikerin sagte sie, sie habe viel von ihrer Therapie profitiert. Da seien aber ihre ‚hartnäckigen Unterleibsschmerzen'. Die Gruppenanalytikerin stellte fest, dass diese sorgfältig untersucht worden waren und kein organischer Befund erhoben wurde.
Die Patientin nannte sie ‚meine Schmerzen' und verweilte lange bei ihrer Beschreibung. Die Gruppenanalytikerin bezweifelte, dass die Patientin aus einer

Gruppentherapie Nutzen ziehen könnte, obwohl sie unbedingt teilnehmen wollte. Sie betonte jedoch, sie vertraue ihrem vorigen Therapeuten und wolle seinem Rat folgen. Nach sorgfältiger Vorbereitung und rechtzeitiger Ankündigung ihres Eintritts in die Gruppe kam sie in eine fortgeschrittene, gut funktionierende Gruppe, die zweimal pro Woche tagte. Dort wurde sie mit Anteilnahme und Verständnis für ihr Problem empfangen.

Dieser Vorschuss an Sympathie begann jedoch nach ihren wiederholten und gleichförmigen Monologen über ‚den Schmerz' auf alarmierende Weise zu schwinden. Die Gruppenanalytikerin begann sich zu fragen, ob die Aufnahme in die Gruppe für die Patientin und die Gruppe richtig war. Früher oder später würde die Patientin merken, dass die Gruppenmitglieder sich von ihr zurückzogen, und damit würde sie in ihrem Gefühl des Abgeschnittenseins von menschlichen Kontakten bestätigt.

Eines Tages, als die Frau wieder über ihre Schmerzen sprach, begann ein Mann plötzlich zu weinen. Er erzählte der Gruppe von einem Kindheitserlebnis, das ihm ‚von nirgendwo' in den Sinn gekommen war. Er beschrieb, wie er in seiner Kindheit im Elternhaus, das in einem abgelegenen schottischen Tal lag, in einem dunklen Raum allein war. Die Tür war verschlossen und nur seine Mutter hatte Zugang. (Später stellte sich heraus, dass er wohl wegen einer Kinderkrankheit isoliert gehalten wurde). Eines Tages brachte ihm seine Mutter, wahrscheinlich um ihn zu trösten, einen Wellensittich. Er ergriff ihn und rupfte ihm einige Federn aus. ‚Ich war so wütend', sagte er und weinte bitterlich. Zu dieser Geschichte wurde keine Erklärung oder Interpretation gegeben. Jeder im Raum fühlte die Verzweiflung des kleinen Jungen über seine Isolation mit. Die neue Patientin schien sich zum ersten mal mit der Geschichte eines anderen zu befassen, und sie lauschte mit stiller Aufmerksamkeit. In der folgenden Sitzung sprach sie nicht von ihren Schmerzen, sondern von ihrer 'Wut im Bauch'. Schließlich wurden die Berichte von ihren Schmerzen seltener, und sie befasste sich mehr mit den anderen Gruppenmitgliedern. Sie fühlte sich zunehmend in ihre unglückliche, isolierte Kindheit und der daraus folgenden Wut über ihre Familie ein, die sie immer als beschäftigt und desinteressiert erlebt hatte.

Wie wurde das erreicht? In der Gruppenanalyse wird unbewusstes Material angeregt und durch das Zusammenkommen von Assoziationen erweitert. Dies nennt man das Kondensator-Phänomen. Die Bedeutung der Symptome der Frau, ihre unterdrückte Wut und Aggression, war bei einem Mann in der Gruppe auf eine unbewusste Resonanz gestoßen. Das hatte ihm ermöglicht, sich zum ersten Mal an seine destruktive Kindheitswut zurück zu erinnern und sie mit unerwünschten und selbstzerstörerischen Wutausbrüchen im späteren Leben in Verbindung zu bringen. Die Frau hatte begonnen, ihre Körpersymptome in ihre

Bedeutung zu übersetzen, nämlich zerstörerische Wut und ein tiefes Gefühl der Isolation. Diese Resonanz und ihr Ausdruck in der Gruppe war eine viel wirksamere Interpretation, als es irgendeine verbale Interpretation hätte sein können.

KAPITEL SIEBEN

Der Beginn einer neuen Gruppe

Nach drei Jahren Gruppentherapie
machte die Gruppe eine seltsame Entdeckung
Na ja,
ich könnte ja ...
Du glaubst also, niemand
von uns ist der Gruppenleiter?
Aber ich dachte,
du wärst ...
Das meinst du
nur, weil ich nie
etwas gesagt habe.
Nein,
ich nicht ...
BEHR

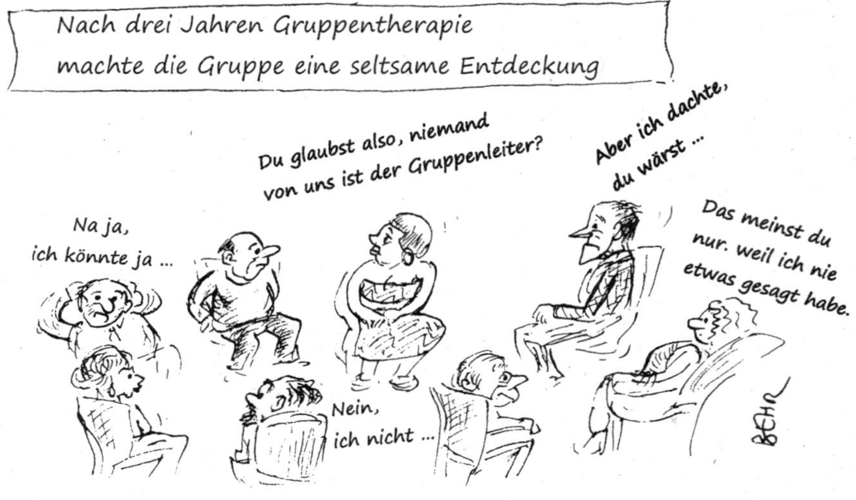

Die anfänglichen Sitzungen mit einer Gruppe hinterlassen deutliche Spuren im kollektiven Unbewussten der Teilnehmer und beeinflussen im weiteren Verlauf die Kommunikation innerhalb der Gruppe. Im Verlauf der Arbeit wird die Gruppe zu einer Art Spiegel für den Leiter, den die Gruppe ihm vorhält und damit einen Blick in den eigenen Stil erlaubt, in die Art und Weise, wie er sich in der entscheidenden Anfangsphase der Gruppe geäußert hatte. Die Rückkehr zum Anfang geschieht typischerweise beim Eintritt eines neuen Mitglieds. Wie eine Art Einweihungsritus tauscht die Gruppe Erinnerungen an die erste Sitzung aus, manchmal belustigt, manchmal als ein Mittel, um das neu eingetroffene Mitglied zu beruhigen und ihm Mut zu machen. Häufig erinnern die Gruppenmitglieder sich an ihre eigene Beunruhigung beim Eintritt in die Gruppe und den Empfang, der ihnen bereitet wurde. Es werden Erinnerungen über Leute ausgetauscht, die ‚zu dieser Zeit' in der Gruppe waren und auch der Leiter und sein Verhalten werden thematisiert.

Diese Erinnerungen spielen eine wichtige Rolle beim Durcharbeiten der individuellen Übertragungs-Prozesse. Wochen, Monate, sogar Jahre später kehren Gruppenmitglieder zu ihren frühesten Eindrücken der Gruppe als einem Teil das Integrationsprozesses zurück. Assoziationen zu den lebhaften Erinnerungen an den ersten Schultag oder einen neuen Arbeitsplatz tauchen auf. Auch Familien-Assoziationen werden geweckt: die Metapher oder Realität des Eintritts in eine neue Familie, entweder als Elternteil oder als Kind. Zahlreiche Emotionen begleiten diese wichtigen Anfangs-Momente, die wieder und wieder analytische Beachtung erfordern.

Harold: Lass uns über die erste Sitzung einer neuen Gruppe nachdenken. Da sitzt du nun als Leiter mit sieben oder acht Leuten, die sich vorher nie gesehen haben, in einem Raum. Worauf achtest du in diesen ersten paar Minuten?
Liesel: Ich würde einen Kreis von ziemlich beunruhigten und etwas verängstigten Menschen erwarten, die nicht recht wissen, was sie miteinander anfangen sollen. Es ist eine neue Situation, anders als jede andere soziale Situation, die ihnen jemals begegnet ist. Wenn man Menschen nicht sagt, was sie tun sollen, ihnen keine Richtlinien gibt, fallen sie rasch in Verhaltensweisen zurück, die sie während ihres bisherigen Lebens gelernt haben.
Harold: Ja, hinzu kommt, dass man niemanden im Raum kennt, außer dem Leiter. Die erste Sitzung kommt den Voraussetzungen für ein ‚Fremdeln' so nahe wie möglich. Füge noch alle Ängste hinzu, die in einer Situation entstehen, wo über sehr persönliche Dinge gesprochen werden soll. Es ist erstaunlich, dass Menschen überhaupt bereit sind, sich in eine solche Situation zu begeben.
Liesel: Es ist wichtig, sich zu vergegenwärtigen, dass der Leiter der einzige im Kreis ist, der schon alle gesehen und durch die Überweisung und das Erstinterview eine ganze Menge Informationen über jeden hat. Das verschafft dem Leiter einen beträchtlichen emotionalen Vorteil, und daher ein Ausmaß an Sicherheit, das er sozusagen für die anderen in der Hand hat. Das gibt ihm auch die Sicherheit, von Anfang an der Experte zu sein, selbst wenn für den Leiter jeder Beginn einer Gruppe etwas ganz Neues ist. Kein Anfang ist wie der andere.
Harold: Was macht der Leiter ganz am Anfang? Ich selbst neige dazu, unmittelbar zu Beginn etwas zu sagen, um die Spannung zu verringern und ein Beispiel für ganz entspannte Ungezwungenheit zu geben. Ich könnte die Tatsache zur Sprache bringen, dass zwar alle mich kennen, aber die Teilnehmer sich untereinander noch nicht kennen und es eine gute Idee wäre, sich vorzustellen.
Liesel: Ich gehe etwas anders vor. Ich gebe keine Anregung zur gegenseitigen Bekanntmachung. Ich würde erwarten, dass die Gruppe

das von sich aus ohne Aufforderung tut. Üblicherweise stellt man sich in anderen vertraulichen Situationen auch vor, wenn Menschen ohne einen Kontakt in der Vergangenheit eine gemeinsame Zukunft vor sich haben. Mein Ziel wäre ebenso die Verminderung der Angst, aber auf eine Weise, die unmittelbar die ganz neue Situation des frei fließenden Gesprächs ohne jedes festgelegte Thema einführen würde. Genau wie du würde ich anfangs nicht schweigen. Ich würde mitteilen, dass ich die einzige bin, die allen bekannt ist und hinzufügen, dass die Gruppenmitglieder einander nicht kennen. Dies würde ich als einen Vorteil bezeichnen und betonen, wie vorteilhaft es sein kann, sich nicht in der sonst üblichen Weise benehmen zu müssen, gerade weil wir einander nicht kennen. Ich würde den Vorschlag machen, einander in einer ganz anderen und neuen Weise kennenzulernen.

Harold: Vielleicht führst du die Gruppe schneller als ich in ‚analytische Gewässer'. Ich ziehe es vor, sie etwas länger in den seichteren Wassern geselligen Austauschs herum plantschen zu lassen. Nehmen wir an, jemand wendet sich zu Beginn einer Sitzung mit der ganz simplen Frage ‚Haben wir angefangen?' oder ‚Sind wir vollzählig?' an dich. Wie würdest du antworten? Nehmen wir zusätzlich an, diese Frage würde die Gruppe veranlassen, dich erwartungsvoll anzuschauen. Der Ball ist damit in deinem Spielfeld, oder etwa nicht?

Liesel: Wäre das unmittelbar zu Beginn der Gruppentherapie, während der ersten Sitzung, würde ich diese Frage sicher beantworten. Es kann das Selbstwertgefühl verletzen, wenn jemand eine Frage stellt und statt einer Antwort angestarrt wird, oder wenn der Blick des Leiters woanders hinwandert und die Frage übergangen wird. Daher würde ich antworten, aber keine direkte Antwort geben. Ich würde versuchen, den Teilnehmern meinen Wunsch nahe zu bringen, sich zu entspannen und zu beobachten, was in ihnen vor sich geht. Sie sollen versuchen, das in Worte zu fassen. Ich würde die Schwierigkeit dieser Aufgabe einräumen, sie aber grundsätzlich zu unserem Ziel erklären. Den Fragesteller selbst würde ich anschauen, dann aber meinen Blick im Kreis wandern lassen und mich zugleich an alle wenden.

Harold: Ich verstehe. Du antwortest also direkt dem Fragesteller, jedoch mehr in Bezug auf die Frage. Ich denke jedoch nicht, dass etwas durch die zunächst ganz sachbezogene Beantwortung der Frage verloren geht. Ich würde es aber nicht dabei belassen. Ich würde weiter gehen und versuchen, die Frage zurück zu geben, etwa so: ‚Ja, wir haben pünktlich angefangen, aber was hat Sie veranlasst, diese Frage zu stellen?‘ Ich mag es, einer Antwort eine Frage folgen zu lassen. Der folgende Aphorismus, den ich mal gehört habe, verunsichert mich da nicht: ‚Fragst du eine Frage, bekommst du lediglich eine Antwort.‘ Ich denke, dass eine Karikatur, die ich mal gesehen habe, es eher trifft: Ein Patient liegt auf der Couch zur Analyse, geblendet durch Scheinwerfer. Frustriert ruft er aus: ‚Antworten, Antworten! Alles, was ich bekomme, sind Antworten. Wie wäre es mit ein paar Fragen?‘

Liesel: Ja, eine Antwort mag angebracht sein, nicht nur, weil es die sozial übliche Reaktion ist, sondern auch, weil sie die Angst auf ein erträgliches Maß absenkt. Aber die Gruppenarbeit ist keine übliche soziale Situation, und es könnte wichtig sein, dies aufzuzeigen und so die Gruppe in die erwünschte Richtung zu lenken, und das hieße, in die therapeutisch günstigste Richtung.

Harold: Die erste Sitzung einer neuen Gruppe ist im Allgemeinen nicht so eine Tortur, wie es der Therapeut erwartet, oder? Ich habe Therapeuten von ihrer Erleichterung sprechen gehört, zu sehen, wie die Gruppenmitglieder schon in den ersten Minuten beginnen, sich mit Neugierde und Interesse einander zuzuwenden und ihre persönlichen Geschichten zu erzählen. An dieser Stelle neige ich dazu, als Leiter den Prozess etwas zu beschleunigen, indem ich selber eine Frage einbringe, manchmal an einen Einzelnen gerichtet, manchmal an die ganze Gruppe. Mich interessiert mehr der Prozess, dem das dient, als der Inhalt der Antworten. Ich finde auch, dass in einem frühen Stadium das unauffällige Mitmachen des Therapeuten seine Entmystifizierung und den therapeutischen Prozess fördert. Ich glaube nicht, dass dies die Übertragung stört, die sich, wie ich meine, trotzdem durchsetzen wird.

Liesel: Ein Grund für den ‚Erfolg‘ der ersten Sitzung liegt zum Teil daran, dass manche Menschen eine vorbereitete Eröffnungserklärung mitbringen. Durch den Druck des Anlasses zeigen sich Menschen von ihrer besten Seite, was in diesem Zusammenhang bedeutet, sie bieten aus dem Repertoire persönlicher Erfahrungen eine gesellschaftsfähige Version ihres Problems an, eine, die wahrscheinlich keine unerwünschten Nachforschungen hervorrufen wird. Üblicherweise stocken die Gespräche erst in der zweiten, dritten oder vierten Sitzung, nachdem die alten Muster, nämlich sich vorzustellen und etwas über die eigene Anwesenheit in der Gruppe zu sagen, ihre Wirksamkeit aufgebraucht haben. Die üblichen Abläufe führen zu keiner weiteren Entwicklung.

Harold: Ja, es ist so, als ob alle ihre eigenen ‚Schallplatten' wenigstens einmal in der Gruppe abgespielt hätten. Das zeigt meine altmodische Seite, oder? Aber als Metapher mag ich es sehr. Schließlich sind Gruppen manchmal kratzig mit viel Rauschen an der Oberfläche, und manchmal bleiben sie in einer Rille hängen.
Liesel: Manchmal kommen ein oder zwei Gruppenmitglieder mit dringenden Problemen, mit großen Schmerzen, mit einer Familiensituation, in der alles schief geht, oder einer zerbrochenen Beziehung. Es ist mit gewaltigem Druck verbunden, diese Themen aufzugreifen und zu sehen, was die Gruppe damit macht. Das kann für die Teilnehmer sehr schwierig sein. Ich erinnere mich an eine erste Sitzung, in der eine Frau zusammenbrach und berichtete, ihr sei gerade mitgeteilt worden, sie habe Brustkrebs. Eine Totenstille folgte. Es war klar, die Gruppe war von diesem schwerwiegenden Problem überwältigt. So ging es zunächst auch mir als Gruppenleiterin. Es war wirklich sehr schwierig mit dieser Hiobsbotschaft umzugehen und gleichzeitig den anderen genug Raum zu geben, über ihre ebenfalls wichtigen Probleme zu sprechen, die sie nun aber als viel kleiner ansahen. Nach den ersten fünf oder zehn Minuten dieser ersten Sitzung löste sich eine junge Frau in Tränen auf und sagte, ihr Mann habe ihr gerade mitgeteilt, er habe eine Affäre mit einer anderen Frau und wolle die Scheidung. Ich war in Sorge, die Frau, die zuerst gesprochen hatte, könnte sich übergangen fühlen, was aber gar nicht geschah. Auch meine andere Sorge, dass alle anderen nicht mit ihrer eigenen schrecklichen Geschichte herausrücken würden, traf nicht ein.
Harold: Das lässt mich an die gesamte Schwierigkeit im Umgang mit einer Gruppe denken, in der jemand gleich am Anfang ein schwer belastendes Ereignis offenbart, das die Gruppe abstößt. Mir fällt noch ein anderes Beispiel ein, eine Frau die Gruppe durch einen Bericht mit drastischen Details über das gewalttätige und missbräuchliche Verhalten des Ehemanns ihr gegenüber schockierte. Die Gruppe versuchte sofort, sie zu bewegen, Maßnahmen zu ihrem Schutz zu ergreifen. Ich machte mir aber Sorgen, sie würde durch den Ernst ihrer Lage isoliert, und andere Gruppenmitglieder meinten vielleicht, ihre Probleme könnten da nicht mithalten. Wie würdest du versuchen, mit einer solchen Situation umzugehen?
Liesel: Das ist eine schwierige Situation, aber auch viel versprechend. Eine Situation, in der man sogar die Gruppe mit der Essenz der Gruppenanalyse bekannt machen kann, die darin besteht, jeden Einzelnen in den Mittelpunkt zu rücken, ohne die anderen auszuschlie-

ßen und den gemeinsamen Nenner zu finden, auch wenn keine identischen Probleme, aber miteinander verbundene vorliegen. Nimm z.B. die missbräuchliche Beziehung. Nicht jeder in der Gruppe hat Missbrauchserfahrungen. Vielleicht ist sie die Einzige. Irgendeine Erfahrung mit dem Erleiden von Gewalt hat aber jeder, eine Situation in der Kindheit oder bei der Arbeit, wo die Gefühle ganz ähnlich sein können. Ich würde durch meine Anteilnahme diese schrecklichen Erfahrungen bestätigen. Gleichzeitig aber würde ich versuchen, darauf aufmerksam zu machen, dass wir alle etwas über solche Erfahrungen wissen.

Harold: Dies scheint mir ein gutes Beispiel dafür zu sein, wie man eine isolierende Erfahrung in eine austauschbare Währung ummünzt. Das tue ich manchmal, indem ich den Menschen bitte, die Erzählung zu unterbrechen und stattdessen davon zu sprechen, wie es sich anfühlt, der Gruppe davon zu berichten. Die anderen Gruppenmitglieder reagieren darauf fast immer mit der Wiedergabe ihrer eigenen Gefühle, wie es für sie ist, solch eine schreckliche Geschichte zu hören. Plötzlich wachsen in diesem Raum alle mittels ihrer Gefühlen zusammen und empfinden sich nicht mehr als schockiertes ‚Publikum', das einem emotional erstarrten Erzähler lauscht.

In diesem Zusammenhang fällt mir eine andere schwierige Situation ein: ein aggressiver Angriff auf die Struktur der Gruppe zu einem frühen Zeitpunkt. Kommt das nach deiner Erfahrung häufig vor?

Liesel: Nicht in den ersten Sitzungen. Da scheint es einen hohen Erwartungsdruck und fast so etwas wie eine messianische Stimmung zu geben und ein Vertrauen, dass es die Gruppe in diesem Fall ‚bringen' wird. Darin liegt für mich implizit die Herausforderung einer Art Idealisierung von mir als Gruppenleiterin. Ich scheine zu wissen, wo es langgeht, was die Menschen sagen werden, und was ich damit machen werde. Ich denke, diese Herausforderung wird offensichtlich, wenn nach einer Weile, vielleicht nach zehn oder zwölf Sitzungen, der Gruppe dämmert, dass ich es nicht in der erwünschten Weise gestalten werde. Sobald die Gewissheit herrscht, dass der Leiter es 'aushalten' wird, und die Gruppe ein ziemlich sicherer Ort ist, könnte ein aggressiver Angriff folgen

Du sprachst vorhin von der Erleichterung des Therapeuten, wenn es den Gruppenmitgliedern in der ersten Sitzung leicht fällt zu sprechen. Teilst du diese Erleichterung?

Harold: Ja und nein. Meiner Meinung nach ist es besser, wenn am Anfang viel gesprochen wird, denn ein andauerndes Schweigen dient wahrscheinlich nicht der Reflexion. Aber ich verfalle auch nicht in Selbstzufriedenheit, wenn die Leute in der ersten Sitzung scheinbar entspannt und leicht zu sprechen beginnen. Ich nehme das nicht als eine Einladung, mit Interpretationen über den Inhalt des Gesprächs zu beginnen. Das würde wahrscheinlich wie ein Dämpfer wirken, und ich ziehe es vor, der Gruppe zu ermöglichen, zu gegebener Zeit ihr eigenes Niveau der Analyse zu finden. In diesem Stadium sind alle meine Interventionen darauf gerichtet, die Gruppe zu einem Ort zu machen, an dem man sich mit einem sicheren Gefühl äußern kann und Gemeinsamkeit erfährt.

Liesel: Wir scheinen in diesem frühen Stadium der Gruppenanalyse unterschiedliche Akzente auf das analytische und das soziale Element zu legen. Du scheinst in deinem Tempo bei der Einführung des frei fließenden Gesprächs, das die analytische Qualität der Gruppe ausmacht, vorsichtiger zu sein. Ich habe ein größeres Vertrauen in die Fähigkeit der Gruppe, von Anfang an mit dieser Qualität etwas anfangen zu können.

Harold: Eine andere Sorge zu Beginn ist das Risiko, dass Leute nach nur ein oder zwei Sitzungen nicht in die Gruppe zurückkehren. Begegne ich diesen Leute hinterher, berichten sie manchmal von ihrem Gefühl, anders zu sein als die anderen Gruppenmitglieder. Entweder hielten sie an einer Haltung der Überlegenheit fest, oder sie fühlten sich durch das ungeheure Ausmaß der berichteten Probleme überwältigt. Eine andere Fluchtstrategie ist es, Anstoß an dem Kommentar eines Gruppenmitglieds zu nehmen, oder die Gruppe wenig einfühlsam zu nennen.

Liesel: Ähnlich wie du es beschreibst, habe ich erlebt, dass manche Leute mit beunruhigenden Offenbarungen schlecht umgehen können, entweder durch das Echo in der Gruppe auf solch eine Eröffnung, oder weil sie fürchten, nun könnte eine Norm mit einem Sog zu erzwungenen oder verfrühten Enthüllungen ähnlicher Art gesetzt sein.

Wir haben darüber gesprochen, wie wir die erste Sitzung eröffnen. Lass uns nun unsere Art vergleichen, Sitzungen zu beenden. Unser Vorgehen bei den ersten Sitzungen ist ein Beispiel, dem die Gruppe dann folgt.

Harold: Ich beobachte immer mit wachsamen Profiaugen die Uhr, besonders wenn sich ein emotionales Crescendo in der Gruppe aufbaut. Wenn nötig beginne ich schon lange vor dem Ende der Sitzung, dämpfend auf die Gruppe einzuwirken. Ich glaube nicht, dass die

Gruppe über die gesetzte Zeitgrenze hinausgehen sollte, nur damit ein erregter oder verzweifelter Mensch sich wieder beruhigen kann. Andererseits neige ich nicht zu roboterartiger Präzision. Endet eine Sitzung zu abrupt, könnte sich eine Gruppe am Ende verwirrt oder frustriert fühlen, und möglicherweise verlässt jemand die Gruppe. Ich suche eine Intervention, die eine Brücke zwischen Gegenwart und Zukunft schlägt, z.B.: ‚Dies ist ein wichtiges Thema. Ich glaube nicht, dass wir dem im Moment gerecht werden können. Aber lassen Sie es uns beim nächsten Mal bearbeiten.' Oder: ‚Über dieses Thema müssen wir uns mehr Gedanken machen. Lassen Sie uns nächstes Mal wieder darüber sprechen.'

Liesel: Das wichtigste Konzept ist für mich hier das Halt-Geben (to contain). Ich mag deine Beispiele. Eine andere Art gegen Ende der ersten Sitzung das Gefühl zu vermitteln, gut aufgehoben zu sein, könnte eine verbindende Bemerkung mit einem positiven Unterton sein. Manchmal verknüpfe ich das Material mehrerer Gruppenmitglieder, um ein gemeinsames Thema aufzuzeigen. Das bestärkt die Gruppe in ihrer analytischen Arbeit. Ich bin jedoch vorsichtig und vermeide undurchsichtig Verknüpfungen mit primärem Material, für das die Gruppe vielleicht noch nicht bereit ist. Ich denke an Foulkes' Abneigung gegen ‚überstürzte Interpretationen'. Das sind Verknüpfungen, die so tiefe Ängste auslösen können, dass die Gruppe sie entweder gänzlich ignoriert oder versucht, mit ihnen in einer intellektualisierenden Weise umzugehen, ohne echte analytische Fortschritte zu machen. Solche Interventionen werden vermutlich einige oder alle Gruppenmitglieder irritieren und haben meist nur die Wirkung, den Leiter zu bestätigen. Gelegentlich ist es hilfreich, eine der ersten Sitzungen mit einer Frage an ein verletzliches Gruppenmitglied zu beenden. Beispiele könnten sein: ‚Wie war diese Sitzung für Sie?' oder ‚Wie fühlen Sie sich jetzt im Vergleich zum Beginn der Sitzung?' Das kann demjenigen helfen, entstehende Widerstände in Worte zu fassen, die dadurch therapeutischer Intervention zugänglich würden. ‚Wir sehen uns nächste Woche' ist eine ermutigende Schlussbemerkung an die ganze Gruppe, die ein Gefühl der Zusammengehörigkeit verstärkt.

Harold: Nach welchen Hinweisen würdest du schauen, um herauszufinden ob ein Gruppenmitglied unbeteiligt ist oder zu einem frühen Zeitpunkt an einen Rückzug aus der Gruppe denkt?

Liesel: Ich achte vor allem auf Anzeichen von Unzufriedenheit, Feindseligkeit oder Ängstlichkeit in Bezug auf die Gruppe. Das kann offensichtlich sein, und wenn solch ein Unbeteiligtsein verbalisiert wird, ist es gut möglich, ein Ausscheiden aus der Gruppe zu vermeiden. Die Gruppe arbeitet dann am Widerstand hinter den manifesten Einwänden, und die Chancen stehen gut, ein solches Mitglied in der Gruppe zu behalten. Die subtileren, nicht-sprachlichen Hinweise auf ein Unbeteiligtsein sind leichter zu übersehen: eine niedergeschlagene Haltung, Geistesabwesenheit, Desinteresse an anderen oder ein Versuch, das Thema zu wechseln. Das ambivalente Gruppenmitglied unterbricht oft den Fluss der Assoziationen und weist Einladungen, sich zu beteiligen, ab.

Harold: Ich würde Verspätungen und Fernbleiben zu der Liste von Warnsignalen für einen Rückzug aus der Gruppe hinzufügen. Auch hartnäckiges Schweigen in der Gruppe ist ein Hinweis, besonders im Kontrast zu vorheriger lebhafter Beteiligung. Ich habe festgestellt, dass Gruppenmitglieder, die im Begriff sind, die Gruppe im Unguten zu verlassen, immer geistesabwesender werden, wenn sie auch körperlich noch anwesend sind. Ich meine, dass solche Warnsignale tatsächlich jederzeit im Leben der Gruppe auftreten können, glaube aber, dass sie in der Anfangsphase der Gruppe vom Leiter besondere Aufmerksamkeit erfordern. Die anderen Gruppenmitglieder sind dann einfach noch zu unsicher, sie aufzugreifen. Der Therapeut sollte auch den Weg weisen beim Auftreten starker Affektäußerungen, wie heftiges Schluchzen, lang anhaltende Wutausbrüche und auffälliges Verstummen. Ich neige dann dazu, mich direkt dem Protagonisten zuzuwenden, was notwendig sein kann, bevor die Gruppe ihre eigenen Möglichkeiten mobilisiert hat, mit solchen Gefühlen umzugehen. Ist unsere Wirkung als Vorbild Teil unseres Repertoires in der Gruppenanalyse? Ich denke schon.

Liesel: Die üblichen sozialen Requisiten sind aus der analytischen Situation der Gruppe entfernt worden. Als Leiter werden wir genau auf Hinweise beobachtet, wie man sich verhalten sollte, da die Gruppe in ihrer Art neu und verwirrend ist. Ich weiß, dass meine Reaktionen, z.B. was mein Interesse weckt, wohin ich meine Aufmerksamkeit richte und wovon ich keine Notiz nehme, zur Kenntnis genommen und in gewissem Maß nachgeahmt werden. All das ist Wasser auf die analytische Mühle.

Harold: Ich denke, der emotionale Stil des Leiters ist ebenso wichtig. Ein wissbegieriger Leiter mit einem Forschergeist stimuliert diese Eigenschaften bei den Gruppenmitgliedern. Ein Leiter dagegen, der eine Haltung erhabener Distanziertheit einnimmt und sich darauf beschränkt, Gruppeninterpretationen mit dem Tenor der Endgültigkeit zu geben, bietet ein von der Gruppe losgelöstes Leitungsmodell an. Ich meine, das hat eine ungünstige Wirkung auf die Fähigkeit der Gruppe, spontan und zuversichtlich zu sein.

Liesel: Das stimmt alles, es ist aber sogar noch komplizierter. Der Therapeut ist nicht nur mit dem Stil seines Nachfragens ein Vorbild, sondern auch mit seiner Rolle. Du als männlicher Therapeut und ich als weibliche Therapeutin werden in unserem Umgang mit den Männern und Frauen in der Gruppe genau beobachtet. Und wir werden auf Hinweise auf unsere ethnische und kulturelle Identität und unsere sexuelle Orientierung untersucht, sowie in Bezug auf unseren Standpunkt in sozialen, politischen, kulturellen Fragen und unser Werteschema. Einige dieser Charakteristika sind offensichtlicher als andere, aber sie sind alle in hohem Maße mit Übertragungs-Projektionen ausgestattet, die früher oder später einen Teil des analytischen Dialogs in der Gruppe bestimmen werden. Ich glaube, dass ich mit massiven Konfrontationen in der Anfangsphase der Gruppe vorsichtig bin. Wie hältst du es damit?

Harold: Im Allgemeinen neige ich eher zu früherem als späterem Eingreifen. Gruppen sind am Anfang in Bezug auf das erlaubte oder erwartete Maß an Konfrontation unsicher. Sie können entweder ängstliche Vermeidung bevorzugen, was zur Folge haben kann, dass ein antitherapeutischer Prozess entsteht. Oder es könnte eine sehr direkte Sprechweise entstehen (‚sag, wie es ist'), die soziale Empfindlichkeiten mit Füßen tritt. Das kann einige Mitglieder irritieren und zu aggressivem oder sogar sadistischem Äußerungen führen, was zu diesem frühen Stadium dem therapeutischen Prozess nicht zuträglich wäre.

Liesel: In diesem frühen Stadium der Gruppe besitzt der Therapeut die meisten Möglichkeiten, eine reflektierende und analytische Arbeitsweise in der Gruppe zu fördern. Mir scheint es, dass in einer Konfrontation sowohl deren Handhabung als auch die Sprache vor allem über ihren Erfolg entscheiden.

Wie würdest du den Hauptunterschied zwischen dem Leitungsstil in den ersten Gruppensitzungen und der Technik, die sich nach Entstehen einer analytischen Arbeitsweise entwickelt, zusammenfassen?

Harold: Ich sehe den Unterschied vor allem in der unterschiedlichen Aktivität des Leiters. Zu Beginn werden wir vor allem als Quelle von Sachwissen im therapeutischen Geschäft wahrgenommen. Oder, um es anders auszudrücken, wir sind in der Position, allwissende und allmächtige Projektionsfläche zu werden. Wir müssen die Gruppe allmählich von diesen Phantasien entwöhnen und ihnen gleichzeitig die analytische Arbeitsweise nahe bringen. So wäre zu hoffen, dass wir mit fortschreitender Zeit nicht mehr so aktiv sein müssen, Verbindungen herzustellen die Gruppe anzuleiten, analytisch nachzufragen, zu konfrontieren und Halt zu geben (contain). Die Gruppenmitglieder übernehmen einen großen Teil der analysierenden Arbeit, während der Leiter mehr in den Hintergrund rückt, aber niemals ganz verschwindet.

KAPITEL ACHT

Ein Neuankömmling in der Gruppe

Dr. Stein hat nicht genug Nachschub für seine Gruppe und erschafft ein neues Mitglied, das er einfach als Frank vorstellt.

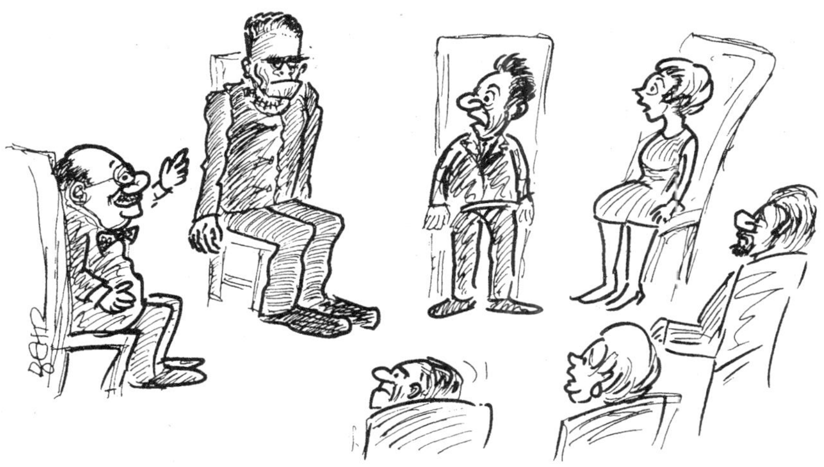

Erfolgreicher Einstieg in eine Gruppe wird durch ausreichende Vorbereitung erleichtert. Der Therapeut teilt mit dem potentiellen neuen Mitglied die Überzeugung, dass gruppenanalytische Psychotherapie für diesen Menschen die optimale Behandlung ist. Der Therapeut sollte dem potentiellen Gruppenmitglied auch einige Informationen über die vorgeschlagene Gruppe geben. Die Zeiten von rätselhaften Anleitungen für den Eintritt in die Therapie und minimaler Vorbereitung auf das Verhalten in der Gruppe gehören der Vergangenheit an.

Die Vorbereitung des Neuankömmlings

Die Vorbereitung des neuen Mitglieds geschieht in Einzelsitzungen. Sie beginnt mit dem Erstinterview, und kann sich, wenn notwendig, über mehrere Sitzungen erstrecken. Während dieser Zeit kann es jedoch geschehen, dass der Patient eine starke Übertragungsbeziehung entwickelt, die in der Gruppe modifiziert werden muss, da der Patient den Therapeuten teilen und mit den anderen in der Gruppe in Beziehung treten muss. Aus diesem Grund beschränken einige

Gruppenanalytiker diese dyadische Beziehung auf ein Minimum. Wir ziehen es jedoch vor, uns als einen sicheren Anker während der Turbulenzen beim Eintritt in diese unbekannte Situation anzubieten. Ein erheblicher Anteil der Einzelsitzungen ist der Arbeit mit den Themen, die der Patient mitbringt, gewidmet. Letzten Endes muss ein Weg gefunden werden, eine Verknüpfung zwischen dem Dialog mit dem Patienten und seiner künftigen Gruppe herzustellen.

Welche Informationen gibt man dem Patienten über die Gruppe? Weitestgehend hängt dies von der Einschätzung des Therapeuten ab und von den Erwartungen und Befürchtungen des Patienten im Hinblick auf die Gruppe, sowie von der Vertrautheit mit Psychotherapie im Allgemeinen und Gruppentherapie im Besonderen. Beschreibungen des therapeutischen Prozesses sollten so gehalten sein, dass sie der Patient verstehen und integrieren kann. Auch aus diesem Grund wird der Prozess der Vorbereitung auf mehr als eine Einzelsitzung verteilt.

Die Vorbereitung der Gruppe

Das neue Gruppenmitglied wurde auf den Eintritt in die Gruppe vorbereitet, aber wie steht es mit der Gruppe selbst? Was bedeutet es für die Gruppe, ein neues Mitglied aufzunehmen, wenn sowohl zur Zufriedenheit der Gruppe als auch der des Therapeuten die Arbeit in vollem Gange ist? Auch die Gruppe muss auf die Ankunft des Neuankömmlings vorbereitet werden, denn sooft sie dieses Ereignis als halboffene Gruppe erlebt haben mag, es ist jedes mal neu und verändert die Gruppe grundlegend.

Was heißt ‚Vorbereitung', wenn ein neues Mitglied in eine bestehende Gruppe kommt? Ist eine Gruppe irritiert durch das unerwartete oder wütende Ausscheiden eines ihrer Mitglieder, wird sie eine längere Vorbereitungszeit brauchen, als wenn sich die Gruppe herzlich von einem erfahrenen Gruppenmitglied verabschiedet und sich über dessen Ausscheiden viele Gedanken gemacht hat und dies mit gegenseitiger Akzeptanz durchgearbeitet wurde. Eine erschöpfte Gruppe, die in Sorge um ihr Überleben unter unregelmäßiger Teilnahme leidet, wird andere Erwartungen an einen Neuankömmling haben, als eine stets komplette und engagiert analytisch arbeitende Gruppe. Eine Gruppe, die ein besonderes Trauma, wie den Tod eines Mitglieds erlitten hat, braucht mehr Zeit, diese Erfahrung durchzuarbeiten. Das Ausscheiden eines ehemaligen Mitglieds, aus welchem Grund auch immer, muss in einer angemessenen Zeit verarbeitet werden und diese Aufgabenstellung besteht auch nach der Ankunft eines neuen Mitglieds weiterhin.

Vignette
In einer fortgeschrittenen, gut funktionierenden Gruppe war ein sehr beliebtes Gruppenmitglied nach einer langen und erfolgreichen Therapieperiode ausgeschieden. Sein Abschied war gut vorbereitet worden, einem Trauerprozess vergleichbar, begleitet von erfreulichen Überlegungen über diese Erfolgsgeschichte für die Gruppe. Der Zeitpunkt für das Kommen des neuen Mitglieds war früh genug angekündigt worden. Als das neue Mitglied den Gruppenraum betrat, wurde es höflich begrüßt und danach von der Gruppe völlig ignoriert. Das veranlasste die Leiterin, sich wiederholt an das neue Gruppenmitglied, einen Mann, zu wenden, ihn nach seiner Sicht der gerade besprochenen Dinge zu fragen, und ihn zu ermutigen, sich mit seinen Gefühlen, Gedanken und Informationen selbst einzubringen.
Die Häufigkeit von Interventionen war unüblich und verblüffte die Gruppe. Die Reaktion der Gruppe reichte von vorsichtiger Kritik bis zu neidischem Ärger: Warum wurde dem Neuankömmling so viel Aufmerksamkeit und Schutz gewährt? Eine Teilnehmerin erinnerte sich, dass sie bei ihrem Eintritt in die Gruppe von der Therapeutin nicht so behandelt worden war. Jemand bemerkte, wie schnell man vergessen und ersetzt werden könne. Die Gruppe sprach von dem Mitglied, das ausgeschieden war, und sie wünschten sich, er wäre an Stelle des Neuankömmlings da. Die Leiterin machte sich zunehmend Sorgen um den Neuen: Würde er solch einen Empfang überstehen? Ob er zur nächsten Sitzung wiederkäme? Zu ihrem Erstaunen ärgerte sie sich über die Gruppe. Wie konnten sie so grausam und rücksichtslos gegenüber dem neuen Mitglied sein? Sie hatte erwartet, sie wären empfänglich und hilfreich und würden ihre Bemühungen, den freien Platz wieder zu besetzen, unterstützen, anstatt sie zu sabotieren. Der Neuankömmling war andererseits merkwürdig unbeeindruckt durch diesen Empfang. Er kam zur nächsten Sitzung und blieb zu seinem und dem Nutzen der anderen in der Gruppe. Als er später nach seinem ersten Eindruck gefragt wurde, sagte er: ‚Das war ich von meiner Familie gewöhnt. Auch dort war ich nicht willkommen.' Als er die Wurzeln seiner schicksalsergebenen Haltung offenbarte, rief er sofort eine empathische Reaktion hervor und wurde vollends zu einem Mitglied der Gruppe.
Wenn wir diese Abfolge von Ereignissen betrachten, können wir die unbewusste Auswirkung zurückverfolgen, die der Eintritt eines neuen Mitglieds auf die Gruppe hatte. Trotz sorgfältiger Vorbereitung und einer Zeitspanne zwischen dem Ausscheiden eines Gruppenmitglieds und der Ankunft eines neuen war der Prozess der Trennung, des Verlusts und Mangels noch nicht durchgearbeitet. Die zur Verfügung stehende Zeit reicht nie aus, und Nichtverarbeitetes kommt immer wieder an die Oberfläche. Es zeichnet eine gut arbeitende Gruppe aus, wenn konventionelles Verhalten durch den Ausdruck echter Gefühle ersetzt

wird, so unhöflich und sogar grausam diese sein mögen. Die Fürsorge und die besondere Aufmerksamkeit, die die Therapeutin dem Neuankömmling zukommen ließ, lösten Neid aus. Sie war zur Mutter geworden, die sich dem neuen Baby widmete in der Familie und die anderen Kinder vernachlässigte und benachteiligte. Die Leiterin ihrerseits erlebte ungewohnte Gefühle von Enttäuschung und Ärger und meinte, von der Gruppe im Stich gelassen worden zu sein. Einige dieser Gefühle gehörten eindeutig zu ihr. Schließlich hatte sie umsichtig und professionell gehandelt. Aber ein großer Anteil dieser Gefühle entstand durch projektive Identifikation. So erhielt sie durch die Gruppe ein starkes, unabweisliches Gespür dafür, wie diese sich in dieser neuen Situation fühlte. All dies geschah auf einer unbewussten Ebene. Es musste benannt und interpretiert werden und sowohl mit der Geschichte der Gruppe als auch mit ihren Teilnehmern in Verbindung gebracht werden. Es kann gut sein, dass die Gruppe unbewusst auf die durch frühere Erfahrungen geformte emotionale Befindlichkeit des neuen Mitglieds reagiert hatte. Diese Gruppe hatte schließlich andere Neuankömmlinge ganz anders in Empfang genommen. Vielleicht handelt es sich hier um einen Fall, wo man der Gruppe ebenso wie sich selbst zutrauen muss, zu spüren, was zu einem bestimmten Zeitpunkt annehmbar ist und was nicht.

Der richtige Zeitpunkt für die Aufnahme eines neuen Mitglieds in eine Gruppe

Die schon verstrichene Zeit ist eine Überlegung, der Zeitpunkt selbst eine andere. Ist es ein ungünstiger Zeitpunkt und auch noch schlecht vorbereitet, kann die Einführung eines neuen Mitglieds als Störung erlebt und mit Widerstand begrüßt werden. Sogar bei sorgfältiger Vorbereitung und Wahl des Zeitpunkts wird der Eintritt eines neuen Mitglieds oftmals als eine für alle mit Angst aufgeladene Episode innerhalb der Gruppe erlebt. Im Nachhinein erinnern sich Neuankömmlinge an solche Situationen oft als entscheidend für ihre Einstellung dem ganzen therapeutischen Prozess gegenüber.

Der Zeitpunkt für den Eintritt eines neuen Mitglieds mag nahe an einer Ferienpause liegen, vielleicht sogar zu nahe, um vor einer erneuten Unterbrechung in der Gruppe Fuß gefasst zu haben. Ebenso brauchen die Gruppenmitglieder genügend Zeit, sich dem neuen Mitglied zuwenden zu können, ihm zu helfen, seine einführende Erklärung abzugeben und mit der ängstlichen Aufregung zurechtzukommen, wenn es schwierige Dinge zu berichten gibt. Manchmal kommt es zu kleineren ‚Explosionen". Dieses Risiko gibt es einfach, wenn Fremde aufeinander treffen.

Ein neues Gruppenmitglied sollte im Allgemeinen wenigstens an einer Reihe von vier oder fünf Gruppensitzungen ohne Unterbrechung teilnehmen, bevor eine Pause eintritt. Ist die Zeitspanne kürzer, ist es besser, den Eintritt auf die Zeit nach der Pause zu verschieben und wenn nötig, eine längere Pause durch Einzelsitzungen zu verkürzen. Dann ergibt sich die Frage, wie rasch der Start nach einer Pause stattfinden soll? Hier gibt es unterschiedliche Ansichten. Nach einer Unterbrechung muss sich eine Gruppe erst wieder zusammenfinden und die unvermeidlichen ärgerlichen und kritischen Nachwirkungen, die eine jede Pause hinterlässt, durcharbeiten, bevor sie sich mit einem neuen Gesicht in der Gruppe auseinandersetzen kann. Das hält manche Therapeuten davon ab, die beiden Ereignisse miteinander zu verbinden. Andere Therapeuten, wir selbst eingeschlossen, sehen keinen besonderen Vorteil in der Trennung der beiden Begebenheiten, vorausgesetzt die Gruppe wird für widerstandsfähig genug gehalten, um dabei kontinuierlich an der Arbeit zu bleiben. Wir würden daher dazu neigen, ein neues Mitglied in der ersten Gruppensitzung nach einer Pause einzuführen. Die Gruppe und der Neuankömmling können frisch zusammen an die Arbeit gehen, und es ist sogar von Vorteil, wenn der Neuankömmling Gelegenheit hat, den ‚alten Hasen' beim Neuanfang zuzuhören und zu erfahren, wie sie persönliche Themen wieder aufgreifen und Veränderungen in ihren Leben einbringen.

Vignette

Zwei Mitglieder hatten die Gruppe verlassen und waren noch nicht ersetzt worden. Die Gruppe entwickelte dann eine Nähe und Intimität, die von allen genossen wurde. Die Leiterin hatte das Gefühl, dass die Gruppe in einer Atmosphäre von Vertrauen und Empathie gut arbeitete. Es gab keinerlei Meinungsverschiedenheit und Aggression. Merkwürdigerweise kam das Gespräch oft auf Erinnerungen an aggressives Verhalten von einem oder dem anderen der beiden ausgeschiedenen Mitglieder. Das machte der Leiterin ein Defizit in der gegenwärtigen Gruppe bewusst: ein ganzer Bereich an Beziehungserfahrungen hatte mit den beiden Mitgliedern die Gruppe verlassen. Die Gruppe hatte diese unangenehmen und inakzeptablen Gefühle an sie delegiert und hatte so eine Atmosphäre von Pseudo-Einverständnis und Verleugnung geschaffen. Als die Aggressivität eines der ausgeschiedenen Mitglieder wieder einmal erwähnt wurde, äußerte die Leiterin ihre Gedanken.

Das rief die folgende Antwort hervor: ‚Sobald wir glücklich und nahe miteinander sind, kommen Sie und zerstören das. Sie sind nur glücklich, wenn wir uns gegenseitig an die Gurgel gehen.' Ein Mann sagte: ‚Meine Frau meint, in letzter Zeit sei ich zu Hause immer gemein. Sie sagte, ich solle das in der Gruppe austragen und nicht zu Hause.' Jemand anderes sagte, ‚Wir sind nur fünf Leute hier. Vielleicht fürchten wir, dass im Fall von Angriffen noch jemand gehen könnte.' Die Leiterin merkte, dass es jetzt an der Zeit war, neue Mitglieder einzuführen.

Sie bat die Gruppe nicht um ihre Zustimmung, sich auf die Maxime besinnend, dass das Setting, wozu die Zusammensetzung der Gruppe gehört, völlig in der Verantwortung des Gruppenanalytikers liegt.

Das Einführen mehrerer Personen in eine Gruppe

Wenn die Gruppe bereit ist, mehr als eine Person aufzunehmen, entsteht eine andere Situation. Der Vorteil, zwei Neuankömmlinge gleichzeitig aufzunehmen, ist, dass die Periode der Schwierigkeiten durch die neuen Mitglieder verkürzt wird. Ein weiterer Vorteil ist, dass in der ersten angstauslösenden Begegnung mit einer Gruppe von Fremden den Neuankömmlingen ein gewisses Maß an Gemeinschaft ermöglicht wird. Themen wie Spiegelung, gegenseitige Identifikation, Getrenntsein und Individuation entstehen und werden oft durch Assoziationen zu Zwillingen ausgedrückt. Das bietet interessante Möglichkeiten für die Arbeit mit Übertragung an.

Eine Gruppe, die einen Neuankömmling auszuschließen versucht

Versuche, einen Neuankömmling auszuschließen, werden manchmal als Rücksichtnahme getarnt. Wird eine Gruppe damit konfrontiert, könnte sie den Wunsch äußern, nicht aufdringlich sein zu wollen, könnte sich durch Erinnerungen an ihre eigenen schrecklichen Erfahrungen beim Eintritt in die Gruppe rechtfertigen. Es gibt jedoch einen Unterschied zwischen ‚jemanden in Ruhe lassen' und ‚ignorieren'. Das letztere ist oft ein Ausdruck des Übelnehmens, kann sogar ein Vorläufer sein, jemanden zum Sündenbock zu machen, und erfordert analytische Wachsamkeit. Der Leiter muss sich ein Urteil bilden, ob das der Fall ist, oder ob der Zurückhaltung der Gruppe eine aufnahmebereite Haltung zugrunde liegt.

Schwieriger ist der Umgang mit einer Gruppe, die sich aktiv gegen einen Neuankömmling zusammentut, um ihn sozusagen an seinen Platz zu verweisen. Die gut gemeinten Bemühungen des Neuankömmlings, Lösungen vorzuschlagen oder Fragen zu stellen, könnten ärgerlich als ein Mangel an Einsicht oder Sensibilität verstanden werden, und jeder Versuch einer persönlichen Stellungnahme könnte kurz abgefertigt werden. Das ist eine Variante der Suche nach einem Sündenbock und muss entsprechend behandelt werden.

Der zu aufdringliche Neuankömmling

Manche Menschen, die neu in eine Gruppe kommen, haben eine gewisse narzisstische Blindheit gegenüber der Tatsache, dass die Gruppe vor ihrer Ankunft ihren eigenen Stil hatte. Sie rücken sich ins Rampenlicht und machen sich ohne

Aufforderung an eine dramatische oder weitschweifige Schilderung ihrer misslichen Lage. Versuche der Gruppe, ihren Redefluss zu bremsen, werden vereitelt, und der Leiter kann einen allgemeinen Rückzug der Teilnehmer feststellen. Hier muss in erster Linie der Leiter den aufdringlichen Neuankömmling oder Alleinunterhalter, wie solche Leute auch genannt werden, eingrenzen und konfrontieren.

Die Dynamik, die hier am Werk ist, pendelt zwischen ‚Alles oder Nichts', zwischen egozentrischem Erzählen oder desinteressiertem Rückzug von der Gruppe. Um eine Verbindung zwischen diesen Polen herzustellen, kann der Leiter das Erzählen unterbrechen, ohne den Fokus von der Person abzuwenden. Das ist möglich durch eine Abwendung vom Inhalt des Materials, hin zur Bedeutung des Erzählens im Hier und Jetzt. Ein Kommentar wie: ‚Sie haben uns schon eine ganze Menge zu denken gegeben. Lassen Sie uns schauen, wie es den anderen mit dem von Ihnen Gesagten geht' verschiebt den Fokus, ohne allzu viel narzisstische Kränkung.

‚Wir sind uns schon begegnet!'

Obwohl es unwahrscheinlich klingt, geschieht es gar nicht so selten, dass Gruppenmitglieder sich aus dem Alltag kennen, besonders dann, wenn die Gruppe aus einem Fundus von Patienten in einer kleinen Gemeinde oder Ortschaft zusammengestellt ist, oder wenn sie aus Menschen besteht, die in ähnlichen Berufsfeldern arbeiten. Für die meisten Menschen ist das ein erschreckendes Szenario, da sie beim Eintritt in eine analytische Gruppe ihre Therapie mit einer ‚Tabula rasa' beginnen wollen und ganz zurecht eine absolute Vertraulichkeit erwarten.

Eine solche Situation zeigt sich zumeist beim Betreten des Raums und verlangt nach sofortiger Abklärung des Kontexts und der Art der Beziehung durch den Leiter. Manchmal ist die Verbindung entfernt und dünn genug, damit es die Gruppe aushalten kann. Aber der Leiter muss auf irritierte Zustimmung beider Parteien achten, und falls es ein Zögern gibt, dem Neuankömmling einen Platz in einer anderen Gruppe anbieten. Versäumt man das, könnte es dazu führen, dass der eine oder andere Protagonist im weiteren Verlauf die Gruppenarbeit abbricht. Bevor man ein neues Mitglied einführt, sollte der Leiter sich vorsorglich die bestehenden Mitglieder unter dem Gesichtspunkt ihrer beruflichen, institutionellen, ethnischen und religiösen Verbindungen anschauen, vor allem, wenn das neue Mitglied in der Nähe eines anderen Gruppenmitglieds lebt oder arbeitet.

Schweigen des Neuankömmlings

Oft lässt ein Neuankömmling der Gruppe den Vortritt, findet aber früher oder später eine Gelegenheit sich einzubringen, entweder durch vorsichtiges Nachfragen oder eine Meinungsäußerung zum Thema eines anderen Mitglieds, oder durch eine Äußerung, die die Bereitschaft zeigt, persönliche Informationen einzubringen. Scheint die ganze Sitzung ihren Lauf zu nehmen, ohne dass das neue Mitglied etwas anderes als seinen Namen einbringt, lohnt es sich, ihn vor dem Ende der Sitzung einzubeziehen. Der Akt des Sprechens symbolisiert Engagement, und es spielt keine große Rolle, was gesagt wird. Der Leiter muss dem Neuankömmling lediglich ein oder zwei einladende Fragen stellen, vielleicht in Bezug zu Äußerungen anderer Mitglieder. Verhält sich der Rest der Gruppe zögernd oder gleichgültig, kann der Leiter den Dialog fortführen. In der zweiten oder dritten Sitzung sollte das neue Mitglied eine Gelegenheit gefunden haben, etwas über die Gründe seines Eintritts in die Gruppe zu sagen, und die Gruppe sollte begonnen haben, darauf einzugehen. Fortwährendes Schweigen deutet auf Widerstand hin, sich einlassen zu können. Die Gründe für solch ein Verhalten sollten lieber früher als später mit Hilfe von ein oder zwei sensibel platzierten Fragen erkundet werden. Die Antwort darauf kann einen Hinweis auf die Art der zugrunde liegenden Widerstände liefern.

Eröffnungszüge, die die Gruppe polarisieren

Eine etablierte Gruppe hat eine bestimmte Art der Umgangs, die sowohl kooperativ, als auch analytisch und herausfordernd ist. Ein Neuankömmling muss sich in diesem Stil erst zurechtfinden. Die Gruppe ihrerseits muss bereit sein, die Bemühungen des neuen Mitglieds zu akzeptieren, was zuerst im Widerspruch zu der analytischen Arbeitsweise zu stehen scheint. Diese Bemühungen können sich zunächst durch das Annehmen von Ratschlägen zeigen, das Unterbrechen eines Mitglieds durch ein neues Thema, durch Ansprechen des Leiters unter Ausschluss der Gruppe oder Kritik an der Gruppe, sie führe künstliche oder irrelevante Gespräche. Gruppen verstehen es meistens gut, das neue Mitglied zu der Erkenntnis zu führen, dass das übliche soziale Repertoire in der analytischen Situation außer Kraft gesetzt wird. Der Leiter sollte jedoch auf der Hut sein, wenn eine Gruppe gekünstelt und intolerant wird, und er muss das neue Mitglied gegebenenfalls schützen und seine gut gemeinten Bemühungen unterstützen, die ja eine neue Perspektive in die Gruppe bringen wollen. Es ist wichtig, das neue Mitglied nicht mit dem Gefühl gehen zu lassen, nicht dazu zu gehören. Auch der Eindruck, dass seine Beiträge nicht geschätzt werden, sollte nicht entstehen.

Den Neuankömmling in das Gespräch mit einbeziehen

Manche Gruppen sind geschickt darin, einen Neuankömmling durch respektvoll formulierte Fragen oder einladende Bemerkungen einzubeziehen. Die meisten Neuankömmlinge begrüßen Interessenbekundungen, die über den oberflächlichen Austausch von Namen hinausgehen. Zeigt die Gruppe jedoch keine Initiative, wird der Leiter den Weg weisen müssen. Die erste Sitzung für ein neues Mitglied sollte nicht ohne eine Intervention des Leiters ablaufen, die es dem neuen Mitglied erleichtert zu sprechen. Es ist vermutlich besser für den Therapeuten, den Neuankömmling direkt anzusprechen, als zu versuchen, eine Gruppenreaktion durch eine Interpretation ihres Widerstands oder ihrer Vermeidung hervorzurufen, obwohl in manchen Situationen auch diese Themen angesprochen werden müssen. Der schweigsame Neuankömmling wird es leichter finden, zuerst nach seiner Reaktion auf die missliche Lage eines anderen Gruppenmitglieds angesprochen zu werden, etwa mit einem Stichwort wie ‚Klingt da etwas bei Ihnen an?' Das dient der doppelten Absicht, Teilnahme zu wecken und gleichzeitig Abstand zu wahren, und ebenso von Anfang an die natürliche therapeutische Begabung des Neuankömmlings zu wecken. Die Bereitschaft der Gruppe, darauf zu reagieren, ist ein wichtiger Indikator für die Sympathien für den Neuankömmling im Anfangsstadium seiner therapeutischen Reise.

Die erfolgreiche Integration eines neuen Mitglieds

Der Therapeut kann erleichtert aufatmen, wenn das neue Gruppenmitglied beginnt, wohl überlegte Beobachtungen über die anderen Gruppenmitglieder mitzuteilen und neugierige Fragen über sie und die Gruppe zu stellen, und wenn diese wohlwollend und analytisch aufgenommen werden. Ein anderes gutes Zeichen ist ein positiver Bericht des neuen Mitglieds über seine ersten Eindrücke von der Gruppe. Ein kritischer Moment für die Integration kommt, wenn das neue Mitglied seine Lebensgeschichte in die Gruppe einbringt, den Sinn und Zweck für den Beginn der Gruppentherapie.

Das geschieht im Allgemeinen in den ersten drei bis vier Sitzungen der Teilnahme. Geschieht es in der ersten Sitzung, liegt für den Leiter die Vermutung nahe, dass es sich um eine wohl vorbereitete Eröffnungserklärung handelt. Manchmal steht der Patient unter dem Zwang einer ängstlichen Absicht, von der Gruppe akzeptiert werden zu wollen, sich sozusagen einen Platz in dem Bereich der Gruppe mit ernsten Lebensthemen zu sichern. Oder ein neues Gruppenmitglied könnte durch ein Gefühl der Dringlichkeit angetrieben werden, durch den Wunsch, voran zu kommen', könnte gleich Ernst machen wollen mit der therapeutischen Arbeit, und die Aufmerksamkeit des Therapeuten und der Gruppe einfordern. Der Neuankömmling mag spontan seine Geschichte einbringen, oder durch den Therapeuten dazu aufgefordert oder durch ein oder zwei Gruppenmitglieder dazu eingeladen werden.

Auf welche Weise der Eintritt und das Ausscheiden in kontinuierlichen halboffenen Gruppen auch stattfinden mag, man muss bedenken, dass dies wegweisende Ereignisse für die Gruppe und jedes Gruppenmitglied sind. Anfang und Ende, Ankunft und Abschied sind existentielle Augenblicke im Leben jedes Menschen. Der Umgang damit im Laufe des Lebens wird durch die ersten Erfahrungen in der Ursprungsfamilie und nachfolgende Lebensereignisse beeinflusst. Diese Erfahrungen werden in der halboffenen Gruppe wieder erlebt, neu geordnet und bewertet, korrigiert und umgewandelt, um die Persönlichkeit zu stärken oder wieder aufzubauen. Das geschilderte Kommen und Gehen verdient daher größte Aufmerksamkeit in der Gruppenanalyse.

KAPITEL NEUN

Die Gruppe in Aktion

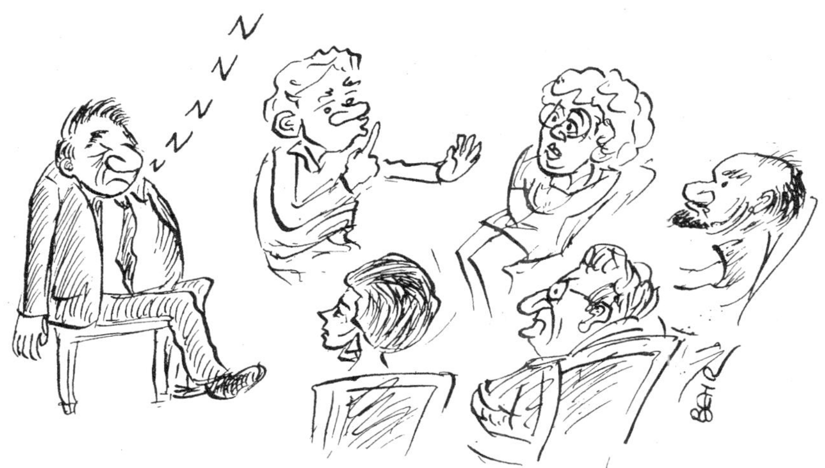

"Psst! Bitte nicht wecken, vielleicht hat er gerade einen Gruppentraum."

> *Eine gute Gruppe … erzeugt und entwickelt, erschafft und sorgt für dieses wertvolle Gut, das menschliche Individuum.*
>
> S.H. Foulkes

Die Gruppenanalyse beruht auf einem Paradoxon: Der Leiter ist der Einzige in der Gruppe, der die Autorität eines professionellen Therapeuten besitzt, und doch ist es die Gruppe als Ganzes, die die therapeutische Autorität besitzt. Um beiden Seiten dieses Paradoxes gerecht zu werden, muss sich der Leiter geschickt zwischen zwei Positionen bewegen: der Gruppe zu erlauben, den Lauf der Therapie zu bestimmen, und sich selbst als Leiter zu erlauben, seine therapeutische Autorität zu behaupten, vielleicht sogar gegen den aktuellen Trend in der Gruppe. Der Leiter hat es auch den einzelnen Mitgliedern zu ermöglichen, ihre eigene analytische Arbeit zu machen. Im Foulkesschen Modell ist der Leiter nicht der einzige „Analytiker-Therapeut“ in der Gruppe und sollte die Arbeit der Gruppe nicht für dieselbe erledigen. Stattdessen übt der Leiter ständig eine Kontrollfunktion aus, manchmal verbal und aktiv, manchmal im Stillen.

Die Analyse durch die Gruppe

In seiner Eigenschaft als dynamischer Verwalter hat der Leiter das Setting geschaffen und wird es während der gesamten Dauer der Gruppe in einem optimalen Zustand erhalten. Diese Situation schafft die Rahmenbedingungen für alle Prozesse, Beziehungen und Ereignisse in der Gruppe und an ihren Grenzen (Pines, 1981). Das ist so, weil die Gruppe selbst der aktive Wirkfaktor für Veränderung ist, sozusagen der therapeutische Wirkfaktor.

In gewissem Sinne ist der Leiter einfach ein Mitglied der Gruppe, durchdrungen und beeinflusst durch die Gruppenprozesse. Gleichzeitig steht er aber auch außerhalb dieser Prozesse und bewahrt die freischwebende Aufmerksamkeit, die für die Beobachtung dieser Prozesse notwendig ist. Durch seine professionelle Rolle ist der Leiter auch ein besonderes Übertragungsobjekt in der Gruppe, weniger „real" und weniger offen für die Realitätsprüfung als die anderen Gruppenmitglieder. Dieser offensichtliche Widerspruch schafft eine Übertragungssituation, die sich von der der psychoanalytischen Dyade unterscheidet.

In wieweit kann der Gruppenanalytiker eine ‚Tabula rasa' sein?

Wie ‚real' sollte der Leiter für die Gruppenmitglieder sein? Real sein könnte heißen, persönliche Daten mitzuteilen, persönliche Erfahrungen zu erzählen, Neugierde auszudrücken oder persönliche, theoretische oder ideologische Überzeugungen zum Ausdruck zu bringen. Das Konzept der ‚Tabula rasa' liegt an einem Ende eines Kontinuums von Selbstoffenbarung. Die zugrunde liegende Absicht ist, dass der Leiter sich in der Gruppe so präsentieren sollte, damit die Gruppe nicht durch persönliche Informationen gestört wird. Die dahinterstehende Überlegung ist: falls sich irgendwelche Übertragungs-Projektionen auf den Gruppenanalytiker richten sollten, können sich diese Phantasien um so leichter von Vernunft oder Realität unzensiert entwickeln, je weniger persönliche Informationen die Gruppenmitglieder haben.

Diese Technik, die ihren Ursprung im dyadischen Setting hat, gerät jedoch in einem Gruppen-Setting in Schwierigkeiten. Gruppenanalyse findet in einem Kreis statt, und dies beeinflusst alle auftauchenden Phänomene, einschließlich der Transparenz des Leiters. Als Teil des Kreises, sichtbar für die Gruppenmitglieder, ist es fraglich, wie viel von einer ‚Tabula rasa' unter solchen Umständen möglich ist. Die Technik der ‚Tabula rasa' gerät auch mit der Modellfunktion des Gruppenanalytikers in Konflikt, da sie den offenen Ausdruck von Interesse an anderen erfordert, sowohl durch verbale wie auch nonverbale Kommunikation. Ein mehr oder weniger undurchschaubarer Leiter zieht – unbeabsichtigt oder beabsichtigt – durch Übertragung unverhältnismäßig große Aufmerksamkeit auf sich, und bekommt dadurch im Verhältnis zu den anderen Gruppenmitgliedern eine zu große Bedeutung.

Wann genau rückt der Leiter in den Vordergrund, sei es als Übertragungsfigur oder als reale Person? Eine solche Situation kann durch eine übertriebene Fokussierung auf ein Gruppenmitglied geschehen, und für eine Verschiebung vom Leiter stehen, wie es bei einem entstehenden Sündenbockprozess geschehen kann. Ein anderer Auslöser könnte sein, wenn der Leiter zum Zentrum einer massiven Übertragungsreaktion wird, die entweder von einem Einzelnen oder von der Gruppe als Ganzes ausgehen kann. Dies kann die Kommunikation innerhalb der Gruppe blockieren. In unserer Sicht tendieren Übertragungsdeutungen, die beständig den Leiter in das Zentrum der Gruppe rücken, dazu, ihm unangemessenes Gewicht oder Macht zu geben, auf Kosten der anderen Gruppenmitglieder und der Gruppe als Ganzes.

Negativ verzerrte Übertragungen in Bezug auf den Therapeuten können leichter in einer Gruppe zum Ausdruck gebracht werden, als in der Dyade einer Einzeltherapie. Die Gegenwart anderer erleichtert es, sich bei solchen Äußerungen sicher zu fühlen. Die Vorstellung einer Bestrafung durch den Therapeuten wird durch eine Reihe von Reaktionen anderer und durch die haltende (containing) Funktion der Gruppe selbst zerstreut.

In unserer eigenen Praxis versuchen wir, zwischen persönlicher Anteilnahme und professioneller Reserviertheit ein Gleichgewicht zu finden. Das Dilemma zeigt sich, wenn man als Leiter zum Beispiel ankündigt, dass man ein oder zwei Sitzungen nicht da sein wird, oder wenn man eine Sitzung unerwartet ausfallen lässt. Soll man den Grund der Abwesenheit angeben? Und wie soll man mit den unvermeidlichen Fragen umgehen? Mit totalem Schweigen angesichts solch einer Frage zu reagieren, wird wahrscheinlich nur die Angst der Gruppe oder einiger Gruppenmitglieder auf ein unerträgliches Niveau steigern. Anfänglich neigen wir zu einem eher analytisch ‚neutralen' Ansatz und antworten mit einer Frage, die darauf abzielt, die Phantasien transparent zu machen, wie etwa: ‚Ich frage mich, was Sie denken'. Hat man den Phantasien und Gefühlen erlaubt aufzutauchen, sollte man seinen Respekt für die Gruppe mit einer kurzen Erklärung für die anstehende Abwesenheit zeigen. Der Leiter muss sich mit dem Maß an persönlicher Offenbarung wohl fühlen.

Gleichzeitig wird er von seinem professionellen Urteil darüber geleitet, was zu diesem Zeitpunkt am besten für die Gruppe ist. Es ist jedoch ein beruhigender Gedanke, zu wissen, dass die Handlung durch Übertragung verzerrt werden kann.

Vignette
Eine Therapeutin kam direkt vom Friseur in die Gruppensitzung, da sie am gleichen Abend an einem formellen Empfang teil zu nehmen hatte. Sie wurde sofort von zwei Frauen konfrontiert. Die eine sagte, die Therapeutin sehe jünger aus und gefiele ihr so viel besser. Die andere sagte voller Emotionen, sie hasse die Frisur. Bei diesem Anlass gab sich die Therapeutin damit zufrieden, still zu bleiben. Das erlaubte den verschiedenen Übertragungsreaktionen, zum Vorschein zu kommen. Das heftig ausgedrückte Missfallen war durch eine Erinnerung an die Mutter hervor gerufen worden, die als Dame der Gesellschaft zur Schlafenszeit ‚jedes Mal aufgedonnert mit einer neuen Frisur' im Kinderzimmer aufgetaucht sei, und das Kind in der Obhut eines gleichgültigen Kindermädchens gelassen habe. Die Frau, der die Frisur gefallen hatte, sprach von ihrem Wunsch, eine jüngere Therapeutin zu haben, die, wie sie meinte, ihren Lebensstil und ihre Wünsche besser verstehen würde.

Selbstoffenbarung von Seiten des Therapeuten hängt auch vom Entwicklungsstadium der Gruppe ab. Eine etablierte Gruppe, die die Sprache der Therapie verstanden hat, ist eher in der Lage, sich vom Äußeren zum Inneren, von der Realität zur Phantasie zu bewegen, und wird imstande sein, beides im Dienst emotionalen Wachstums zu nutzen.
Einen weiteren Aspekt des Settings muss man in diesem Kontext berücksichtigen: Erhöhte Angst durch das Zurückhalten von Informationen über die Realität mag für eine wöchentlich stattfindende Gruppe erträglich und therapeutisch nutzbar sein, wahrscheinlich aber nicht für eine Gruppe, die sich in Sitzungsblöcken mit langen Intervallen trifft. Letztendlich hängt das Maß der Transparenz des Leiters, das Zurückhalten von Informationen im Gegensatz zur Offenlegung von dem Entwicklungsstand der Gruppe ab, dem zeitlichen Rahmen der Sitzungen und vor allem von der Persönlichkeit des Gruppenanalytikers. Dies ist ein Aspekt, der oft unter dem Deckmantel der Professionalität verleugnet wird. Gruppen sind äußerst geschickt darin, die Persönlichkeit zu erkennen, die sich hinter der professionellen Maske des Therapeuten verbirgt.

Die Art und der Zeitpunkt von Interventionen durch den Leiter

Der ideale Zeitpunkt für eine Intervention des Leiters ist, wenn jemand in der Gruppe oder die Gruppe als Ganzes ganz nah am Erreichen einer Einsicht zu sein scheint, an der Wende zu einer neuen Weise des Erlebens. Dies kann die Übersetzung von primärprozesshaftem in sekundärprozesshaftes Denken, von ‚abgespaltenem' in integriertes, von projiziertem in akzeptiertes Denken sein. Der Leiter bringt diese Wende sozusagen zur Welt, ähnlich wie eine Hebamme

einem Baby auf die Welt hilft. Die stille Begleitung durch den Leiter ermöglicht der Gruppe, diese Einsichten zu erleben, anstatt sie in sekundäres Denken zu übersetzen. In dieser Weise begleitet der Leiter die Gruppe und spaltet sich nicht von ihr ab.
Der Leiter sollte auch bereit sein, einzugreifen – eher früher als später – ,sollte die Gruppe mit unproduktiven Interaktionen beschäftigt sein oder in eine kontratherapeutische Richtung abschweifen. Hier ist es Sache des Leiters, den Weg zu weisen, und wenn nötig die Richtung zu wechseln, in die die Gruppe unterwegs ist. Die Frage, ob die Gruppe vom Kurs abkommt oder nicht, ist schwierig. Einerseits geht der Leiter das Risiko ein, unbegründet einzugreifen, die Gruppe vom Kurs abzubringen oder den therapeutischen Prozess, der vielleicht schon voll im Gang ist, zu dominieren. Greift der Leiter jedoch nicht ein, besteht das Risiko, dem kontratherapeutischen Prozess zu erlauben, den Kurs zu bestimmten und in einem destruktiven Schluss zu enden. Dies mag darin gipfeln, das ein sadistisches Gruppenmitglied ein verletzliches Mitglied attackiert. Die Kunst der Gruppenanalyse liegt im Erreichen des Gleichgewichts zwischen den beiden Gefahren.

Das Konzept der Deutung in der Gruppenanalyse

Die Deutung im strikten analytischen Sinn nimmt im Gegensatz zur Arbeit eines Psychoanalytikers einen weniger zentralen Platz im Repertoire des Gruppenleiters ein. Noch ist sie ganz dem Gruppenleiter vorbehalten. Der Beitrag jedes Gruppenmitglieds, wie auch die kollektive Stimme der Gruppe, kann in einem weiteren Sinn als Deutung wirken, indem sie scheinbar unverbundene Phänomene miteinander verbindet und damit größere Bewusstheit der Ursprünge und Bedeutung einer bestimmten Äußerung bewirkt.
Es ist wahrscheinlich hilfreicher, unter Deutung einen Übersetzungsprozess zu verstehen. Das ist ein Konzept, dem Foulkes besondere Bedeutung im therapeutischen Prozess zuschrieb. Er sah darin einen umfassenden Begriff für die ganze Aufgabe, den Code des Unbewussten zu entschlüsseln, das Gruppenäquivalent für das Bewusstmachen des Unbewussten (Foulkes, 1964, S. 81). Er argumentierte, Deutung sei nur eines der Mittel, um den Prozess der Übersetzung zu realisieren. Ein verwandtes Konzept bei dieser Aufgabe ist die ‚Ortung' (‚location'). Dabei handelt es sich um den Vorgang, den Stellenwert einer Störung, eines Verhaltens oder anderer Ereignisse in der Gruppenmatrix festzustellen. Um das zu bewerkstelligen, muss sich der Leiter der besonderen Konfiguration beobachtbarer Phänomene, die zu diesem Zeitpunkt vorherrschen, bewusst sein. Ist das geschehen, wird es möglich, das Niveau der Gruppenkommunikation zu diesem Zeitpunkt zu erkennen. Um verstanden zu werden, muss der Leiter mit der Gruppe auf dem gleichen Sprachniveau kommunizieren. Mit Hilfe

dieser Werkzeuge wird es dem Leiter möglich, der Gruppe auf dem Weg vom Symptom im weitesten Sinn zum zugrunde liegenden Konflikt behilflich zu sein. Bietet der Leiter eine Deutung an, muss er daher darauf achten, Worte und Bilder zu verwenden, die zu dem Sprachstil der Gruppe passen. Der gewagte Versuch, durch eine Deutung die Kluft zwischen dem manifesten Inhalt der Gruppeninteraktionen und ihren primärprozesshaften Beziehungen, z.B. einem zugrunde liegenden Ödipuskonflikt, zu überbrücken, kann die Gruppe verblüffen und intellektualisierende Reaktionen oder widerwilliges Schweigen hervorrufen. Foulkes nannte solche Deutungen ‚überstürzt', da sie der analytischen Absicht, der Gruppe zu ermöglichen, auf ihre Weise und zu ihrer Zeit selbst tiefere Verbindungen herzustellen, einen schlechten Dienst erweisen (Foulkes, 1975).

Das manifeste Verhalten des Leiters in Bezug auf das Entwicklungsstadium der Gruppe

Die Interventionen des Leiters, sein Verhalten und seine Selbstdarstellung in der Gruppe werden sich in einer etablierten Gruppe im Vergleich zu einer beginnenden oder einer Gruppe im Endstadium der Therapie voneinander unterscheiden. Die Ansprüche an den Leiter werden in dieser Hinsicht in einer geschlossenen Gruppe einfacher sein, komplizierter dagegen in einer halboffenen Gruppe, wo die Mitglieder sich in unterschiedlichen Stadien ihrer Therapie befinden. In den frühen Stadien der Gruppe wird der Leiter als allmächtig und allwissend angesehen. Im Laufe der Zeit, vor allem in krisenhaften Augenblicken, bei Pausen oder Verlusten, können Einzelne oder die Gruppe als Ganzes zu solchen Phantasien zurückkehren.

Die Verwandlung des Leiters vom Halbgott zu einer realen Person kann nicht beschleunigt werden, weder durch absichtliche Zurückhaltung, noch durch Deutung. Eine Funktion des Leiters in diesem Stadium und mehr oder weniger während des ganzen Bestehens der Gruppe ist, die Projektionen und projektiven Identifikationen zu akzeptieren und für sich zu behalten, um sie zur rechten Zeit in modifizierter Form der Gruppe zurück zu geben (Ogden, 1979). Das bezieht sich sowohl auf Gruppenprojektionen wie auch auf individuelle. Die Rückgabe dieser Projektionen wird dann genutzt, um die transpersonalen und zwischenmenschlichen Kommunikationen innerhalb der Gruppe zu erweitern und zu vertiefen – im Gegensatz zur Pflege einer auf den Leiter zentrierten, schwer gestörten Übertragungsbeziehung.

Projektive Identifikationen geschehen auch zwischen Gruppenmitgliedern und erfordern sensible Behandlung. Der Leiter akzeptiert die Projektion und bewahrt sie in sich auf, so unbequem und sogar quälend sie auch sein mag. Das Gruppenmitglied ‚auf das projiziert wird, erlebt dies zumeist als Konfrontation und wird die Projektion wahrscheinlich nicht ohne einen Kampf akzeptieren.

Dies liegt nicht zuletzt an der verdrängten Vertrautheit des ‚Opfers' mit ausgeschlossenen Gefühlen oder Phantasien, die vom Projizierenden unbewusst gespürt wurden. Ein gutes Beispiel ist exzessiver Neid. Die unmittelbare Reaktion des betroffenen Mitglieds kann nahe bei einem Gefühl der Zerstörung liegen, und es kann zu zeitweiligem Rückzug oder sogar dem Abbruch der Gruppenarbeit kommen.

Die Sprache der Gruppe

Gruppenanalyse ist eine ‚Sprach-Kur', indem sie Aktionen entmutigt und verbalen Austausch als Mittel der Therapie ermutigt und benutzt. Der Gruppenanalytiker John Schlapobersky hat die bestimmenden Formen der Gruppensprache als einen Fortschritt vom Monolog zum Dialog und zum Diskurs eingehend beschrieben. Jede dieser Sprechweisen wird zur Erzählung von Lebensereignissen benutzt und im ‚Drama der Erfahrungen im Hier und Jetzt der Gruppe', wie es Schlapobersky nennt. Die Gruppe schreitet von der Erzählung zum reflektierten Dialog und schließlich zum Diskurs fort (Schlapobersky, 1994). Es ist dieser Diskurs, in dem sich das etabliert, was Foulkes die ‚Zone der Kommunikation' nennt, in dem die Gruppenmitglieder lernen, sich und die anderen zu verstehen (Foulkes, 1964, S.12).
Der Leiter beteiligt sich an der Kommunikation auf allen Ebenen, meistens als ein weiteres engagiertes Mitglied, nicht aber, indem er fertige Antworten gibt oder Einsichten anbietet, die die Gruppe zu gegebener Zeit selbst entdecken kann. Gleichzeitig sollte der Leiter unrealistische Erwartungen in Bezug auf Leitung und Einsichten nicht unterstützen. Vielmehr sollte er Forschergeist in der Gruppe sähen und in seinem Verhalten als Vorbild zur Verfügung stehen.

Gegenübertragung in der Gruppe

Der Leiter muss sich auch mit der allgegenwärtigen Existenz von Gegenübertragungs-Phänomenen befassen. Davon gibt es in der Gruppe eine große Anzahl, die sich quer durch viele Interaktionen zwischen einzelnen Mitgliedern, sowie der Gruppe und dem Leiter ziehen. Freud bemerkte: ‚Jeder besitzt in seinem Unbewussten ein Instrument, mit dem er die Äußerungen des Unbewussten anderer Leute interpretieren kann.' In der Gruppe ist die Resonanz von Unbewusstem zu Unbewusstem die reinste erreichbare Kommunikation. Als solche steht sie als ein wertvolles Werkzeug dem Leiter zur Verfügung. Aber wie alle Werkzeuge muss sie gekonnt angewendet werden. Der Leiter muss entscheiden, ob das Kommunizierte mit ungelösten Konflikten zusammenhängt. Wenn ja, muss es dort bleiben und ohne Kenntnis der Gruppe behandelt werden. Wenn die Gegenübertragungs-Reaktion auf die unbewusste Botschaft eines anderen Mitglieds oder der ganzen Gruppe antwortet, kann der Leiter sich entscheiden, entweder die Übertragung zum künftigen Gebrauch in einem günstigeren Augenblick zu den Akten zu legen, oder diese auf der Stelle der Gruppe zu unterbreiten, damit die Fähigkeit der Gruppe, integratives Wachstum fühlen und verstehen zu lernen, vertieft und erweitert wird.

‚Vertraue der Gruppe'

Gruppentherapeuten in Ausbildung werden manchmal dazu gedrängt, der Gruppe zu vertrauen. Was bedeutet das aber in der Praxis? Es ist unklug, diese Devise in der naiven Hoffnung zu übernehmen, dass die kollektive Weisheit der Gruppe eine Technik neutralen Nicht-Eingreifens auf Seiten des Leiters rechtfertigen kann. Das Feld der Gruppentherapie ist übersät von Menschen, die nach der Erfahrung, vernachlässigt oder zum Sündenbock gemacht worden zu sein, abgebrochen haben oder noch tiefer gestört waren. Das alles geschieht aufgrund wohlmeinender, aber passiver Leiter, die den Glauben nähren, der Gruppenprozess solle seinen natürlichen Gang nehmen, da die Weisheit der Gruppe sich am Ende durchsetzen werde. Dazu steht die Tatsache nicht im Widerspruch, dass es Zeiten geben kann, in denen die Gruppe dem Leiter im Sinne einer verborgenen Dynamik einen Schritt voraus sein kann.

Ein Gleichgewicht wahren zwischen Extremen

Von Zeit zu Zeit muss der Leiter bei einem zu emotionalisierten Zustand durch Interventionen für einen Ausgleich sorgen, die dem Ziel dienen, eine reflektiertere Kommunikation zu schaffen. Andererseits sollte der Leiter bereit sein, die Gruppe emotional herauszufordern, wenn sich die Gruppe in einem abgehobenen Zustand emotionaler Neutralität treiben lässt. Das Hin- und Herschwingen zwischen Reflexion und Turbulenz ist wie die Bewegung eines Pendels. Der weite Bogen dieses Pendelns ermöglicht dem Leiter die Freiheit, zu beobachten und zu reflektieren, während die Gruppe aktiv mit der therapeutischen Arbeit beschäftigt ist. Sitzt die Gruppe im einen oder anderen Zustand fest, hat der Leiter einzugreifen. Die Einschätzung, was eine kontratherapeutische Richtung ausmacht, ist nicht einfach. Der Leiter nimmt eine vorsichtige Haltung ein, greift aber manchmal auch massiv ein, aber immer offen für Selbstreflexion und Kritik seitens der Gruppe. Wird eine Intervention mit Schweigen in Empfang genommen oder mit offenem Widerspruch und dem Bestreiten ihres Werts, kann es notwendig sein, sich über persönliche Wünsche oder Bedürfnisse der Gruppe gegenüber Gedanken zu machen.

Wo befindet sich die Gruppe in einem bestimmten Augenblick in Raum und Zeit?

Die Begriffe „Hier und Jetzt" und „Da und Dann" sind zum festen Bestandteil der gruppenanalytischen Terminologie geworden. Aber es gibt auch ein „Hier und Dann", wie beispielsweise die eigene Geschichte der Gruppe, und ein „Da und Jetzt", zum Beispiel die aktuelle Lebenssituation eines Gruppenmitgliedes außerhalb der Gruppe. Meistens bewegen Gruppen sich zwischen ihren Erfahrungen mit dem Geschehen im Gruppenraum und Ereignissen außerhalb. Erzählungen aus der persönlichen Vergangenheit mischen sich ein. Hält sich eine Gruppe übermäßig in einem dieser Bereiche auf, geschieht dies, weil einige Aspekte verleugnet oder nicht durchgearbeitet wurden. Ein Beispiel dafür ist wiederholtes Nachdenken über eine geringe Gruppengröße, was für eine unausgesprochene Angst vor der Auflösung der Gruppe spricht. Ein anderes Beispiel ist die ständige Aufmerksamkeit der Gruppe für ein Mitglied als ‚Patienten'. Dahinter steckt eine Dynamik, die es den anderen Gruppenmitgliedern erlaubt, sich nicht mit sich selbst zu befassen.
Das ‚Hier und Jetzt' der Gruppe kann sich auch durch extreme Stimmungen äußern. Eine Gruppe kann sich z.B. beständig in einer witzelnden, unbeschwerten Stimmung, der sog. ‚manischen Flucht' aufhalten, als Mittel, um schmerzliches und deprimierendes Material zu vermeiden. Umgekehrt kann eine Gruppe in einem verlängerten depressiven Zustand verbleiben, in der Hoffnung, magische Heilung vom Leiter zu erhalten. Dies hat seine Wurzeln in einer Übertragungswahrnehmung des Gruppenleiters als omnipotente Elternfigur der Kindheit. Gruppen können auch eine Art ‚Katastrophenverschleiss' entwickeln, wenn es nur um schlechte Nachrichten und Probleme geht.

Die Figur-Grund Konstellation

Manchmal gerät die Gruppe als Ganzes in den Vordergrund ihres eigenen Interesses. Zu anderen Zeiten rückt ein Einzelner oder eine Untergruppe (z.B. ‚die neuen Mitglieder', ‚die Männer', ‚die Zu-Spät-Kommer') in den Vordergrund. Das ist Teil des kaleidoskopischen Wandels in der Figur-Grund-Konstellation, die die gruppenanalytische Erfahrung ausmacht. Diesem Prozess folgt der Leiter eher, als dass er ihn gestaltet, es sei denn die Gruppe scheint festgefahren zu sein. Für diesen Fall ist es angebracht, einen Wechsel der Aufmerksamkeit herbeizuführen: vom Inhalt zum Prozess, vom Material, das die Gruppe beschäftigt, zu der Tatsache des Beschäftigtseins.
Gruppen, die sich exklusiv mit Phänomenen der ‚Gruppe als Ganzes' beschäftigen, tun dies meistens unter dem Einfluss der theoretischen Orientierung des Leiters. Diese Dynamik kann jedoch auch aus einer spezifischen Situation ent-

stehen, in der die Gruppe sich befindet, etwa ein Gefühl der Bedrohung ihrer Existenz, ein irritierendes Ereignis in der Gruppe oder ein festgelegtes Ereignis wie eine lange Ferienpause.
Verweilt eine Gruppe zu lange bei den Problemen oder Themen eines Mitglieds, könnte sie im Prozess einer aktiven Kollusion zwischen diesem Mitglied und dem Rest der Gruppe festsitzen. Menschen mit der Gabe, ihre Notlage zu dramatisieren, sowie solche mit einer Psychopathologie mit massiven Störungen und Fehlfunktionen, sowie Menschen, die in einem erschreckenden Drama von Trauma und Tragödie leben, sind im Stand, die Gruppe in einem Zustand der Faszination festzuhalten, hinter dem oft ein omnipotenter Wunsch der Gruppe liegt, zu heilen. Dem Einzelnen sollte diese Aufmerksamkeit nicht zu schnell entzogen werden. Manchmal jedoch ist es notwendig, die Gruppe zur Erkenntnis ihrer vielfältigen unbewussten Motive zu führen. Man muss diesen ständig wechselnden Beschäftigungen auf der Spur bleiben und, wenn nötig, intervenieren.

Herkunft, Sprache und Kultur in Gruppen

Unsere Gesellschaft hat in der Unterschiedlichkeit der ethnischen Zugehörigkeit ihrer Bürger in relativ kurzer Zeit einen radikalen Wandel durchgemacht. Eine große Zahl von Menschen wandert ein und aus, bringt und nimmt ihr kulturelles Erbe mit: ihre Sprache, das kollektive historische Gedächtnis, Brauchtum und Verhaltensweisen. All das findet sich üblicherweise in einer analytischen Gruppe. Das vielgestaltige Bild der Menschheit bereichert die Gruppenmatrix sehr, stellt aber gleichzeitig eine Herausforderung an die Kommunikation dar.
In der Gruppenanalyse entwickelt sich die Kommunikation hauptsächlich, wenn auch nicht ganz, durch das Medium der Sprache. Gruppenmitglieder sollten die dort übliche Nationalsprache sprechen. Das in der Kindheit erworbene emotionale Gewicht von Worten und Sätzen kann jedoch in der Übersetzung verloren gehen. Die Sprachmelodie, die Betonung und die Art der Übermittlung wechseln von einer ethnischen Gruppe zur nächsten, wie auch idiomatische Ausdrücke und Konzepte von Humor und kulturellen Anspielungen. Die Einstellung zur Offenheit in der Gruppe wird oft durch Erfahrungen von Verfolgung und Trauma eingefärbt, z.B. durch das Leben in einem totalitären oder unterdrückenden Regime. Opferrollen, entstanden durch massive soziale Traumen, werden oftmals über Generationen hinweg weitergegeben (Volkan, 1997). Sie finden gelegentlich ihren Ausdruck durch Schweigen und Verschwiegenheit in der Gruppe, Phänomene, die in ihrem historischen, sozialpolitischen und zwischenmenschlichen Kontext verstanden werden müssen.
Wie werden ethnische Unterschiede in der analytischen Gruppe aufgenommen? Und wie können sie in den Dienst der Therapie gestellt werden? Hier ist die

Zusammensetzung der Gruppe besonders wichtig. Eine Vielfalt in allen Aspekten der Gruppenmitgliedschaft (Alter, Geschlecht, sozialer und kultureller Hintergrund und Glaube und Religion) schafft eine Atmosphäre, in der neue Reize mit einem Gefühl der Sicherheit wahrgenommen werden können. Das Risiko der Isolation für ein Gruppenmitglied kann durch das Angebot eines ‚Gruppengeschwisters' reduziert werden. Darunter versteht man ein anderes Gruppenmitglied, von dem man erwarten kann, dass es die Bedeutung und den emotionalen Gehalt des Gesagten verstehen und interpretieren kann. Das sorgt für einen subtilen Lernprozess, der starre Haltungen und Wahrnehmungen der Welt reduzieren kann. Die eigene ethnische Zugehörigkeit des Leiters und sein kultureller Hintergrund, mit der Möglichkeit der Entstellung durch Übertragung, bilden den Nährboden für eine Überprüfung der Gegenübertragung auf kulturelle blinde Flecken und Missverständnisse hin.
Entwickelt sich Entfremdung unbemerkt, entsteht ein Gefühl, nicht dazu zu gehören. Der Leiter sollte bei einer Dynamik, die kulturelle und soziale Unterschiede verleugnet oder sie übertreibt, auf der Hut sein. Im ersteren Fall arbeitet die Gruppe unter dem Mythos, alle in der Gruppe seien sozial und kulturell gleich, und jede Bezugnahme zu Unterschieden sei eine Beleidigung des egalitären Prinzips der Gruppe. Am anderen Ende können Unterschiede als deutliche Hinweise auf die kulturelle Identität aufgegriffen werden, können Gemeinsamkeiten ausgelöscht werden, was nur dazu dient, das individuelle Gefühl der Isolation zu verstärken. Auf diese Weise isolierte Menschen neigen sehr oft durch ihren Wunsch nach Zugehörigkeit dazu, sich durch Verschweigen eines wichtigen Bereichs ihrer Identität zurückzuziehen. Die daraus resultierende Isolation kann nur dann nachlassen, wenn der Leiter die Aufmerksamkeit auf den im Vordergrund stehenden Mythos lenkt und der Gruppe hilft, sich damit auseinander zu setzen.

Rassismus in Gruppen

Eine optimal zusammengestellte Gruppe spiegelt die Gesellschaft, aus deren Mitgliedern sie rekrutiert wurde. Die Gruppenmitglieder einschließlich des Leiters bringen unausweichlich die gesellschaftlichen Haltungen, Annahmen, vorgefassten Ideen, Mythen und Phantasien über ‚den Anderen' mit: jene, die als Fremde wahrgenommen werden. Eine Sichtweise von unabänderlichen Unterschieden treibt die Gruppe unaufhaltsam an, sich gefühlsmäßig mit einer Dynamik des Dazugehörens oder Ausgeschlossenseins zu beschäftigen und der Errichtung von Grenzen, die zu Barrieren werden und die Basis maligner Projektionen bilden. Solche Ereignisse gibt es mit hoher Wahrscheinlichkeit, wenn es in der Gruppe Menschen mit unterschiedlichen Hautfarben gibt. ‚Die Strukturen der Gesellschaft spiegeln sich in den seelischen Strukturen, und beide sind farbcodiert' (Dalal, 2002).

Die analytische Gruppe bietet einen sicheren Rahmen, in dem tief verborgene Ideen auftauchen können, einschließlich Vorurteilen und rassistischen Haltungen. In der Gruppe können diese verbalisiert und im gemeinsamen Diskurs genauer Prüfung unterzogen werden. Damit das aber geschehen kann, muss der Gruppenanalytiker mit der eigenen, fast immer verleugneten ‚Farbcodierung' in Fühlung sein. Selbst wenn dies dem Leiter gelingt, erschwert die Annahme, Produkt einer liberalen, toleranten Ideologie zu sein, die die Rohheit und Ungerechtigkeit des Rassismus ablehnt, das Erkennen von in der Gruppe entstehendem Rassismus.

Vignette

Eine weiße Frau eröffnete aufgeregt eine Sitzung. Sie berichtete der Gruppe, ihr zehnjähriger Sohn sei auf dem Heimweg von der Schule von zwei älteren Jungen überfallen worden. Sie machte eine Pause und ergänzte zögernd: ‚Sie waren Farbige'. Sie wandte sich dann dem einzigen Farbigen in der Gruppe zu und sagte: ‚Das war nicht als Vorwurf gemeint'. Er erwiderte höflich: ‚Ich habe es nicht so verstanden'. Nach einem betretenen Schweigen wurde über die steigende Kriminalitätsrate gesprochen, wie unsicher die Straßen geworden seien, und über die erforderliche stärkere Präsenz der Polizei. Dann wandte sich die Gruppe einem anderen Thema zu.

Die weiße Leiterin verließ die Gruppe unzufrieden mit sich selbst und fragte sich, warum sie die Gelegenheit verpasst hatte, das bisher in der Gruppe tabuisierte Thema der Hautfarbe anzusprechen. War das Thema Rassismus für die Gruppe zu heiß oder für sie? Da sie bis zu diesem Augenblick über diese Fragen nicht nachgedacht hatte, hatte sie zugelassen, dass ein wichtiges gesellschaftliches Phänomen in der Gruppe unberührt blieb und eine Lösung für ihre Teilnehmer möglicherweise verloren ging.

Geschlecht und Sexualität in Gruppen

Die Themen Geschlecht und Sexualität nehmen in analytischen Gruppen einen besonderen Platz ein, da sie die Einstellung der speziellen Gesellschaft, in der die Gruppe stattfindet, spiegeln. Nach unserer Erfahrung lassen sich intime sexuelle Beziehungen und die damit zusammenhängenden Probleme in einer gemischten Gruppe ansprechen, obwohl dafür erst eine Sprache entwickelt werden muss, die Gefühle von Scham, Peinlichkeit und Isolation abmildern kann. Gruppen können auch voyeuristische und exhibitionistische Reaktionen hervorrufen, Erotisierung sexueller Themen und erotische Übertragungsbeziehungen.

Alle diese Phänomene bringen die Gefahr des Ausagierens oder ‚Herein-Agierens' mit sich, wenn sie nicht als solche erkannt werden.
Der Wandel in der gesellschaftlichen Einstellung gegenüber sexuellen Beziehungen und sexuellen Orientierungen in den letzten 50 Jahren spiegelt sich in der Zusammensetzung der heutigen analytischen Gruppen wider. Homosexuelle und heterosexuelle Gruppenmitglieder beeinflussen und identifizieren sich gegenseitig im Spektrum von Beziehungsthemen, die die dynamische Matrix der Gruppe bilden. Ebenso wie bei ethnischen und kulturellen Unterschieden muss der Leiter sich zweier Extreme bewusst sein: Der Verleugnung der Bedeutung unterschiedlicher sexueller Orientierung oder ihrer Verwendung als Barriere gegen Zugehörigkeit und wechselseitige Identifikation.
Im Erstinterview mag ein Mensch zum Ausdruck bringen, eine gemischte Gruppe zu bevorzugen oder eine sexuell homogene Gruppe oder eine Gruppe mit Menschen gleicher sexueller Orientierung. Solche Vorlieben können in früher erfahrenem Mangel an Verständnis begründet sein oder in Vorurteilen oder Missbrauch oder in der Überzeugung, die bevorzugte Gruppe könnte helfen, ein Identitäts-Problem zu lösen. In all solchen Fällen ist es die erste Aufgabe des Gruppenanalytikers, dem Menschen zu helfen, bei der Wahl der Gruppe eine sachkundige Entscheidung zu fällen. Das gleiche Prinzip gilt bei Menschen, die sich unsicher sind, ob sie sich eine Gruppe unter der Leitung eines Mannes oder einer Frau wünschen. Realistische und übertragungsbestimmte Befürchtungen und Wünsche müssen entwirrt und in Einklang gebracht werden, aber letztendlich muss der manifeste Wunsch des Patienten respektiert werden.

Zusammenhalt (‚containment') und Konfrontation: Kehrseiten ein und derselben Medaille

Der Leiter hört die meiste Zeit still zu oder greift in verbindlicher Weise ein, aber manchmal schlägt er auch einen konfrontierenden Ton an, entweder in Bezug auf einen Einzelnen oder die Gruppe als Ganzes. Konfrontation ist ein zweischneidiges Schwert: Es offenbart einen bis dahin vermiedenen Prozess und verstärkt durch das Begrenzen eines antitherapeutischen Prozesses den Zusammenhalt (‚containment') der Gruppe. Kommt es zur Konfrontation, steigt meist die emotionale Temperatur an, und die Fähigkeit, reflektiert zu denken, kann zeitweise außer Kraft gesetzt werden. Dennoch kann Konfrontation als ein erster Schritt notwendig sein, um ein Übertragungsgeschehen zu beleuchten, wenn das ‚Als-ob'-Element aus den Augen verloren wurde. Unregelmäßige Teilnahme, Verspätungen und unmäßige Attacken gegen ein verletzliches Gruppenmitglied oder auf den Leiter sind übliche Reaktionen auf eine konfrontative Intervention.

Wenn zwei Gruppenmitglieder aneinander geraten, ist die Auswirkung auf die Gruppe erheblich. Es gibt ein empfindliches Gleichgewicht zwischen ‚gesunden' Konfrontationen, die wichtige Belange ans Licht bringen, und einer Art von Konfrontation auf der Basis malignen Spiegelns (Zinkin, 1983). Das kann bis zu dem Punkt eskalieren, dass die Protagonisten oder andere scheinbar neutrale Gruppenmitglieder sich zurückziehen oder sogar die Gruppe verlassen. Die scheinbar selbstbewusste Reaktion eines Gruppenmitglieds auf einen Angriff kann täuschen, und ein Gruppenmitglied, das ein anderes angreift, kann auch die Voraussetzung für ein vorzeitiges Verlassen der Gruppe schaffen.

Vignette

Eine Frau berichtete der Gruppe häufig vom egoistischen und beleidigenden Verhalten ihres Mannes. Trotz besorgter Ermutigung aus der Gruppe, sie könne ihn doch auch verlassen, beharrte sie standhaft darauf, um der Kinder willen in der Beziehung zu bleiben. Während einer Sitzung richtete eine Frau in der Gruppe einen wütenden Angriff gegen sie und warf ihr vor, nicht an die Auswirkungen des Verhaltens ihres Mannes auf die Kinder zu denken.

Der Leiter erinnerte sich, dass die wütende Frau eine traumatische Kindheit durchlebt hatte mit einem gewalttätigen Vater und einer unterwürfigen Mutter, die zusammen geblieben waren. Noch bevor solch eine Verbindung hergestellt werden konnte, brach eine hitzige Auseinandersetzung zwischen den beiden Frauen aus, die für niemanden eine Lücke zum Eingreifen ließ, und in deren Höhepunkt die erste Frau in Tränen ausbrach. Sie warf der zweiten Frau vor, sie vermittle ihr genau das Gefühl wie bei ihrem Mann.

Der Leiter konfrontierte beide Frauen, indem er sie drängte, ihre Auseinandersetzung zu beenden und ihm zuzuhören. Im folgenden Schweigen erläuterte er jeder von ihnen die ihrem Verhalten zugrunde liegende unbewusste Wiederholung und die Reinszenierung einer Täter-Opfer-Dynamik in der Gruppe. Die übrige Gruppe bestätigte eilig diese Formulierung, und beide Frauen waren imstande, mit frischen Einsichten weiter zu machen.

Traumarbeit in Gruppen

Die vielfältigen therapeutischen Möglichkeiten der Gruppe zeigen sich am deutlichsten in ihrem Umgang mit Träumen. Freud meinte, der Traum sei der Königsweg in das Unbewusste des Träumers. Sollen die Gruppenmitglieder befähigt werden, in Fühlung mit den tiefsten und unzugänglichsten Bereichen ihres Seelenlebens zu kommen, müssen sie diesen Königsweg beschreiten. Sie sollten ermutigt werden, ihre Träume freimütig zu erzählen, denn dann gewinnen sie Verständnis dafür, was ihre Träume für sie zum Ausdruck bringen.

Gruppenmitglieder sind sich oft des Wertes ihrer Träume nicht bewusst. Man muss sie dazu einladen, ihre Träume zu entdecken und zu begreifen. Die volkstümliche Überzeugung ,Träume sind Schäume' oder persönliche Ansichten wie ,Ich träume nicht' sollten in Frage gestellt werden. Eine Erklärung zur Funktion von erinnerten Träumen könnte notwendig sein: Sie wollen den Träumer auf einen verborgenen Aspekt aufmerksam machen, der auch im Wachleben Beachtung verdient. Der erinnerte Traum klopft sozusagen an die Tür des Bewusstseins und bittet um Einlass. Indem der Träumer einen Traum in die Gruppe einbringt, öffnet er einen weiteren Kommunikationskanal, sowohl in die bewusste wie auch die unbewusste soziale Welt. Nach Meinung von Foulkes ist jedoch der Traum ,vor allem eine individuelle Schöpfung, nicht zur Veröffentlichung gedacht' (Foulkes, 1964, S.126). Auch erscheint der Traum im Schlaf, in einem Zustand des Rückzugs von sozialem Kontakt. Gruppenanalyse ihrerseits findet in einem sozialen Kontext statt. Wie quadrieren wir diesen Kreis? Indem wir vorsichtig den sozialen Kontext, in dem die Gruppe stattfindet, herstellen. Das befähigt die einzelnen Mitglieder, sich völlig frei auszudrücken, Das schließt ihre ,besonderen individuellen Schöpfungen', ihre Träume, mit ein. Das Erzählen von Träumen wird stark durch die Art und Weise beeinflusst, in der diese vom Leiter aufgenommen und behandelt werden, denn daran orientiert sich auch die Reaktion der Gruppe. Gruppenanalytiker, die das Erzählen von Träumen wertschätzen und es mit Respekt und Sensibilität behandeln, erhalten häufiger und detaillierter Traumschilderungen, als jene, die in ihnen gänzlich privates Eigentum sehen, das eigentlich nicht mitteilbar ist.

Wenn der Träumer der Gruppe seinen Traum erzählt, beauftragt er die Gruppe mit der Entschlüsselung. Die Reaktion der Gruppe auf den Bericht ist ein Hinweis auf seine Bedeutung und muss vom Leiter in all seinen Aspekten betrachtet werden. An welchem Punkt in der Sitzung wird der Traum erzählt? An wen wird er hauptsächlich gerichtet: die Gruppe, ein Mitglied oder den Leiter? Wie wird der Bericht aufgenommen? Die Gruppe kann sich dafür interessieren, persönliche Assoziationen anbieten, oder sich an eigene Träume sowie die von anderen erinnern. Es kann sowohl Schweigen folgen als auch offensichtlicher Rückzug.

Diese Gruppenreaktionen wirken wie Bausteine im Gebäude des latenten Inhalts. Sie stellen als solche Interpretationen dar. Die Bedeutung eines Traums entwickelt sich oft ohne Deutungen des Leiters, wie es in dyadischer Therapie geschehen könnte. Es ist ebenso wichtig, dass die verbalen und nicht verbalen Beiträge der Gruppenmitglieder den Traum in einem tief individuellen Sinn für jeden relevant werden lassen. Weit davon entfernt, für den Träumer nur als Kulisse zu dienen, findet eine vertiefende und erweiternde Resonanz statt, durch die die Mitglieder ihre eigene einmalige Reaktion spüren. So wird es sowohl eine persönliche, wie auch eine zwischenmenschliche Erfahrung. Einige Gruppenanalytiker unterscheiden zwischen ‚persönlichen Träumen' und ‚Gruppenträumen'. Battegay z.B. definiert einen Gruppentraum als ‚einen Traum eines Einzelnen, in dem eine Verbindung zur Gruppe offensichtlich ist' (Battegay, 1977). Wir finden es nicht nützlich, solch eine Unterscheidung zu machen. Die Tatsache, dass ein Träumer den Traum mit der Gruppe in Verbindung bringt, macht ihn zu einer gemeinsamen Arbeit, an der jedes Gruppenmitglied ebenso wie der Leiter teilnimmt.

Nach der Beschäftigung mit dem Zeitpunkt und der Art der Mitteilung des Traums sollten die Affekte, an die sich der Träumer in Verbindung mit dem Traum erinnert und der Trauminhalt selbst untersucht werden. Einer so intimen persönlichen Offenbarung nicht genügend Aufmerksamkeit zu schenken, käme einer narzisstischen Kränkung gleich. Die emotionale Färbung von Träumen variiert beträchtlich. Stille Distanzierung, Erschrecken und erotische Erregung sind einige der häufiger berichteten Gefühlszustände. Diese können sich in der zuhörenden Gruppe spiegeln. Der Trauminhalt und seine latente persönliche Bedeutung werden in einer Figur-Grund-Konstellation in Erscheinung treten, wobei eine Seite die andere ergänzt und vertieft.

Vignette

Eine Frau erzählt der Gruppe gegen Ende ihrer Therapie den folgenden Traum: Sie besucht das Haus ihrer Kindheit, findet es aber sehr verändert vor. Die Räume sind groß und höhlenartig. Sie findet einen für ein Bankett gedeckten und mit Speisen beladenen Tisch. Gäste, die ihr bekannt vorkommen, die sie aber nicht erkennt, sitzen um den Tisch. Sie hat das Gefühl, sie sei hier nicht willkommen. Sie geht entlang einem Korridor tiefer ins Innere des Hauses. Sie kommt zu einer Art Tapetentür, hinter der schattenhafte Gestalten sich sexuell zu betätigen scheinen. Sie wacht auf mit einer Mischung aus Erregung und Angst, entdeckt worden zu sein.

Nach einem Augenblick des Schweigens erinnert sich ein Mann in der Gruppe an einen Traum, der ihm gerade eingefallen ist. Er besucht die Farm seines Großvaters, wo er als Kind oft die Sommerferien verbrachte. Sein Großvater taucht auf, sieht aus wie ein viel jüngerer Mann und trägt ihm auf, die Pferde zu füttern. Er geht zum Stall und sieht, dass die Pferde gar nicht da sind. Plötzlich bemerkt er Wölfe in der Umgebung und bekommt Angst, dass eines der Pferde von einem Wolf angegriffen und gefressen werden könnte.

Die Gruppe reagiert darauf mit einem gespannten Schweigen. Dann sagt ein anderer Mann: ‚Bist du sicher, dass es kein Bär war?' Die Gruppe lacht über diese Anspielung auf den Nachnamen des Leiters (Behr). Eine Frau sagt: ‚Ich verlasse die Gruppe oft hungrig. Aber ich esse dann gut zu Hause.' Eine andere

Frau sagt: ‚Ich frage mich, was er (der Leiter) nach der Gruppe macht. Wahrscheinlich wartet zu Hause jemand auf ihn, um ihm eine Bärenumarmung (bear-hug) zu geben.' (Gelächter) Eine Frau sagt: ‚Ich habe immer noch meinen alten Teddybär zum Umarmen. Das fühlt sich ganz sicher an.' Die Frau, die den Traum erzählt hat, sagt: ‚Ich muss mein Essen hier nicht wie ein Wolf herunterschlingen.' Sie wendet sich dem Leiter zu und sagt: ‚Ich fühle mich mit Ihnen ganz sicher.' Zur Gruppe gewandt meint sie: ‚Auf jeden Fall würde der Rest von Euch mich beschützen.'
Die Gruppe machte in dieser Art weiter, ‚träumte' mit den beiden Träumern vor sich hin. Dabei kamen persönliche Assoziationen zur Sprache, die lebendig den reichen Inhalt der Träume beleuchteten. Keine Deutung des Leiters war erforderlich; die Assoziationen selbst dienten als Deutungen, bezogen alle Gruppenmitglieder in ihrer eigenen typischen persönlichen Weise mit ein.

Der Gebrauch von Metapher und Humor

‚Metapher', sagte Aristoteles, ‚ist eine Mischung aus Klarem und Sonderbarem'. Wir benutzen sie, wenn wir uns bemühen, eine Wahrheit auszudrücken, die irgendwo zwischen einem Teil und dem Ganzen liegt und nicht angemessen durch die ausschließliche Zuordnung zum einen oder anderen formuliert werden kann. Das Foulkessche Konzept der Matrix als einem Netz oder Netzwerk ist die zentrale leitende Metapher der Gruppenanalyse. Die metaphorische Sprache stattet uns mit einem der leistungsfähigsten Werkzeuge des Wandels in der gruppenanalytischen Psychotherapie aus.

Zweifellos sind einige Gruppenmitglieder darin begabter als andere, sich metaphorisch auszudrücken. Der Traum kann als ein reichhaltiger Vorrat für metaphorisches Denken angesehen werden. Aber auch im Wachzustand gibt es Gelegenheiten, Ereignisse und Erfahrungen des Alltagslebens mit Vorstellungsbildern zu verbinden. Die Objekte, die in der Kindheit personifizierte Symbole wurden, kehren in der Gruppe wieder und bieten sich zur Analyse an.

Die Gruppe als Ganzes kann manchmal in metaphorischen Bildern beschrieben werden: die Gruppe als Insel, Ring aus Feuer oder Wasserbecken. Die Personifizierung der Gruppe, z.B. ausgedrückt in der Formulierung, ‚Die Gruppe ist nervös', bietet den Gruppenmitgliedern die Gelegenheit, ihre eigene besondere Bedeutung mit dem Begriff zu verbinden. Metaphern spielen daher in der Gruppenanalyse eine verbindende und zentrierende Rolle, indem sie unterschiedliche persönliche Erfahrungen zusammenbringen und ein Gefühl von Tiefe, Intimität und Zugehörigkeit verstärken.

Humor ist ein anderes wirkungsvolles Instrument des Wandels. Das direkt Nebeneinanderstellen von Bildern und Ideen, die wie eine Metapher zugleich ähnlich und verschieden sind, kann ein Gefühl der Überraschung, manchmal sogar des Schocks oder der Empörung auslösen. Das Humor begleitende Gelächter signalisiert die Lösung von Spannungen, wenn verbotene oder unerwartete Gedanken plötzlich in der Gruppe auftauchen. Schon allein das kann Vergnügen bereiten. Der analytischen Absicht jedoch ist am besten gedient, wenn die Gruppe die Bedeutung der Ideen untersucht, die in der Verkleidung des Humors auch einen Unterton von Traurigkeit, Wut, Sadismus, Diskriminierung oder Entwertung haben können.

Was versteht man unter Technik in der Gruppenanalyse?

Die Rolle der Technik wird in der Gruppenanalyse oft unterbewertet. Gelegentlich wird das Märchen erzählt, Technik sei nicht so wichtig, solange nur die Tugenden von Empathie, Wärme und Unvoreingenommenheit vorhanden seien. Der Musikologe Grove weist darauf hin, dass ‚ein Musiker trotz perfekter Technik weder Seele, noch Intelligenz haben kann‘ - eine Beobachtung, die bei Psychotherapeuten ebenso zutrifft wie bei Musikern.
Aber ohne Technik ist der Gruppenanalytiker wie ein Seefahrer, der ohne Kompass und Karte auf dem Ozean treibt. Technik entsteht aus dem vom Gruppenanalytiker internalisierten theoretischen Bezugssystem in Verbindung mit der eigenen Persönlichkeit. Dabei geht es um die Abfolge unserer Interventionen, um zugewiesene Prioritäten, die von uns verwendete Sprache und den jeweiligen Zeitpunkt unserer verbalen und nicht verbalen Interventionen. Foulkes verglich diesen Prozess treffend mit dem Zerlegen einer Artischocke, das von den äußeren Blättern zum saftigen Herzen fortschreitet. Er vertrat die Meinung, dass die Dichotomien ‚horizontal-vertikal‘ und ‚oberflächlich-tief‘ den gruppenanalytischen Prozess verfälschen. Die Gruppe sei ein Tätigkeitsfeld, in dem sich alle Mitglieder, einschließlich dem Leiter, durch das Kommunizieren und Übersetzen ihrer Gedanken in Worte ständig miteinander im Austausch befinden. Es findet auch eine Neudefinition der Individualität durch diese ‚Trainings‘-Erfahrung statt. Dieses Feld bewirke, was Foulkes ‚Ich-Training in Aktion‘ nannte (Foulkes, 1964, S. 82).

KAPITEL ZEHN

Lebensereignisse in der Gruppe

... und im übrigen meint meine Therapiegruppe, Sie sind ein knauseriger und tyrannischer alter So-und-So !

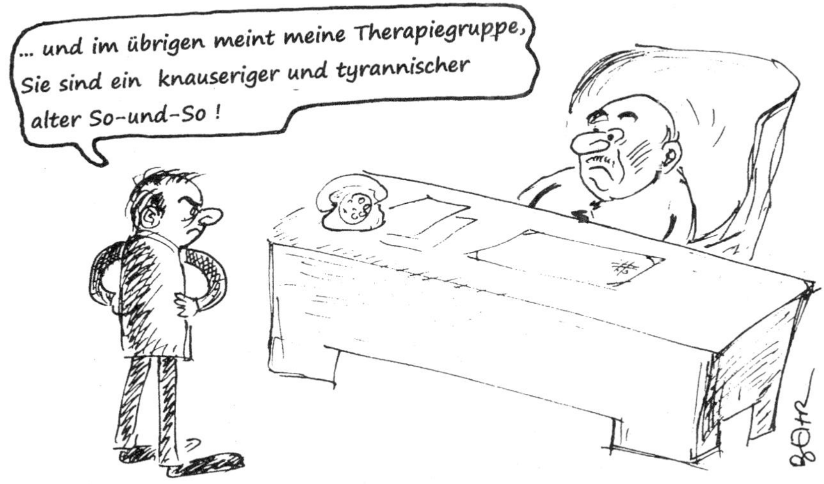

Triumphe der Gruppenanalyse:
Hans fragt seinen Chef nach einer Gehaltserhöhung

Während der Therapiezeit, die eine Periode von mehreren Jahren ausmachen kann, werden Gruppenmitglieder wahrscheinlich Lebensereignisse mit massiven Auswirkungen durchmachen. Diese müssen in der Gruppe angesprochen werden. Gruppenanalytische Langzeittherapie ist kein Ritt entlang einer Skala von unnormal (‚Krankheit') zu normal (oder ‚Gesundheit'), sondern ein tiefer und aktiver Prozess der Rekonstruktion, der auf die individuelle Persönlichkeit zugeschnitten sein muss.

Ein tief gehender Prozess kann manchmal schmerzhaft sein. Deshalb muss die Gruppe Sicherheit und Schmerzlinderung sowie Tiefe bieten. Das Tempo der Erkundung ist langsam, und das bedeutet, dass eine lange Dauer eine Voraussetzung für einen tiefen und weitreichenden Wandel ist. Die Therapie von Beziehungen ist der Behandlung chronischer Krankheiten vergleichbar, was von der Chronizität herrührt (wörtlich ein zeitlich ausgedehnter Prozess). Der

Gruppenanalytiker begegnet oft zwischenmenschlichen Situationen, die unlösbar erscheinen oder sich sogar verschlimmern. Diese werden zumeist durch Lebensereignisse oder Krisen begleitet, die neue Gelegenheiten für Veränderung bieten.

Das Auftauchen körperlicher Krankheit in der Gruppe

Eine Krankheit kann sehr schnell manifest werden, oder sie kann für einige Zeit latent schlummern, bevor sie offenbar wird. Die Gruppe kann bemerken, dass es einem Gruppenmitglied nicht gut geht, bevor es das eingestehen kann. Eine Veränderung im Aussehen oder in der Haltung wird manchmal von der Gruppe aufgegriffen, und Symptome, die ein Gruppenmitglied auf die leichte Schulter nimmt, können durch die Gruppe besorgt registriert werden. Gruppen handeln gelegentlich *in loco familiae* (an Stelle der Familie) und äußern Besorgnis, wo nahe Verwandte zum Ignorieren oder Herunterspielen neigen. Die Bereitschaft des Gruppenmitglieds angemessene ärztliche Hilfe zu suchen, kann selbst ein dynamisches Thema werden.

Vignette

Eine fünfundvierzigjährige Frau berichtete der Gruppe, bei ihr sei Multiple Sklerose diagnostiziert worden. Ihr Ehemann war in diese Tatsache eingeweiht, aber sie war entschlossen, ihre Kinder darüber im Unklaren zu lassen, und sie hatte ihren Mann beschworen, dem zuzustimmen. Die Gruppe erforschte ihre geschilderten Gedanken, die mit ihrem Gefühl zusammenhingen, dass sie jetzt schon durch ihre Depression eine Last für ihre Familie war. Sie fürchtete die Wirkung, die dieses Wissen auf die Familie haben könnte. Auch hatte sie die Hoffnung, dass die Diagnose falsch sei und sie wieder gesund werden könnte. Die Gruppe half ihr, die Wirkung der Verschleierung auf die Kinder zu bedenken, angesichts der Tatsache, dass ihre neurologischen Symptome schon offensichtlich waren. Sie reagierte nachdenklich darauf und akzeptierte, dass möglicherweise die Beziehung zu ihren Kindern durch einen gemeinsamen Prozess der Anteilnahme und Unterstützung enger werden könnte. Die Gruppe verhielt sich in diesem Fall wie eine Trauergruppe und nahm den Verlust ihrer Gesundheit und die Wahrscheinlichkeit zunehmender Abhängigkeit und Verletzlichkeit vorweg.

Die medizinische Untersuchung ungeklärter Symptome sollte parallel zur Gruppe geschehen. Manchmal verbünden sich Gruppen mit dem Glauben eines Gruppenmitglieds, alle Körpersymptome seien psychogen, was die Veranlassung erforderlicher Untersuchungen verzögern kann. Erkrankt ein Gruppenmitglied, hat das Auswirkungen auf die ganze Gruppe.

Die Entstehung einer Psychose in der Gruppe

Psychosen können ebenso heimtückisch sein wie eine körperliche Erkrankung. Durch den Wunsch, alle individuellen seelischen Erscheinungen mit Zwischenmenschlichem und der Gruppe in Verbindung zu bringen, sind sie schwerer zu erfassen. Es ist Teil der erforderlichen gruppenanalytischen Ausbildung, die Entstehung einer Psychose bei einem Gruppenmitglied erkennen zu können. Es ist die Frage, ob eine Gruppe imstande ist, das erkrankte Gruppenmitglied zu halten, oder ob es von Vorteil ist, die Gruppe zu verlassen, um angemessenere Behandlung zu bekommen. Zunehmende Angst innerhalb der Gruppe ist ein hilfreiches Anzeichen, dass der Versuch, mit dem Problem in der Gruppe umzugehen, besser zugunsten professioneller Hilfe von außen aufgegeben werden sollte.

Der Schock für die Gruppe kann auf jeden Fall erheblich sein. Die Entstehung einer Psychose erzeugt die Angst, auch zu erkranken. Zumindest kann es zu einem Gefühl der Hilflosigkeit und des Versagens führen. Es ist Sache des Gruppenanalytikers, die Situation zu erkennen, zu benennen und sich darum zu kümmern. Gruppen sind üblicherweise erleichtert und dankbar, wenn das prompt erledigt wird. Solch ein Vorgang kann zeitweiligen oder sogar endgültigen Ausschluss aus der Gruppe bedeuten. Außerhalb der Gruppe könnte es nötig sein, dass sich der Gruppenanalytiker mit ärztlichen Diensten, Verwandten und Psychiatern in Verbindung setzen muss, um Fragen der stationären Unterbringung oder Medikation zu klären. Manchmal ist eine Rückkehr in die Gruppe nach einem Aufenthalt in der Klinik möglich und für den Patienten sowie die Gruppe in Ordnung.

Auf jeden Fall wird die ganze Episode im Leben der Gruppe als ein traumatisches Ereignis gespeichert und muss immer wieder in allen verschiedenen Bedeutungen durchgearbeitet werden, die das Vorkommnis für die einzelnen Gruppenmitglieder und die Gruppe als Ganzes hatte. Die Gruppe könnte danach als ein gefährlicher Ort erlebt werden, der Psychosen auslösen kann, oder als nicht stark genug, um mit einem solchen Ereignis fertig zu werden. Der Gruppenanalytiker könnte auch auf solch ein Ereignis mit Selbstzweifeln oder Schuldgefühlen reagieren, den Patienten überhaupt in die Gruppe gebracht zu haben. Auch Sorgen um die Reaktionen der Gruppenmitglieder gehören dazu. Dies ist ein Anlass, wo Intervision mit vertrauenswürdigen Kollegen bei der Klärung helfen kann, welche Anteile der Reaktionen des Gruppenanalytikers zu ihm gehören, und was als projektive Identifikation erlebt wird und damit als eine wertvolle Botschaft über die seelischen Reaktionen der Gruppe auf das Trauma.

Die Erfahrung eines Trauerfalls

Eine halboffene Gruppe mit einer konstanten Mitgliedschaft über einen längeren Zeitraum wird möglicherweise mit einem Trauerfall bei einem ihrer Mitglieder umgehen müssen. Nach unserer Erfahrung reagieren Gruppen auf solche Ereignisse mit Sensibilität und Mitgefühl. Dem trauernden Gruppenmitglied wird Zeit und Raum gegeben, den Schmerz über seinen Verlust in Worte zu fassen, aber auch um negative Gefühle zu äußern, die oft früh im langen Trauerprozess auftauchen. Wieder ist es wichtig, dass die Gruppe dem trauernden Menschen Gelegenheit gibt, über das Ereignis zu sprechen und es durchzuarbeiten, während gleichzeitig die Relevanz dieser Erfahrung für alle Gruppenmitglieder bearbeitet werden sollte, für jeden auf seinem eigenen Niveau der seelischen Realität. Wenn das erreicht ist, wird die Gruppe daraus gestärkt hervorgehen in ihrer Fähigkeit, mitzufühlen und davon nicht überwältigt zu werden,.

Ein Trauerfall kann sich durch den Tod eines ihrer Mitglieder auch in der Gruppe selbst ereignen, am traumatischsten durch einen Selbstmord. Im letzteren Fall äußert sich die Erfahrung eines verheerenden Verlusts durch Schuldgefühle, dass der Tod nicht verhindert werden konnte, und durch Befürchtungen des Leiters über berufliche Folgen. Das Gefühl des Schocks durchdringt alles und lastet für lange Zeit auf der Gruppe, wie auch immer der Gruppenanalytiker interveniert.

Ereignet sich ein Todesfall, wird die Gruppe nach Tatsachen und Details fragen, ob und wie Verbindung zur Familie aufgenommen wurde. Gab es Kontakt mit äußeren Stellen oder Arrangements in Bezug auf die Beerdigung, denn ein oder mehrere Gruppenmitglieder könnten an der Beerdigung teilnehmen wollen. Der Gruppenanalytiker wird wahrscheinlich auch tief betroffen sein, sowohl persönlich wie auch beruflich. Es könnte sein, dass er an der Beerdigung teilnehmen möchte und als dynamischer Verwalter für Beileidsbekundungen den trauernden Verwandten gegenüber die Verantwortung übernehmen und, soweit das angebracht ist, die Vertretung der Gruppe bei der Beerdigung. Die wichtigste analytische Aufgabe ist es, die Gruppe vor Schaden zu bewahren und für das Verdauen des Ereignisses genügend Zeit und Raum zu lassen. Das ist ein weiterer Anlass für einen supervisorischen Kontakt mit einem Kollegen. Wird dem Ereignis ausreichend Zeit und Raum gegeben, wird es für alle Gruppenmitglieder in all seinen Aspekten zugänglich sein, wird jeden befähigen, sich der existentiellen Erfahrung von Verlust und Tod zu stellen und sie für sich zu interpretieren.

Elternschaft in der Gruppe

Am anderen Ende des Kontinuums des Lebens einer analytischen Gruppe ist das Ereignis der Elternschaft. Die Gruppe wird im Vorfeld zur Geburt eines Babys an allen Hochs und Tiefs, der freudigen Erwartung, sowie auch den sie begleitenden Zweifeln und Ängsten Teil genommen haben. Die Schwangerschaft eines Gruppenmitglieds ist eine Gelegenheit, den einzigartigen Charakter einer analytischen Gruppe zu erleben, wie sie den Ausdruck sozial unerwünschter Gefühle nicht nur erlaubt, sondern sogar dazu einlädt. Das kann z.B. Ärger sein über das Unterbrechen der Beschäftigung der Gruppe durch Ereignisse von außen oder Neid auf die angehende Elternschaft. Dem Gruppenmitglied, das ein Baby erwartet, wird man helfen müssen, mit derartigen negativen Gefühlen in der Gruppe fertig zu werden.

Vignette
In einer Gruppe mit zwei Frauen, die keine Kinder bekommen konnten, wurde der Schmerz und der Neid gegenüber einer werdenden Mutter sehr spürbar und nach einigem Zögern auch ausgedrückt. Dies schuf eine angespannte Atmosphäre in der Gruppe, die sich, nachdem sie mehrfach geäußert worden war, schließlich in schmerzliches Einverständnis verwandelte und letztendlich in Freude mit der werdenden Mutter. Der Neid wurde durch die Entscheidung der Gruppenmitglieder, die Geburt mit Blumen und einem gemeinsam ausgesuchten Geschenk zu feiern, symbolisch ausgeglichen. Der Leiter betrachtete diese Konzession an soziale Konventionen nicht als ein Hindernis für die analytische Arbeit.

Die Gruppe muss eventuell mit einem gewissen emotionalen Rückzug der Mutter fertig werden, der sich äußert durch einen Prozess des ‚Nachlassens des Interesses an ihr selbst und der Hinwendung zum Baby', wie es Winnicott ausgedrückt hat (Winnicott, 1965). Das könnte in der Gruppe Erinnerungen an die Gefühle der Geschwister bei der Geburt eines neuen Babys wachrufen. Erinnerungen und Assoziationen daran, sich beiseite geschoben zu fühlen, vernachlässigt oder in der Zuneigung ersetzt worden zu sein, könnten an die Oberfläche kommen. Wenn diese Gefühle geäußert und untersucht werden, kann das in der Gruppe eine therapeutische Regression mit sich bringen, hin zu lang vergessenen Erinnerungen aus der frühen Kindheit, die dann dort wieder erlebt und in die reife Persönlichkeit integriert werden können.
Ist der neue Elternteil ein Vater, könnte er Unterstützung durch die Gruppe brauchen, um mit einer Veränderung in der Beziehung zu seiner Partnerin fertig zu werden, dem Aufbau einer neuen Beziehung zum Baby und anschließend der

Rückgewinnung der erwachsenen Beziehung zur Mutter. Das kann im Allgemeinen ohne besondere Reibereien erreicht werden, aber es ist eine Hürde zu überwinden, deren Bedeutung nur zu oft verleugnet wird. In einer Gruppe mit einer großen Altersbandbreite wird es auch ein Echo von einigen der älteren Gruppenmitglieder geben. Dieses kann von Ratschlägen über Mitgefühl bis zur Identifikation reichen. Das alles erleichtert die Äußerung von Gefühlen über derart bedeutende Erlebnisse wie den Verlust der ungeteilten Zuneigung der Partnerin, die Furcht vor zusätzlicher finanzieller Belastung der Familie und die Annahme der Verantwortung für das Wohlergehen des Babys.

Manchmal erhebt sich die Frage, ob das neu geborene Baby in die Gruppe mitgebracht werden kann. Dieser Wunsch könnte ebenso von der Mutter wie von der Gruppe kommen. Das gibt dem Leiter die Gelegenheit, die Nahtstelle zwischen der gemeinsamen realistischen Freude über die Ankunft des Babys und dem mächtigen Symbolismus zu erforschen, der beim Übergang von der Mutter als einem Einzelwesen in die Mutter-Kind-Dyade ins Spiel kommt. Der Leiter könnte einem einzigen ‚zeremoniellen' Besuch zustimmen, aber selbst dann sollte er mit früher oder später auftretenden negativen Nebenwirkungen rechnen. Wird dem Wunsch einer Mutter, ihr Baby regelmäßig zur Gruppe mitzubringen, zugestimmt, hat das wahrscheinlich mehr störende als therapeutische Wirkungen,

Veränderungen in persönlichen und Familienbeziehungen

Schwierige Paar- und Familienbeziehungen sind oft der Grund, eine Therapie zu beginnen. Die sich daraus ergebenden Veränderungen, die vom Gruppenmitglied und der Gruppe als Fortschritt erlebt werden, können manchmal das Gleichgewicht in einer dysfunktionalen familiären Beziehung stören. Der andere Partner des Paares könnte beginnen, die Gruppe als eine die Beziehung unterminierende Kraft anzusehen, und könnte auf das Gruppenmitglied Druck ausüben, die Gruppe zu verlassen. Der Gruppenanalytiker sollte offen für die Möglichkeit sein, das Gruppenmitglied in eine Paartherapie oder Familientherapie zu überweisen, die parallel zur Gruppe verlaufen kann. Eine eigene Therapie für den Partner ist auch eine Möglichkeit.

Gruppen sind häufig mit dem Zerbrechen der speziellen Beziehung eines Gruppenmitglieds konfrontiert, dem Zerbrechen einer Familienkonstellation, dem Eingehen neuer Beziehungen und Anpassungsproblemen bei der Wiederherstellung einer Familie. Das sind im Allgemeinen sehr aufgeladene zwischenmenschliche Situationen, die ein starkes Echo in der Gruppe finden. Gruppenmitglieder entwickeln manchmal starke Identifikationen mit einem der beiden Partner einer zerbrochenen Beziehung. Der Gruppenanalytiker muss sich auf die Gruppe als

Ganzes und ihre Fähigkeit verlassen. eine konstruktive Vielfalt zu entwickeln, welche genau die Konfliktsituation spiegelt. Zerbrechende Partnerschaften und Familien können sich nur zu leicht als voyeuristisches Schauspiel anbieten, und falls das geschieht, muss der Leiter bereit sein, diesen Prozess zu benennen.

Traumatische Lebensereignisse

Manchmal erleidet ein Gruppenmitglied ein traumatisches Lebensereignis, wie einen Überfall, einen Einbruch oder die Beteiligung an einem Verkehrsunfall. Von größter Wichtigkeit ist es dann, die Gefühlslage dieses Gruppenmitglieds in Erfahrung zu bringen. Wenn das Ereignis gerade erst geschehen ist, könnte es noch in einem Schockzustand sein, was nicht immer leicht herauszufinden ist. Ein traumatisierter Mensch kann für eine Weile merkwürdig gefasst sein, vielleicht in einer rationalen, abgehobenen Weise sprechen, und erst viel später werden Affekte zum Vorschein kommen. Der Mensch kann dann zusammenbrechen, zittern, erstarren oder von einem Weinkrampf geschüttelt werden. Seine Verzweiflung kann sich in der Gruppe zeigen und muss aktiv gestützt (contained) werden. Gruppenmitglieder bieten von sich aus spontan tröstende Gesten an: in den Arm nehmen, Besänftigen und Berühren. Der Schock des Gruppenmitglieds hat manchmal Auswirkungen auf die ganze Gruppe. Mit einem Ohr hört der Therapeut der Erzählung zu und beobachtet gleichzeitig Anzeichen eines stellvertretenden Schocks in der Gruppe und merkt sich jeden, dessen verbale und vor allem nicht verbale Kommunikation einen Hinweis bietet, der besondere Aufmerksamkeit erfordert.

Die Entdeckung eines Familiengeheimnisses

Menschen bringen oft ein Geheimnis mit in die Gruppe, von dem sie hoffen und fürchten, dass die Gruppe es entdeckt, und in das der Leiter von Anfang an eingeweiht gewesen sein kann oder auch nicht. Es ist nicht ungewöhnlich, dass das künftige Gruppenmitglied im Erstinterview oder im Verlauf von Einzel-Vorgesprächen ein Geheimnis enthüllt, aber den Gruppenanalytiker bittet, seinen Wunsch zu respektieren, es der Gruppe vorzuenthalten. Der Leiter arbeitet damit während eines langen Zeitraums, erkennt zwar die isolierende Wirkung der Geheimhaltung, akzeptiert aber die mit Geheimnissen verknüpften starken Gefühle von Scham und Schuld. Der Augenblick der Enthüllung des Geheimnisses muss vom Gruppenmitglied selbst mit dem sicheren Wissen angesteuert werden, dass der Leiter, soweit erforderlich, zur Verfügung steht.

Eine andere Art von Geheimnis kann entstehen, wenn das Gruppenmitglied von einem bestimmten Vorkommnis erst im Lauf der Therapie erfährt. Ein Gruppenmitglied erfuhr z.B. dass sein Vater sich umbrachte, als er noch ein kleines Kind war, ein anderes, dass er eine Halbschwester hatte, von deren Existenz er nichts wusste. Jemand anderes erfuhr, dass der Vater für viele Jahre Patient in einer psychiatrischen Klinik war. Gruppenmitglieder fühlen sich durch ihre Teilnahme an der Gruppe oftmals ermutigt, sich nach Informationen über sich und ihre Familien auf die Suche zu machen. Adoptivkinder benutzen manchmal die Gruppe als eine sichere Basis, um Informationen über ihre biologischen Eltern zu suchen und sich der schwierigen Aufgabe zu stellen, sie zu treffen. Die Vertraulichkeit und der Halt der Gruppe machen sie zu einem wichtigen Anlaufhafen, wenn irritierende und schockierende Informationen ausgegraben werden.

Vignette
Ein vierzigjähriger Mann, der seit seinem fünfzehnten Lebensjahr von seiner Familie getrennt gewesen war, kämpfte mit zwiespältigen Gefühlen, ob er seine Eltern ausfindig machen solle. Er hatte eine vage Erinnerung an seinen Vater, der auf geheimnisvolle Weise verschwand, als er etwa vier Jahre alt war. Seine Mutter und ihre Familie, die er als gefühllos und zurückweisend erlebt hatte, sprach nie von seinem Vater und war so weit gegangen, sein Bild aus Familienfotos auszuschneiden. Mit Unterstützung der Gruppe setzte er sich mit einem Verwandten seines Vaters in Verbindung, der ihm erzählte, sein Vater sei im Gefängnis gestorben, wo er wegen Mordes gesessen habe. Durch diesen Verwandten fand er einige Briefe seines Vaters, in denen dieser liebevoll von seinem Sohn und seiner Sehnsucht ihn zu sehen sprach. Das Erleben dieser Geschichte erstreckte sich über Monate in der Gruppe. Die Gruppe half dem Mann, seine Sorgen durchzuarbeiten und seinen Schock über die entdeckten Neuigkeiten, seinen Kummer und die Auswirkungen des neu gefundenen Wissens auf ihn und seine Familie zu überwinden.

Kollision mit dem Gesetz

Fragen um Ungerechtigkeit, Gemeinheit, Fehlverhalten, Schuld und falsche Anschuldigung beschäftigen die Gruppe oftmals und stellen eine wichtige Dynamik dar, die bis in die Kindheitsvorgeschichte eines Gruppenmitglieds hinabreichen kann. Manchmal bekommen diese Fragen neue Bedeutung durch aktuelle oder wiederkehrende Geschichten um Gesetzesbruch.

Vignette
Ein Mann fehlte unentschuldigt bei einer Sitzung, was bei ihm ungewöhnlich war. Als er zur nächsten Sitzung kam, erzählte er ruhig, er sei unter Mordverdacht verhaftet worden. Die Gruppenmitglieder einschließlich des Leiters erstarrten in ihren Sitzen. Der Mann fuhr fort zu berichten, wie zwei Polizisten vor seinem Haus erschienen waren und ihn aufgefordert hatten, mit ihnen auf

das Polizeirevier zu kommen, wo sie ihn nach seinem Aufenthalt am Vortag befragten. Schließlich sei durchgesickert, dass seine geschiedene Frau, eine Alkoholikerin, sich umgebracht und einen Brief hinterlassen habe, wo sie ihn des Mordes beschuldigt habe. Die ganze Affäre sei rasch durch die Polizei aufgeklärt worden, aber bei seinem Bericht in der Gruppe war das Gruppenmitglied nicht imstande, mit dem Schrecken und der Angst, die diese Geschichte bei ihm ausgelöst hatte, in Fühlung zu kommen. Unbewusst delegierte er die Funktion, die zugehörigen Reaktionen zu fühlen und auszudrücken und sie sozusagen zu bewahren (contain), an die Gruppe, bis er sie sich in den folgenden Sitzungen zu eigen machen und mit ihnen umgehen konnte.

Dies fand ganz im Rahmen der Gruppe statt. Bei anderer Gelegenheit könnte der berichtete Rechtsbruch den Leiter veranlassen, außerhalb der Gruppe aktiv zu werden. Einige Gruppenanalytiker stellen in Frage, ob in einer analytischen Gruppe aktives Handeln am Platz ist. Sie argumentieren, dass man Gruppenmitgliedern helfen sollte, sich selbst zu helfen, statt ihnen tatsächlich Hilfe zu leisten. Es erscheint uns ein Aspekt der Kunst der Gruppenanalyse zu sein, zu erkennen, was in einem bestimmten Augenblick erforderlich ist. Wenn man aktiv werden muss, ist die wichtigste Frage, welche Bedeutung diese Aktion für diesen bestimmten Empfänger hat. Tatsächlich kann praktische Hilfe ‚das steuernde Objekt' sein, das das Gruppenmitglied aufgrund einer ungenügenden Mutter-Kind-Beziehung in der frühen Kindheit entbehrt hat, und was die Fähigkeit, angemessen mit der äußeren Realität zu kommunizieren, beeinträchtigt hat (König, 1981)

Vignette
Eine Frau Ende Fünfzig wurde wegen Ladendiebstahls verhaftet. Sie erzählte der Gruppe von der Demütigung und dem Spott, denen sie einschließlich rassistischer Anspielungen durch die verhaftenden Polizisten, ausgesetzt war. Auf ihre Bitte hin schrieb der Gruppenanalytiker einen kritischen Brief an die Polizeibehörde und noch ein weiteres Schreiben ans Gericht. Die Gruppe nahm tiefen Anteil an der misslichen Lage, aber das Aktiv-Werden des Leiters hatte auch den Weg geebnet für eine Analyse des Verhaltens der Frau in seinem dynamischen Kontext.

Schwierigkeiten am Arbeitsplatz

In einer Gruppe, die ein paar Jahre läuft, ist es wahrscheinlich, dass das eine oder andere Gruppenmitglied seinen Arbeitsplatz verliert oder freiwillig aufgibt. Im ersten Fall ist das Gefühl von Wut am stärksten. Das Mitglied empfindet sich als Opfer durch den Arbeitgeber oder die Gesellschaft und hat Angst vor einem finanziellem Kollaps. Einige dieser Sorgen mögen auch bei der freiwilligen Aufgabe eines Arbeitsplatzes eine Rolle spielen, aber wahrscheinlich werden sie überschattet durch eine persönliche Krise mit Selbstzweifeln und Ängsten in Bezug auf einen künftigen Arbeitsplatz oder den Lebensstandard, den Verlust des sozialen Netzwerks und die Veränderungen des Familienlebens. Auf jeden Fall werden die emotionalen Auswirkungen auf das Gruppenmitglied die Kommunikation der Gruppe beeinflussen.

War der Verlust des Arbeitsplatzes aufgezwungen oder der Versuch erfolglos, einen neuen Arbeitsplatz zu bekommen oder befördert zu werden, hört die Gruppe zu und versteht die Gefühle von Verletzung und Wut, das Gefühl des Versagens und Phantasien von drohender Armut. Diese Gefühle können durch Erinnerungen an frühe Fehlschläge in der Familie, auf Seiten der Eltern, in der Schule, in Freundschaften oder in der Liebe angeheizt werden. Wenn diese Gefühle erst einmal auftauchen und sich mit dem aktuellen Verlust des Arbeitsplatzes verbinden, werden sich die Gruppenmitglieder mit der Gefühlslage des betroffenen Gruppenmitglieds in einem dieser Aspekte identifizieren können. Das wird seine Isolation lindern und gleichzeitig eine aktive emotionale Beteiligung durch die Gruppe fördern, im Gegensatz zu einer passiven Aufnahme, die sich oft auf tröstende Bemerkungen und Ratschläge beschränkt.

Der Bericht einer freiwilligen Aufgabe des Jobs kommt wahrscheinlich nicht so überraschend für die Gruppe. Die Absicht und die Gründe dafür wurden wahrscheinlich schon früher geäußert und vielleicht schon wiederholt durch die Gruppe aufgegriffen. Macht das Gruppenmitglied endlich den letzten Schritt, geht meist eine Welle gemischter Gefühle durch die Gruppe: Bewunderung vermischt mit Neid, sowie Zweifel an der eigenen Fähigkeit, Gewohnheiten hinter sich zu lassen, auf Sicherheit zu verzichten und sich ins Unbekannte vorzuwagen. Es kann auch zur Missbilligung einer Handlung kommen, die als unbesonnen oder unverantwortlich eingeschätzt wird. Neben ihren praktischen Auswirkungen hat die Arbeit tiefe symbolische Bedeutung in Bezug auf Status, Geschlecht, Kultur und Lebenswerte. Das Erwerbsleben zu verlassen, ist eine Phantasie, mit der die meisten von uns sich das eine oder andere Mal beschäftigt haben; wird das in der Gruppe zu einer Realität, bietet das einen fruchtbaren Boden zur weiteren Erforschung.

Vignette

Eine Frau hatte schon vor Beginn der Gruppenanalyse mit Karriere- und Beschäftigungsproblemen gekämpft. Tatsächlich war das ihr Hauptgrund für den Beginn einer Therapie. Das setzte sich in ihren drei Jahren in der Gruppe fort. Ihre berufliche Qualifikation und Praxis wurden von ihren verschiedenen Arbeitgebern geschätzt, die sie einen nach dem anderen wieder verlassen hatte. Mit

jedem Stellenwechsel hatte sie einen anderen Aspekt ihres Berufs erkundet, ohne in einem davon Befriedigung zu finden.
Die Gruppe hatte sich in einem größeren oder kleineren Ausmaß an ihren beruflichen Zweifeln und ihrer Unzufriedenheit beteiligt. Einige der zugrunde liegenden Ursachen waren offengelegt worden, wie der Einfluss ihrer Eltern auf ihre Berufswahl. Schließlich äußerte sie die Sorge, sie könnte die Gruppe langweilen, oder schlimmer noch, sie könnten ihr ewiges ‚Herumnörgeln' missbilligen. Dann eines Tages kündigte sie an, sie sei zu einem Entschluss gekommen: sie sei ihre Finanzen durchgegangen und habe herausgefunden, sie könne ohne Gehalt ein Jahr lang auskommen. Sie werde kündigen und in drei Monaten frei sein. Die Gruppe überschwemmte sie mit Fragen: Was sie dann vorhabe? Ob sie nicht den finanziellen Ruin riskiere? Ob sie sicher sei, dass sie es nicht bereuen werde? Wie es sich anfühle, solch einen Schritt zu tun? Ob sie nun glücklich sei? Die Leiterin hatte das Gefühl, dass etwas bei all diesen Fragen fehle. Fragte die Gruppe einfach nur nach Informationen, oder drückten sie ihre eigenen Ängste, Zweifel, und Hoffnungen in Bezug auf ihre eigenen Phantasien aus? Als sie das der Gruppe vortrug, eröffnete sie eine lebhafte Diskussion über Arbeit, Karriere, Zukunftshoffnungen und den Wunsch, aus dem ‚Hamsterrad' auszusteigen. Die Frau selbst blieb währenddessen still. Am Ende der Sitzung dankte sie der Gruppe und sagte, sie habe ihr geholfen, ihre eigenen Ängste, Hoffnungen und Sehnsüchte auszudrücken: ‚Ich weiß jetzt, dass ich das Richtige getan habe.'

Bei der Behandlung der individuellen Lebensereignisse der Gruppenmitglieder handelt die analytische Gruppe nicht nur als Hintergrund zu den Krisen der Einzelnen. Vielmehr stellt sie eine Figur-Hintergrund-Konstellation zur Verfügung, in der an einem bestimmten Punkt der Einzelne als Figur hervortritt, an einem anderen Punkt die Gruppe, in einer ständig wechselnden Dynamik. In einer etablierten Gruppe, in der die Sprache der Gruppenanalyse absorbiert worden ist, geschieht dies ohne allzu viele Interventionen des Gruppenanalytikers. Aber zeitweise kann die Gruppe sensible Steuerung verlangen, um von ihren Spielen um das ‚Warum tust du nicht' und ‚Es wird alles gut' abzulassen. Diese Steuerung kann durch hervorgerufene Assoziationen aus den Bereichen Gedächtnis, Erfahrung und Phantasie geschehen, die jeweils in der Gruppe im Vordergrund stehen.

KAPITEL ELF

Das Beenden der Therapie

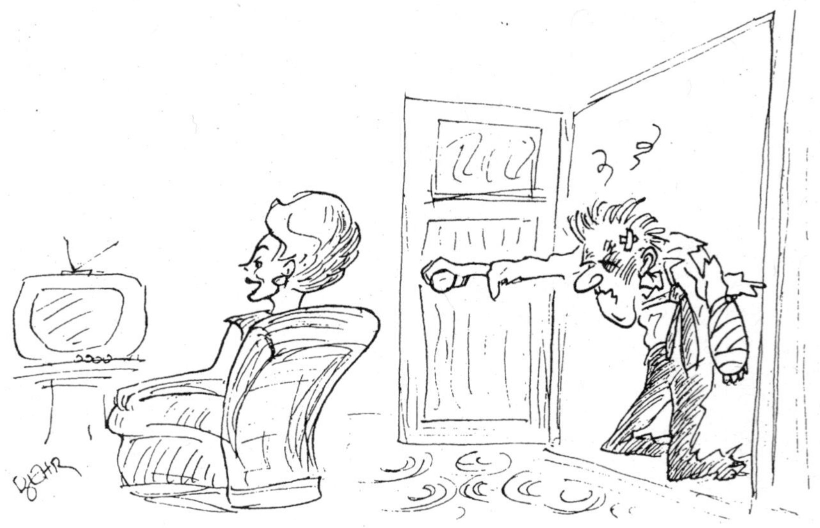

"Na Schatz, hast du der Gruppe gesagt, dass du gehst?"

Das höchste Ziel des therapeutischen Prozesses sollte sein, das Selbst zu stärken, sodass der Mensch dazu bereit und in der Lage ist, sich aktiv in die rauen Turbulenzen des Alltagslebens hineinzustürzen, nicht ohne Angst, aber dennoch unerschrocken.

Ernest Wolf

Das Beenden einer gruppenanalytischen Therapie ist ein emotionsgeladenes Ereignis. Der Prozess der Analyse geht schonungslos weiter bis zur letzten Sitzung. Der Leiter schaut ständig nach Hinweisen auf die Vermeidung von mit dem Trennungsprozess verbundenen Gefühlen, wie Schmerz, Ärger, Trauer und Angst. Jedes Gruppenmitglied wird ein Modell von Abschieden haben, das durch seine Lebenserfahrung in Zusammenhang mit Verlust, Krankheit, Tod oder Trennung eingefärbt ist. Im Zusammenkommen dieser Erfahrungen schreitet die Gruppe bereitwillig von der Symbolik des Endes zur Metapher des Todes fort.

Das Beenden einer Gruppe

Das Beenden einer ganzen Gruppe ist eine völlig andere Sache, als das individuelle Ende einer Therapie. Handelt es sich um eine geschlossene Gruppe, ist das Ende von Anfang an eingeplant und wird von Anfang an jedem Gruppenmitglied bewusst sein als ein gemeinsamer Markierungspunkt zu einem klar definierten zukünftigen Zeitpunkt. Unabhängig von der Sorgfalt, mit der dies angesprochen wird, wird die Beendigung als ein vom Leiter aufgezwungener Gewaltakt unter seiner Kontrolle wahrgenommen, wie alle Aktivitäten der Dynamischen Administration, die zum Setting gehören. Aus diesem Grund sollte der Leiter im Verlauf der Gruppenarbeit regelmäßig darauf zurückkommen und die daher rührenden Konflikte verbalisieren. Er sollte sich dessen bewusst sein, dass Gruppen wie auch ihre Mitglieder das Thema fast bewusst vermeiden.

Indem sich die Gruppe dem Ende nähert, wird der Leiter den gemeinsamen Prozess aktiver hervorheben, indem er mehr Gewicht auf Beobachtungen der Gruppe als Ganzes legt. Das führt zu mehr Reflexion in der Gruppe, wobei die Gruppenmitglieder sich auf ihre frühen Gruppenerfahrungen besinnen und sich über Erinnerungen austauschen. Einige Gruppenanalytiker strukturieren diese Phase sehr aktiv, indem sie nacheinander die entstandenen positiven Veränderungen rekapitulieren und danach eine Zusammenfassung der Enttäuschungen und unerfüllten Wünsche in Verbindung mit der therapeutischen Erfahrung vornehmen. Das ermöglicht das Auftauchen wichtigen negativen Übertragungsmaterials und gibt dem Leiter lehrreiche Rückmeldungen über die realistischen Begrenzungen der Therapie.

Der Leiter sorgt für ein Gleichgewicht zwischen den kreativen Phantasien, dass das Gruppenende wie ein Tod sei, und der konstruktiven Realität, dass es ein Neubeginn ist. Um das zu erreichen, kann er die Gruppe einladen, sich durch die Wünsche, Hoffnungen und Befürchtungen der einzelnen Mitglieder in die Zukunft hinein zu versetzen. Das erleichtert den mit dem Gruppenende verbundenen Prozess der Differenzierung und Trennung.

Rituale der Beendigung

Beendigung bedeutet im biologischen Sinn einen klar begrenzten Wandlungsprozess von einem Zustand in einen anderen. Die menschliche Gesellschaft hat für diesen Prozess eine Reihe von Bewältigungsstrategien entwickelt, die dazu dienen, mit den Emotionen, die dieser Wandel mit sich bringt, fertig zu werden. Janusköpfig schauen wir in Zeiten des Wandels in Vergangenheit und Zukunft gleichzeitig. Das Gruppenverhalten in Bezug auf Wandel ist als Hilfe gedacht, um mit dem Verlust eines früheren Zustands fertig zu werden und auf die Zukunft vorzubereiten, damit eine gewisse Kontinuität zwischen Vergangenheit und Zukunft entsteht. Rituale der Trauer und des Feierns sind die Gruppenaktivitäten, die wir entwickelt haben, um mit Beendigungen umzugehen. Mit Zeremonien begleiten wir diese Rituale und nehmen sie durch Proben vorweg, um uns darauf vorzubereiten.

In therapeutischen Gruppen sind diese Endrituale immer bedeutsam. Die vorletzte Sitzung einer Gruppe ist im Hinblick auf letztes analytisches Durcharbeiten im Allgemeinen produktiver als die letzte Sitzung. Ein Dilemma entsteht gleichwohl, wenn der Wunsch nach Durchführung solcher Rituale die analytische Gruppe in sehr konkreter Form erreicht. Es ist nicht unüblich, dass das Ende einer Gruppe von feierlicher Stimmung begleitet wird und Äußerungen der Zuneigung und Anerkennung gegenüber dem Leiter und untereinander. Eine typische Art, die analytische Korrektheit des Leiters in der letzten Sitzung zu taxieren, ist der Austausch von Karten, Geschenken oder Einzelheiten des Kontakts, oder das Mitbringen von Essen und Trinken in den Gruppenraum, oft mit nur vagen Vorstellungen von der Übergabe oder dem Empfang solcher Gaben.

Solche Aktionen rufen nach Deutung, vor allem wenn sie von interessanten unbewussten Fehlleistungen begleitet sind, wie das Mitbringen einer Flasche Wein in die Sitzung, aber nicht genug Gläsern für alle. Der Konflikt zwischen sozialer Konvention und analytischer Abstinenz wird weiter angeheizt, wenn der Leiter im Konflikt mit dem Geist der Gruppe eine Salve von Deutungen loslässt, um das Schauspiel zu beenden. Solche Deutungen haben erhebliche Wirkungen, bieten aber keine Gelegenheit, sie in der Folge durchzuarbeiten. Und der Leiter riskiert, Leute mit Geschenken zu beschämen, Unbehagen auszulösen und als grob dazustehen. Daher ist es am besten, solchen Verabschiedungen nachzugeben. Hat die Gruppe ein Abschiedsfest mit Essen und Trinken inszeniert, ist es am besten, die rituelle Feier an den Anfang der Gruppe zu stellen. Das schafft Platz, abschließende Themen in einer analytischen Weise im letzten Teil der Sitzung anzusprechen. In einem anderen Verstoß gegen die analytischen Standards umarmen Gruppenmitglieder beim Abschied oft einander und den Leiter. Man gewinnt wenig, wenn man solchen spontanen Abschiedsgesten entgegentritt.

Das Beenden der Therapie in einer halboffenen Gruppe

Manche Leute möchten das Ende vorwegnehmen, indem sie die Dauer ihrer Teilnahme an der Gruppe im Voraus festlegen. Diese Vorwegnahme wird der Leiter zunächst akzeptieren müssen, zumal er weiß, dass sie wahrscheinlich außer Kraft gesetzt wird, sobald die Angst vor der Gruppentherapie überwunden ist. Im weiteren Verlauf veranlasst oft die Angst, verlassen zu werden, Gruppenmitglieder, die Kontrolle über den Prozess der Beendigung behalten zu wollen. Also ‚zu verlassen, bevor man verlassen wird'. Ein in dieser Hinsicht verletzlicher Mensch mag beim Gedanken an das Ende in Panik geraten und eine vorzeitige Beendigung inszenieren, wobei ein Streit ein typisches Vorspiel für einen Abbruch ist.

Gruppenmitglieder, die Farbe und Energie in die Gruppe gebracht haben, können mit ihrer Entscheidung zu gehen leicht auf Widerstand stoßen. Um das wieder gut zu machen, wird die Gruppe ihnen einen großzügigen und dankbaren Abschied bereiten, wenn es soweit ist. In der Gruppe zurückhaltende und isolierte Mitglieder werden wahrscheinlich von der Gruppe einen eher förmlichen Abschied erhalten. Die weniger integrierten Gruppenmitglieder verlassen die Gruppe mit weniger Fanfaren und bestätigen das Sprichwort, dass die Bekanntesten am meisten betrauert werden. Für einige ist die Emotionalität des Abschieds nicht auszuhalten, und sie ziehen es vor, starke Gefühle durch vorzeitiges Verlassen der Gruppe zu vermeiden. Das wird als ‚Aussteigen' bezeichnet, ein unglücklicher Ausdruck, der an Vagabundieren denken lässt, oder für diejenigen, die die 50er und 60er Jahre miterlebt haben, an die Beat-Generation und die Hippiekultur.

Der Zeitpunkt des Abschieds aus einer laufenden Gruppe

Ein guter Abschluss braucht viel Zeit und Vorbereitung. Ein Zeitraum von drei Monaten, um einen Abschied von einer Gruppe durchzuarbeiten, die einmal in der Woche tagt, ist wahrscheinlich optimal, auch wenn viele Gruppenanalytiker die vertragliche Verpflichtung vereinbaren, nach der Kündigung noch einen Monat in der Gruppe zu bleiben. Dem künftigen Gruppenmitglied ist vor dem Eintritt in die Gruppe wahrscheinlich gesagt worden, dass die Absicht, die Gruppe zu verlassen, mitgeteilt werden sollte, sobald diese Idee entsteht, und dass plötzliche Beendigungen nachteilig sind, da dieser Wunsch aus den falschen Gründen entstehen kann, wie z.B. um erschreckende oder unerwünschte Gefühle, Gedanken oder Impulse zu vermeiden.

Da jede Beendigung der Gruppe Verlust und Beunruhigung bedeutet, muss der Leiter den Vorurteilen gegenüber auf der Hut sein, jede Kündigung diene der Vermeidung schmerzlicher Konflikte oder sei unter dem Einfluss eines Wiederholungszwanges oder eines anti-therapeutischen Impulses entstanden. Aber selbst wenn der Leiter nicht in diese Falle getappt ist, könnte er dennoch der Absicht des Patienten zu gehen nicht zustimmen. Hier ist das Urteil der Gruppe wie immer hilfreich und macht oft die vielfältigen Einflüsse auf die Entscheidung deutlich. Letztendlich kann das Behandlungsziel von Leiter und Gruppenmitglied nicht identisch sein. In diesem Fall könnte die Entscheidung des Gruppenmitglieds die realistischere sein und muss den Ausschlag geben. Foulkes hat das durch das Bild einer Wendeltreppe mit einer Anzahl von Ausgängen illustriert. Jeder Ausgang ist möglich, aber wenn man sich zur Fortsetzung entscheidet, wird der nächste Ausgang auf einer höheren oder, wenn man das vorzieht, einer tieferen Ebene liegen, und man wird dafür mehr Zeit brauchen.

Widerstände gegen die Beendigung

Eine klassische Art, gefühlsbetonte Abschiede zu vermeiden, ist, still und unerwartet wegzugehen. Gruppenmitglieder, die am meisten fürchten verlassen zu werden, ziehen es oft vor, einen wütenden Streit vom Zaun zu brechen. So schwierig das sein mag, wird es doch meist als weniger schmerzlich erlebt, als die Passivität und der Schrecken, die mit dem Verlassenwerden verbunden sind. Gruppenmitglieder mit dieser Angst versuchen oft krampfhaft, die Kontrolle über den Abschiedsprozess zu behalten.

Das Gruppenmitglied, das mittendrin hinausstürmt und nicht zurückkehrt, wird sich wahrscheinlich vor dem gefürchteten Gefühl von Trauer und Kummer aus einem früheren Lebensabschnitt schützen wollen. Warnsignale in diese Richtung müssen rasch aufgegriffen und analysiert werden. Ein anderer charakteristischer Fluchtweg aus der Trauer des Abschieds ist es, wenn sich ein Gruppenmitglied in Witze und Frivolitäten flüchtet. Dies ist eine Form manischer Abwehr, die den Ernst des Verlusts leugnet. Vermeidung der emotionalen Wirkung des Abschieds drückt sich zeitweise durch wiederholtes Fehlen oder Verspätungen aus.

Die Wiederkehr des Symptoms

Die Belastung durch ein anstehendes Therapieende drückt sich oft durch die Wiederkehr des ursprünglichen Symptoms aus, mit dem der Mensch in die Gruppe gekommen war. Das ist vor allem bei Gruppenmitgliedern mit anankastischen, phobischen oder psychosomatischen Symptomen der Fall. Die Intensität des Symptoms kann sich abgeschwächt haben in zwanghafte Unentschlossenheit, phobische Trennungsangst oder mildere Formen des Somatisierens. Aber selbst diese abgeschwächten Hinweise können den Leiter und die Gruppe alarmieren, an die Verschiebung der Beendigung der Therapie zu denken. Es ist wahrscheinlich ein Fehler, auf diese Weise regredierte Gruppenmitglieder an der Schwelle des Abschieds in der Gruppe halten zu wollen. Erforderlich ist statt dessen eine Analyse der Bedeutung des Wiederauftauchens des Symptoms, sodass es möglich wird, sich dem Trauerprozess zu stellen und ihn durchzuarbeiten.

Bindung und Trennung beim Beenden der Therapie

Ein Großteil der analytischen Arbeit in einer Gruppe konzentriert sich auf Themen um Bindung und Trennung. Ein Vorbote des Näherrückens einer Beendigung ist oft die Intensivierung einer Trennungsangst, vor allem bei Menschen, die in der Vergangenheit traumatische Trennungserfahrungen gemacht haben, und bei solchen, die es in ihrer Entwicklung nicht geschafft haben, sich aus einer Mutter-Kind-Symbiose zu lösen, und denen folglich nichts anderes als eine ängstliche Bindung an die Gruppe möglich ist.

Trennung ist nichts Dauerhaftes. Sie kann rückgängig gemacht werden, und die getrennten Menschen können miteinander in Verbindung bleiben. Abschied bedeutet andererseits ein wirkliches Ende. Er ist von Dauer, obwohl wir das manchmal gerne verleugnen würden. Die Phantasie der Wiedervereinigung bietet Schutz vor dem Trennungsschmerz. Einige Gruppenmitglieder schützen sich vor diesem Schmerz, indem sie sich von Anfang an nicht mit der Gruppe identifizieren. Der Leiter bekommt rationalisierende Erklärungen zu hören, die Gruppe habe ihnen nichts zu bieten, z.B.: ‚Ich habe mit diesen Leuten nichts gemeinsam', ‚Niemand hier kann meine Probleme verstehen', ‚Alle hier sind zu gestört, um mir zu helfen'.

Ist keine Bindung mit der Gruppe, sondern nur mit dem Leiter entstanden, ist es leichter, die Gruppe abzubrechen oder sie schmerzlos zu verlassen, wenn es soweit ist. Aber die therapeutische Erfahrung wird dünn bleiben. Gruppenmitglieder, die zögernd dem Therapeuten zuliebe in eine Gruppe kommen, neigen am ehesten zu solchem Verhalten. Gebunden sind sie nur an den Therapeuten, und in der Gruppe klammern sie sich ängstlich an ihn. Das muss erkannt und durchgearbeitet werden, wenn ein befriedigender Therapieabschluss gelingen soll. Eine aufgespaltene Übertragung zwischen dem Therapeuten und dem Rest der Gruppe kann sich auch in Wut auf den Therapeuten äußern, die die Therapie gefährdet, falls sie nicht erkannt wird.

Vignette

In einer Gruppe, die eine ganze Zeit mit einer besonders freundlichen Offenheit und warmen Kollegialität zusammengearbeitet hatte, begann eine Frau, die zuletzt in die Gruppe gekommen war, Unbehagen zu zeigen, und sie zog sich aus dem Gespräch zurück. Das wurde bemerkt und angesprochen, und wiederholt versuchte die Gruppe, einen Grund für ihr Verhalten zu finden. Schließlich teilte sie der Gruppe mit, sie habe von der Gruppe eine Menge bekommen und sei sehr dankbar dafür, dass alle so nett und hilfreich zu ihr gewesen seien, und dass es Zeit sei, die Gruppe zu verlassen.

Die Leiterin hatte schon eine Weile bemerkt, wie sehr sie die Sitzungen genoss. Gleichzeitig hatte sie das Gefühl, dass etwas fehle und übertüncht werde. Sie

hatte bemerkt, dass die Gruppenleiterin in der Danksagung der Frau ausgelassen worden war. Nachdem sich die Leiterin eine Weile mit ihrem Unbehagen beschäftigt hatte, wandte sie sich an die Frau und teilte ihr mit, sie habe sich gefragt, ob abgesehen von ihren guten Gefühlen und ihrer Dankbarkeit andere Gefühle in ihr entstanden seien, die die guten bedrohen könnten. Sie fügte hinzu, dass diese unwillkommenen Gefühle immer und überall schwierig zu äußern seien, besonders aber in dieser Gruppe, wo überall Leichtigkeit und Wärme herrschten. Die Leiterin fügte hinzu, vielleicht sei es besser, die Gruppe rechtzeitig zu verlassen, bevor diese zu lästig und bedrohlich werde.
Es folgte ein schockiertes Schweigen in der Gruppe. Die Frau mit der Absicht aufzuhören brach in Tränen aus und griff zum ersten mal die Leiterin an: ‚Sie zerstören alles mit Ihrem so genannten Verständnis! Alles war bisher gut.‘ Ihre Wut auf die Leiterin brach nun los wie ein tropischer Sturm. Zuerst stimmte ein anderes Gruppenmitglied ihr zu, dann noch eines. Sie bezogen sich auf Situationen, in denen die Leiterin eingegriffen und ‚Zwietracht gesät‘ habe in der Gruppe.
Von da an kamen häufiger aggressive Gefühle in die Gruppe. Die Gefühlspalette erweiterte und vertiefte sich und es kam von akzeptablen und zivilisierten bis zu weniger freundlichen Äußerungen alles vor. Die Sitzungen wurden ungemütlicher für die Therapeutin, aber echter und lebendiger. Die Frau blieb und konnte die aggressiven Gefühle zum Ausdruck bringen, die sie seit ihrer frühen Kindheit zu unterdrücken gelernt hatte.

Die Gruppe als Übergangsobjekt

Manche Gruppenmitglieder kommen nur sporadisch zu den Sitzungen, eher von ihrer emotionalen Tagesform geleitet, als von altruistischen Gefühlen gegenüber der Gruppe. Sie haben nur eine vage Vorstellung von der Bedeutung, die ihr Fernbleiben für die Gruppe hat. Und sie sind überrascht, wenn die Gruppe ihnen mitteilt, dass sie sie in ihrer Abwesenheit vermisst haben, und dass sie ihre Anwesenheit schätzen. Diese spiegelnde Antwort der Gruppe schafft eine korrigierende emotionale Erfahrung für den Fall, dass eine nicht bestätigende oder zurückweisende Kindheitserfahrung vorausgegangen ist. Das Kommen und Gehen in der Gruppe kann als eine Entwicklungsphase in der Therapie verstanden und analysiert werden, analog zu der Verwendung des Übergangsobjekts für das Kind, wobei die Gruppe die Funktion eines Übergangsobjekts übernimmt, auf das in Augenblicken ängstlicher Zuneigung zum Trost zurückgegriffen werden kann, und das auf die Seite gelegt wird, wenn sich andere Quellen zur Befriedigung in der Außenwelt anbieten. Dieser Stil der Beteiligung mag von der Gruppe zurückgewiesen werden, und es ist die Aufgabe des Therapeuten, das durch diese Zurückweisung verursachte vorzeitige Ausscheiden des Gruppenmitglieds vorauszusehen. Indem der Leiter die Verwendung der Gruppe durch das Gruppenmitglied als Übergangsobjekt deutet und gleichzeitig die altruistische Teilnahmepflicht betont, verwandelt sich möglicherweise ein Ausagieren in ein Interagieren, das ganz in der Gruppe gehalten werden kann.

Ferienpausen als Probe für die Beendigung

Ankündigungen, die Gruppe zu verlassen, kommen oft nach langen Pausen oder der Abwesenheit des Leiters. Das ist ein weiteres Beispiel für den Wunsch, die Kontrolle über den Prozess der Beendigung zu behalten, also zu verlassen, bevor man verlassen wird. Gruppenzeitpläne sollten sorgfältig geplante Ferienpausen enthalten als Gelegenheiten, Trennung zu erfahren, als Vorwegnahme des Prozesses, die Gruppe zu verlassen, und um die wütenden und ohnmächtigen Reaktionen zu analysieren, die eine vorgegebene Abwesenheit begleiten. Die Anwesenheitsliste der Gruppe ist ein wichtiges diagnostisches Instrument, um in dieser Hinsicht besonders empfindliche Gruppenmitglieder zu identifizieren. Abnehmende Teilnehmerzahlen beim Näherkommen von Pausen und Abwesenheiten beim Wiederbeginn müssen analysiert werden.
Der Leiter sollte mit fröhlicher Verleugnung auf Seiten der Gruppe rechnen, wenn eine Pause bevorsteht, oder mit ärgerlichen Vorwürfen, wenn eine Pause angekündigt wird. Die Präsentation beunruhigender Probleme, wiederkehrender Symptome und düsterer Voraussagen am Vorabend einer Pause sind als Erinnerung an den Leiter zu verstehen, dass er die Gruppe verlässt. Das erfolgreiche Aushandeln einer Ferienpause wird oft mit Erleichterung aufgenommen, obwohl sich Ärger auf den Leiter indirekt in Form von Berichten über schlechte Erfahrungen mit der Pause zeigen kann.

Kontakt nach der Beendigung der Therapie

Auf Seiten der Therapeuten findet sich oft ein merkwürdiger Mangel an Bereitschaft, sich die Zukunft des Patienten nach Abschluss der Therapie vorzustellen, oder noch spezifischer, die Möglichkeit von Kontakten mit dem Patienten nach Beendigung der Therapie in Erwägung zu ziehen. Das steht im Widerspruch zur sorgfältigen (und auch nötigen) Beachtung der Beziehung zum Patienten zu Beginn der Therapie. Therapie hat jedoch einen glockenförmigen Verlauf. Bindung und Lösung, Engagement und Rückzug, Begrüßung und Verabschiedung, Beginn und Ende haben eine Symmetrie, die am Abschiedspunkt oft verloren geht. Das Verschwinden in die Welt, der Abbruch des Kontakts zum Patienten wird oft als eine gesunde und daher korrekte Form der Beendigung der Therapie angesehen. Das mag für viele so sein, aber einige werden die Möglichkeit gelegentlichen Kontakts mit dem Gruppenanalytiker brauchen, nachdem sie die Gruppe verlassen haben. Diese Möglichkeit sollte zumindest angeboten und dem Einzelnen überlassen bleiben.

‚Unendliche Gruppenanalyse'?

Wie steht es mit dem Problem der ‚unendlichen Gruppenanalyse', einem Echo der manchmal an der Psychoanalyse geäußerten Kritik? Dieser Gedanke kann entstehen, wenn jemand lange Zeit in einer Gruppe war (meistens lange Jahre). Psychodynamische Therapeuten sind sich des Vorwurfs zunehmend bewusst, sie ließen ihre Patienten nicht gehen. Das Problem wird in einem Klima wirtschaftlichen Drucks akut, aber auch im Licht erfolgreicher Fortschritte von Kurzzeittherapien. Den Langzeittherapien wird auch von einem Modell der Gesundheitsvorsorge zugesetzt, das einen Zustand der Gesundheit als Ausgangsbasis sieht, von der der Patient sich bei einer Erkrankung entfernt, und zu der er bei der Gesundung zurückkehrt. Im Gegensatz dazu fordert die Gruppenanalyse ein Modell der Rekonstruktion und des Wandels, was manchmal durch Kurzzeittherapie erreicht werden kann, häufiger aber eine erhebliche Zeit erfordert.

Der Vorwurf der Verlängerung der Therapie ins Unendliche hat einige Berechtigung. Verantwortlich für diese Vorwürfe sind Gruppenanalytiker aus früherer psychoanalytischer Tradition, für die *chronos,* die objektive Überwachung des Zeitablaufs, in der Festlegung der Behandlungsdauer keine Rolle spielt, und nur *kairos,* die Erfahrung der Zeit in der Welt des Unbewussten, das einzig wahre Kennzeichen für den analytischen Prozess ist. Heute entsteht aber das Risiko, das Kind mit dem Bad auszuschütten, und auf vorzeitige Beendigung zu drängen, um den Anforderungen von Management und Gesellschaft auf Kosten therapeutisch beurteilter Erfordernisse der Patienten selbst gerecht zu werden.

Ein Ende zur rechten Zeit

Es ist bekannt, wie schwierig es ist, Therapiefortschritt zu beurteilen. Oft wird eine Veränderung erst im Rückblick erkannt, gleichsam im Blick über die eigene Schulter. Das gilt vor allem bei der Überlegung, die Therapie zu beenden. Einen inneren Hinweis für einen tief verwurzelten Wandel können Träume liefern und somit das zeitgerecht Ende der Therapie vorgeben. Eine Frau drückte den bevorstehenden Verlust der Gruppe durch einen Traum aus: Sie träumte von einem hellen, warmen Raum voller Freunde, aus dem sie alleine auf eine dunkle Straße hinausging, von der sie nicht wusste, wohin sie führte. In einem anderen Gruppentraum drückte ein Mann seine Angst aus, noch nicht so weit zu sein, indem er träumte, an einem Flugplatz ohne Flugschein oder Pass anzukommen. Er schaffte es, an der Kontrolle am Gate (dem Leiter?) vorbei ins Flugzeug zu kommen, und fragte sich, was bei der Ankunft am Zielort geschehen würde.

Vignette

Eine Frau erzählte der Gruppe in der Anfangsphase ihrer Gruppenanalyse von ihrer Angst, die sich zu einer Überzeugung entwickelte, ihr Haus sei voller Hausschwamm und werde langsam auseinander fallen. Gleichzeitig wusste sie aber, dass es hierfür keinen Anhaltspunkt gab. Sie hatte das Haus untersuchen lassen, und es erwies sich als frei von Hausschwamm. Im weiteren Verlauf der Therapie verschwand diese Furcht aus ihrem Tagesbewusstsein, kehrte aber immer wieder in Albträumen zurück, in denen das Haus um sie herum zerfiel.

Drei Jahre später stellte die Gruppe eine entscheidende Besserung in ihren Lebensumständen fest. Sehr distanziert hörte sie sich diese Einschätzung ihres Fortschritts an. Kurz darauf erzählte sie der Gruppe, was sie in der vorigen Nacht geträumt hatte: ‚Ich träumte, etwas in meinem Haus sei am Zusammenbrechen ... Ich denke, es war an der Rückwand und ein Teil des Dachs. Ich bin nicht erschrocken, nur neugierig. Ich gehe herum und schaue. Ich kann sehen, dass das Dach hält, dass aber ein Loch in der Wand ist, durch das ich hindurch gehe. Es führt hinaus in einen schönen Park, wo die Leute spazieren gehen, lachen und sich freuen. Die Sonne scheint, und ich schließe mich ihnen an.‘ Lächelnd sagte sie der Gruppe: ‚Vielleicht wart ihr das dort.‘

KAPITEL ZWÖLF

Therapeutische Fallstricke

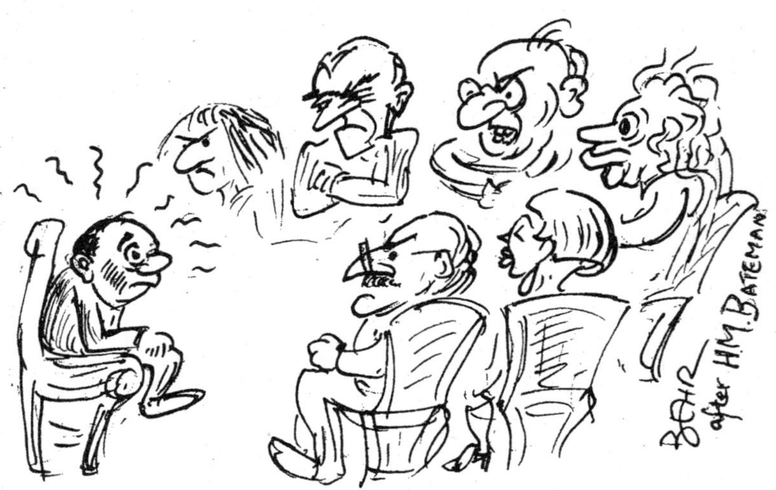

Der Mann, der das Schweigen in der Gruppe brach

Fallstrick: symbolisiert eine ‚Falle' für die Arglosen und Unvorsichtigen; eine verborgene Gefahr oder eine Verirrung, in die ein Mensch versehentlich geraten kann.

Die Gruppenanalyse wird manchmal ironisch als eine großzügige Kirche beschrieben. Das bedeutet, dass der analytische Prozess durch ein weites Spektrum von Stilen und Techniken der Intervention gefördert werden kann, unter der Voraussetzung, dass sich der Therapeut an die zur Erhaltung der Stabilität der Gruppe gesetzten Grenzen hält. In gewisser Weise stimmt das, es ist aber ebenso wahr, dass bestimmte Interventionsstile auf Seiten des Leiters die Gruppe gefährden oder zu unbefriedigenden therapeutischen Resultaten führen können. Anfänger wie auch erfahrene Therapeuten neigen manchmal zu antitherapeutischem Verhalten. Es ist oft schwierig, das zu erkennen, da viele solcher Verhaltensweisen durch unbewusste Dynamik und Gegenübertragung bestimmt werden. An dieser Stelle ist Supervision angebracht. In diesem Kapitel entwerfen wir unsere eigene Landkarte und beschreiben, was wir als übliche Fallstricke erkannt haben, die den arglosen Therapeuten beim Umherstreifen im Dschungel der Gruppe erwarten.

Der zurückhaltende Leiter

Ein vorwiegend zurückhaltender und nicht eingreifender Führungsstil kann damit begründet werden, den Gruppenmitgliedern eine weiße Leinwand zur Förderung von Phantasien, Projektionen und Regression anbieten zu wollen. All das sind wesentliche Bestandteile einer tief gehenden Therapie. An diese Tiefen kann jedoch erst dann gerührt werden, wenn der Leiter schon als zuverlässig, fürsorglich und stützend (holding) erlebt wurde. Diese Eigenschaften und die empathischen Einsichten des Leiters zeigen sich durch verbale Interventionen. Letzten Endes ist der Gruppentherapeut der Einzige, der den Mitgliedern professionelle Zuwendung und Fürsorge schuldet. Die anderen haben keine solche Verpflichtung; sie kommen nur zu ihrem eigenen Vorteil. Das beständige Schweigen des Leiters kann als gleichgültig und sogar als unsicher erlebt werden. Ist die Gruppe blockiert oder der Angstpegel in der Gruppe extrem hoch, kann schon die Stimme des Leiters als beruhigend erlebt werden und der Gruppe helfen, zu ihrer Aufgabe zurück zu kehren.

Die Gefahren aktiver Intervention

Am anderen Ende dieses Spektrums steht der übereifrige Leiter, der direktive und kontrollierende Interventionen in Form von ständigem Deuten anbietet. Dies geschieht angeblich zur Förderung der Einsicht. Es kann aber auch die Abwehr stärken, Rückzug und Teilnahmslosigkeit mit sich bringen. Der Leiter kann sich aber auch zu einer allwissenden Haltung verführen lassen durch die Sehnsucht der Gruppe nach einer starken, allmächtigen Vaterfigur, die führt und Leiden lindert. In einer Krise oder einer Zeit mit starken Ängsten kann es zeitweise nötig sein, eine solche Rolle zu übernehmen. Wenn das so ist, sollte sie so schnell wie möglich wieder verlassen werden, und sollte man zu einem Leitungsstil zurückkehren, der die Bedeutung der Gruppe selbst als therapeutischen Faktor wertschätzt.

Überaktive Therapeuten neigen dazu, ihre Gruppe zu lange von sich abhängig zu machen, und unterminieren den Entwöhnungsprozess, der Voraussetzung zum Erreichen eines sicheren, flexiblen und authentischen Selbst ist.

Das Spektrum hin zu Problemen und Fehlschlägen verschieben

Zeitweise kann eine analytische Gruppe eine Vorliebe entwickeln, sich in Probleme und Fehlschläge zu vertiefen. Das kann durch einen Leiter noch angeheizt werden, der sich mit Vorliebe mit solchem Material beschäftigt, auf Kosten von Berichten von Erfolg, Leistung und Freude. Durchlaufen Gruppenmitglieder in ihrem Leben gerade eine relativ erfüllte Periode, könnten sie sich mit dem Gefühl aus einer solchen Kommunikation zurückziehen, ihre Verfassung sei ‚unpassend', oder aus Angst, von der Gruppe angezweifelt zu werden, oder vor deren destruktivem Neid. Ein solcher Rückzug wird noch durch einen Leiter gefördert, der ständig bei allem angebotenen Material nach zugrunde liegenden verleugneten Konflikten schaut oder die Wichtigkeit uneingeschränkter Bestärkung von guten Gefühlen und Erfolg unterschätzt.

Im Seichten planschen

Die einfache Tatsache, dass Gruppenmitglieder sich in einem Geist gegenseitiger Anteilnahme und Akzeptanz mühelos miteinander unterhalten, bedeutet nicht notwendigerweise, dass die Gruppe therapeutisch funktioniert. Vor allem neu beginnende, aber auch erfahrene Gruppen können in ein gesellschaftlich erlerntes Repertoire der Kommunikation zurückfallen, wie z.B. Diskussionen über Tagesthemen, den Austausch von Anekdoten, freundliches Geplänkel, den Austausch gegenseitiger Wertschätzung und das Erteilen von Ratschlägen. Das alles kann zum Ausgangspunkt einer analytischen Reise werden, und es ist unklug, das zu früh als Widerstand zu deuten. Geht diese Art der Kommunikation andererseits zu lang, oder wenn sie zu einer Gewohnheit wird, muss der Leiter nach einem analytischen Gesprächsthema im Material schauen und die Gruppe zu diesem Gedankengang hinführen. Auf diese Weise wird der Leiter zum Vorbild für eine analytische Haltung und für den angemessenen Umgang mit der Gruppe, ohne die Spontaneität und Umgänglichkeit der Gruppenmitglieder zu zerschlagen.

Überstürzte Interpretationen

Gruppenanalytiker können den Scharfsinn der Gruppe unterschätzen und ihre Fähigkeit, Einsichten auf ihre eigene Weise und in ihrem eigenen Tempo zu erreichen. Manchmal ist es verführerisch, zu versuchen, den therapeutischen Prozess zu beschleunigen, indem man die Aufmerksamkeit auf eine Verbindung lenkt, die der gemeinsamen Sichtweise der Gruppe verborgen zu sein scheint. Der seiner Autorität unsichere Leiter könnte auch wünschen, die Gruppe durch eine virtuose Demonstration seiner Einsicht und Tiefgründigkeit zu beeindrucken. Das ist besonders dann eine starke Versuchung, wenn der Leiter den Verdacht hegt, dass die Gruppe ihm keine genügende Wertschätzung entgegenbringt, vor allem wenn die Gruppe besonders gut allein zurecht zu kommen scheint.

Jeder Gruppentherapeut hat Erfahrung mit einem auf eine Interpretation folgenden Schweigen. Bestenfalls ist das ein nachdenkliches Schweigen, das als Denkanstoß erlebt wird. Weniger erfreulich ist jedoch ein frustriertes oder amüsiertes Schweigen, das darauf hinweist, dass ein Prozess unterbrochen worden ist. Eine unnötige Deutung bewirkt manchmal, dass ein Prozess, der schon befriedigend auf dem Weg war, zum Stillstand kommt. Wird die Deutung mit dem Unterton der Endgültigkeit gegeben, könnte es wie ein unumstößliches Urteil über das Material klingen, und der Gruppe die Botschaft vermitteln, sie solle nun fortfahren.

Beschäftigung mit Einzelnen auf Kosten der Gruppe ‚Den Wald vor lauter Bäumen nicht sehen'

Sich eher mit Einzelnen in der Gruppe zu beschäftigen, als mit der Gruppe als Ganzes, ist eine legitime ideologische Position in manchen psychoanalytischen Gruppentherapien in der Tradition von Wolf und Schwartz, die sich bewusst für eine individualistische Technik einsetzen und die Gruppendynamik als Mittel der Therapie vermeiden. In der Foulkesschen Gruppenanalyse bemüht sich jedoch der Leiter, eine Balance zu erreichen zwischen der Beachtung für Einzelne und für die Gruppe als Ganzes. Gibt es eine Tendenz, sich bis zu einem Punkt überaktiv mit Gruppenmitgliedern zu beschäftigen, dass die übrige Gruppe im Hintergrund verschwindet und ihre Wirksamkeit als Mittel der Therapie verliert, wird ausgehend von dieser theoretischen Grundlage der Weg wahrscheinlich zu den persönlichen Bedürfnissen des Leiters führen.

Die Überidentifikation eines Leiters mit einem bestimmten Gruppenmitglied oder mit einer bestimmten Untergruppe (z.B. den Männern oder den Frauen) wird überschattet durch eine Überidentifikation mit einem größeren archetypischen symbolischen Repräsentanten dieser Person oder Untergruppe, z.B. ‚dem hilflosen kleinen Jungen' oder ‚der verletzlichen Mutter'. Auch die Tendenz, manche Individuen und Untergruppen zu übersehen, kann eine negative Gegenübertragung für diese Gruppenmitglieder offenbaren.

Beschäftigung mit der Gruppe als Ganzes auf Kosten der Einzelnen ,Die Bäume vor lauter Wald nicht sehen'

Auch das kann ein legitimer Interventionsstil in bestimmten gruppendynamischen Modellen der Selbsterfahrung sein und in der psychoanalytischen Tradition von Bion und Ezriel. Aber dieser Stil stimmt nicht mit der Foulkesschen Gruppenanalyse überein, und wenn er in einem gruppenanalytischen Setting auftaucht, finden sich seine Ursprünge wahrscheinlich wieder eher beim Leiter, als in der Gruppensituation.

Das Problem mit vorherrschenden Interventionen an die Gruppe als Ganzes, wie auch bei übermäßiger Zurückhaltung kann darin begründet sein, dass einzelne Gruppenmitglieder sich nicht unterstützt (to hold) oder anerkannt fühlen. Angst und Frustration nehmen zu, und Gruppenmitglieder finden es schwieriger, frei miteinander in einer wechselseitigen therapeutischen Weise zu kommunizieren, oder zu tolerieren, dass eine Person sehr lange im Brennpunkt steht. Solche Gruppen werden beeinflusst durch einen erhöhten Anteil von Abbrüchen und funktionieren mit einer über-ängstlichen und angepassten Atmosphäre.

Es ist oft schwierig zu wissen, wann man sich auf einen Einzelnen und wann auf die Gruppe konzentrieren soll. Das Konzept der Gruppe als einer Figur-Grund-Konstellation mit ständig wechselnden Konfigurationen des Dialogs bietet ein nützliches Arbeitsmodell und dient als Anker, um das Schiff daran zu hindern, zu weit in die eine oder andere Richtung zu driften.

Zwischen der Skylla des ,Hier und Jetzt' und der Charybdis des ,Dann und Da' hindurch steuern

Gruppenanalyse variiert im Ausmaß, in dem sie die Untersuchung der Interaktionen zwischen den Gruppenmitgliedern fördert, im Gegensatz zur Bearbeitung von Material, das aus den Beziehungen der Gruppenmitglieder außerhalb der Gruppe und aus Erfahrungen in der Vergangenheit stammt. Übermäßige Beschäftigung in einer dieser Richtungen kann bis hin zu Widerstand führen. Obwohl das ,Hier und Jetzt' ein Interaktionsfeld mit großer Faszination darstellt, ist es manchmal für den Leiter von größerem Interesse, als für die anderen Gruppenmitglieder, die sich vielleicht mehr danach sehnen, ihre Lebenssituation und ihre Beziehungen außerhalb in die Gruppe einzubringen, die dann aber das Gefühl haben, sie müssten sich mehr der Analyse von Phänomenen im ,Hier und Jetzt' zuwenden.

Andererseits muss der Leiter, ähnlich wie Odysseus, manchmal das Ruder herumwerfen in die andere Richtung, weg von den Erfahrungen außerhalb der

Gruppe und hin zum ‚Hier und Jetzt'. Das ist besonders wichtig, wenn sich die Gruppe in einem Veränderungsprozess befindet, etwa einem Wechsel in der Zusammensetzung oder einer bevorstehenden Ferienpause, oder wenn sich die Gruppe mit einem Geschehen abmüht, wie unausgesprochenen Spannungen zwischen Gruppenmitgliedern oder einem Verhalten, das für die Gruppe schädlich ist.

Die Art, wie ein Gruppenanalytiker eine Gruppe leitet, wird größtenteils durch das Modell bestimmt, das während der Ausbildung erlernt wurde, aber auch durch die Persönlichkeit des Leiters. Der Einfluss des Gruppenanalytikers auf die Gruppe darf nicht unterschätzt werden, und aus diesem Grund sollte er seine persönlichen Reaktionen und seine Äußerungen kontrollieren lassen, was der Introspektion dient und im Drunter und Drüber des Gruppenlebens ganz und gar nicht leicht durchzuhalten ist, ohne einen Verlust an Echtheit und Spontaneität.

KAPITEL DREIZEHN

Herausfordernde Situationen

Problematische Situation für einen Gruppenanalytiker:
Dietrich besteht darauf, seinen eigenen, persönlichen Sündenbock mitzubringen.
BEHR

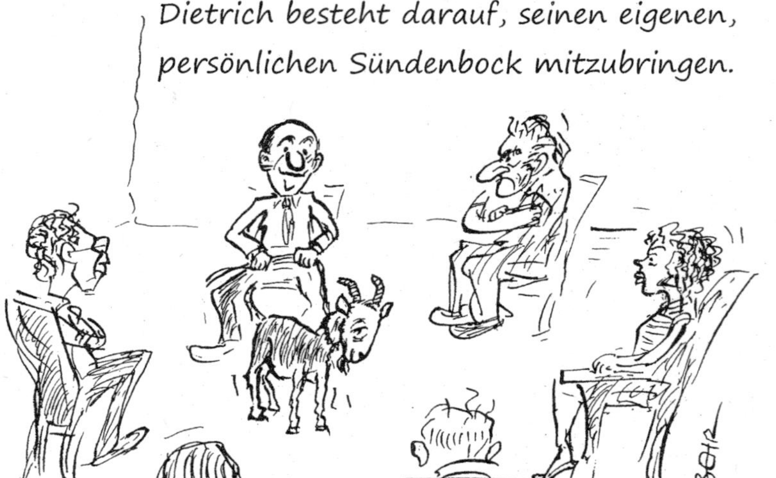

Die beliebte Karikatur einer therapeutischen Gruppe, die uns einen schlechten Dienst erweist, stellt sie als einen Ort dar, wo schwer gestörte Menschen sich ohne Hemmungen vergnügen und dies unter dem Vorsitz eines ebenso gestörten, aber äußerst kontrollierten Therapeuten. In Wirklichkeit geraten analytische Gruppen selten in solche überzogenen oder störenden Verhaltensweisen: bei sorgfältiger Beachtung der Gruppenzusammenstellung, des Rahmens und der Gruppengrenzen, sowie durch das Wissen des Leiters, wie eine Therapie laufen kann. Von Zeit zu Zeit jedoch konfrontieren Gruppen den Leiter mit herausfordernden Situationen, die eine Bedrohung der therapeutischen Arbeit darstellen und die Stabilität der Gruppe bedrohen.

Abbrüche

Ein möglicher Gefahrenpunkt kann entstehen, wenn ein Gruppenmitglied plötzlich seine Absicht mitteilt, aus der Gruppe auszuscheiden. Wenn dieser Wunsch eine unbewusste neurotische Ursache hat, ist es wichtig, dies aufzudecken und dem Patienten zu helfen, ein anderes Verhalten zu wählen als Flucht. Eine Ursache kann das Bedürfnis sein, schmerzliche und konflikthafte Abschiede aus früheren Lebenssituationen zu vermeiden, die jetzt vermieden oder zwanghaft wiederholt werden. Ankündigungen der Absicht zu gehen kommen oft nach langen Pausen oder der Abwesenheit des Leiters. Dahinter kann sich das Ausagieren der Wut verstecken, verlassen worden zu sein: ‚Wenn Du mich verlassen kannst, kann ich Dich verlassen.' Schwieriger ausfindig zu machen und zu lokalisieren ist der Wunsch, die Behandlung aus der unbewussten Angst heraus zu beenden, einem bisher vermiedenen Konflikt ins Auge schauen zu müssen.

Vorzeichen eines Abbruchs sind z.B. Verspätungen, Fernbleiben, eine Art stotternde Teilnahme, (manchmal gehäuft zu Zeiten von Ferienpausen) und Rückzug von der Gruppen-Interaktion. Das letztere äußert sich nicht nur durch Schweigen auf Seiten des Gruppenmitglieds. Die Kommunikation kann auch einen Abwehr- oder Wiederholungscharakter annehmen, einen Wechsel von persönlicher Enthüllung zu einer distanzierten Art und eine Distanzierung von der Gruppe als Ganzes. Potentielle Abbrecher fangen oft an, sich wie Therapeuten zu verhalten und bringen sich nicht mehr in die Gruppe ein. Andere Anzeichen sind Veränderungen im emotionalen Auftreten des Gruppenmitglieds, wie etwa der Rückzug in grimmiges Schweigen oder eine dissoziierte innere Beschäftigung. Buchstäblich oder im übertragenen Sinn starrt der Patient zum Fenster hinaus.

Abbrüche können in erster Linie die Folge falscher Auswahl sein. Vielleicht kann der Patient im Moment nicht imstande sein, eine Therapie zu ertragen, die weniger Schutz bietet, als die Eins-zu-Eins Situation der Einzeltherapie. Andererseits könnte für die Gruppe der Zeitpunkt für den Eintritt falsch gewählt worden sein, sodass sie seinen Ausschluss erfolgreich vorantreibt und der Neuankömmling wieder gehen muss.

Vignette

Eine Frau war 2 Jahre in einer psychoanalytischen Behandlung bei einem männlichen Analytiker gewesen, als dieser ankündigte, er werde das Land verlassen und in sein Ursprungsland zurückkehren. Er erklärte, er werde daher die Therapie beenden und empfahl eine Gruppentherapie bei Frau X, einer Therapeutin, die er kannte und sehr schätzte. Nach dem erforderlichen Kontakt und einer

Vorbereitung kam die Frau in eine zweimal wöchentlich tagende Gruppe, wo sie freundlich aufgenommen wurde. Sie schien sich eingelebt zu haben, als sie plötzlich erklärte, sie werde die Gruppe verlassen. Als Gründe nannte sie, sie könne sie sich auf niemanden in der Gruppe verlassen, auch könnten alle morgen gegangen sein. Besonders der Gruppenanalytikerin sei nicht zu trauen (die Gruppenleiterin war wie ihr ehemaliger Analytiker fremder Herkunft). Als sie von der Gruppe gefragt wurde, warum sie sich nicht auf sie verlassen könne, sagte sie: ‚Schließlich schaut jeder nur nach sich selbst'. Trotz der Bemühungen der Gruppenleiterin und der Gruppe, ihre Gefühle mit dem plötzlichen, schmerzlichen Verlust ihres Analytikers in Verbindung zu bringen, verließ sie die Gruppe. Die Gruppenanalytikerin wusste aus dem Erstinterview, dass der Verlust ihres Analytikers eine frühe Kindheitserfahrung wiederholte: ihr Vater hatte die Familie verlassen, sie war alleine bei ihrer Mutter geblieben und hatte den Vater nicht wieder gesehen. Die therapeutische Situation beschwor den scheinbar unerträglichen Schmerz ihrer Kindheit herauf.

Ein Patient, der die Gruppe abbricht, hinterlässt im Therapeuten ein Gefühl des Misserfolgs und in der Gruppe oft ein Schuldgefühl. In dem gerade erwähnten Fall ist es klar, dass es für dieses Gruppenmitglied von großem Nutzen gewesen wäre, wenn sie imstande gewesen wäre, sich dem wieder erweckten Kindheitstrauma, welches sie in der Übertragung zur Leiterin und der Gruppe erlebte, zu stellen und es durchzuarbeiten. Aber sie war gegangen, und die Gelegenheit war verloren. Es gab jedoch noch einige Möglichkeiten zu therapeutischer Arbeit: Das Auftauchen von Gefühlen der Unzulänglichkeit und Ohnmacht, die ihr Abbruch in der Gruppe hervorgerufen hatte, konnte in seinem Ursprung in kindlichen Allmachtsphantasien untersucht und analysiert werden. Und auch die Gruppenleiterin lernte aus dieser schmerzlichen Erfahrung. Was geschehen war, hätte vorhergesehen werden können, und der Übergang aus der Einzelanalyse und der Verlust des alten Therapeuten hätte besser vorbereitet werden können. Ihr Eintritt in die Gruppe hätte verschoben werden sollen. Abbrüche sind Fehlschläge der Therapie, und obwohl sie nicht immer vermeidbar sind, sind sie es durchaus wert, tiefer beleuchtet zu werden. Solche Fehlschläge werden zwar nicht oft in der therapeutischen Literatur diskutiert, sind aber lehrreicher als Erfolgsgeschichten.

Die Beachtung von Phänomenen wie Verspätungen und unregelmäßige Teilnahme ist wichtig beim Herausfinden des Übertragungswiderstandes, der einem Abbruch vorausgeht. Gruppenmitglieder beobachten aufmerksam, wie der Gruppenanalytiker Abwesenheiten handhabt, und wie er oder sie mit dem zurückgekehrten Mitglied umgeht. Ein Umgang im Stil von ‚laissez faire' auf Seiten des Leiters könnte auf eine nicht fürsorgliche Haltung hinweisen. Ebenso un-

produktiv ist das Gegenteil, ein unsensibles Bestehen darauf, jedes Versäumnis in Pünktlichkeit und Anwesenheit als Widerstand zu analysieren. Dies ist eine Haltung auf Seiten des Leiters, die oft durch die Angst bestimmt wird, Gruppenmitglieder zu verlieren oder der Auflösung der Gruppe Vorschub zu leisten. Der Auslöser im Kontext eines Abbruchs könnte im Umfeld eines spezifischen, emotional aufgeladenen Ereignisses in der Gruppe zu finden sein, wie etwa das Auftauchen und die Offenbarung eines lange vergrabenen Traumas, ein Konflikt zwischen Mitgliedern, eine Veränderung der Gruppe selbst, z.B. die Einführung eines neuen Mitglieds oder Druck aus der Lebenssituation der Gruppenmitglieder außerhalb der Gruppe.
Ein Abbruch kann auch reflektieren, dass es der Gruppe misslingt, ein gesundes Bedürfnis zu gehen anzuerkennen, mit anderen Worten, ‚gehen zu lassen'. An manchen Punkten erfordert es ein Urteil über die Weisheit der Absicht eines Menschen, die Gruppe zu verlassen. Auch wenn das zuzugeben erfordern kann, dass die ursprüngliche Entscheidung des Eintritts in die Gruppe unüberlegt oder zu einem schlechten Zeitpunkt erfolgte, ist es am besten, die Therapie in einer konstruktiven, vorausschauenden Weise zu beenden, indem man einen drohenden Abbruch in eine richtige Beendigung umwandelt.
Ein Abbruch kann manchmal durch eine oder mehrere Einzelsitzungen vermieden werden, in deren Verlauf die Gründe wirkungsvoller bearbeitet werden können und das Einbringen in die Gruppe überlegt werden kann. Die Entscheidung ist nicht einfach, wann man mit einem Menschen Kontakt aufnehmen soll, der eine Gruppensitzung verfrüht und unglücklich verlassen hat oder unentschuldigt einer Sitzung fernbleibt. Überbesorgte Bemühungen, das ehemalige Mitglied zurückzuholen, können eine entgegengesetzte Wirkung haben und als zudringlich oder verfolgend erlebt werden. Aber der umgekehrte Fehler, das Handeln zwischen den Sitzungen zu vernachlässigen, was nach unserer Erfahrung üblicher ist, kann die Therapie genauso gefährden.

Das Sündenbock-Phänomen

Die alte Tendenz in Gruppen, einen Träger für die eigene Schlechtigkeit ausfindig zu machen, um dann zu schauen, wie man ihn los wird, wird vermutlich immer ein Teil der menschlichen Natur sein, und therapeutische Gruppen sind keinesfalls immun gegen diesen Prozess. Auf dem Kamm einer evolutionären Welle zwischen magischem und symbolischem Denken wurde der biblische Sündenbock als Träger der Sünden der Gemeinschaft auserwählt. Zuerst wurde das Tier, gebührend mit einer Dornenkrone geschmückt und dann in die Wüste hinaus gejagt. Aber das unglückliche Tier neigte, seiner für die Gemeinschaft wichtigen Rolle nicht bewusst, zur Rückkehr. So wurde eine gründlichere Methode der Vertreibung entwickelt, wobei das Tier über eine Klippe gestoßen wurde. Abgang der Ziege ohne Wiederkehr. Oder doch? Das Problem mit Sündenböcken ist, die sich wiederholende Dynamik. Früher oder später kehrt die Ziege in Gestalt eines Verwandten oder Geistes zurück, und der Kreis wiederholt sich.

In Therapiegruppen wird ein Mensch leichter zu einem Sündenbock, wenn er sich in einer Weise auffallend von den anderen Gruppenmitgliedern unterscheidet und so die fantasierte Integrität der Gruppe bedroht. Es ist wichtig, dies bei der Zusammenstellung einer Gruppe und bei der Auswahl neuer Mitglieder zu berücksichtigen. Der Leiter sollte sich vergewissern, dass sich in der Gruppe einige Mitglieder mit dem neuen Mitglied identifizieren können. Das ist dann besonders wichtig, wenn kulturelle, ethnische oder die sexuelle Orientierung betreffende Unterschiede eine Quelle der Entfremdung und Isolation sein können. Hier geht es für den Leiter nicht einfach um Paarbildung oder Anpassung. Die Persönlichkeitseigenschaften der Gruppenmitglieder und ihre Fähigkeit zu Empathie und Identifikation sind wichtiger als einfach unterscheidbare Merkmale und stellen den hauptsächlichen Schutz gegen die Sündenbocksuche dar.

Sündenbocksuche zeigt sich wahrscheinlicher in Gesellschaften oder Gruppen, die durch ein traumatisches Ereignis heimgesucht wurden, das ihre Integrität oder sogar ihre gesamte Existenz bedrohte. Die Angst oder Drohung der Wiederkehr von Widrigkeiten zwingt die Gruppe, die Quelle oder den Ursprung ihres Leidens zu suchen und Schritte zu ergreifen, um es los zu werden. Diese Gruppen können eine Art Konformität und autokratischen Leitung entwickeln und können zu fortschreitender Stigmatisierung und Isolation derer führen, die für eine Bedrohung der Integrität der Gruppe gehalten werden.

In Großgruppen und in der Gesellschaft im Allgemeinen übernimmt der Sündenbock eine repräsentativere Rolle. Kulturelle Mythen und politische Slogans drängen aus der Tiefe des sozialen Unbewussten an die Oberfläche und fördern diesen Prozess. Das tatsächliche Verhalten des Sündenbocks ist weniger wichtig, als die Zuschreibungen der Gruppe auf der Basis von Vorurteilen und stereotypem Denken. In der kleinen Therapiegruppe sind diese Faktoren ebenso am Werk, aber sie werden durch den der Gruppe zur Verfügung stehenden mächtigen Kommunikationsprozess abgemildert. In der kleinen Gruppe spielt das Verhalten und die Persönlichkeit des Gruppenmitglieds eine größere Rolle als soziale oder kulturelle Attribute.

Dominierendes Auftreten und Opferverhalten sind besonders irreführend und können zur Sündenbocksuche führen, da sie nur zu leicht zu einer selbstgerechten Kollusion der Gruppe einladen, gelegentlich sogar einschließlich des Leiters. Frühes Warnsignal ist manchmal übertriebene Aufmerksamkeit, die die Gruppe einem potentiellen Sündenbock zuteil werden lässt. Sie wird ausgedrückt durch eine Mischung von Sorge und Ungeduld. Dies geht über in offene Feindselig-

keit, die sich entweder durch Rückzug vom Sündenbock oder durch unverblümten Angriff äußert. Dem muss der Leiter effektiv durch eine Anzahl von Interventionen entgegentreten, die zuerst dazu bestimmt sind, den Prozess zu stoppen („Einen Augenblick mal, lassen Sie uns unterbrechen und schauen, was hier gerade geschieht'), um dann die Aufmerksamkeit der Gruppe auf die zugehörigen projektiven Mechanismen zu lenken.
Die verleugnende Dynamik, die bei der Sündenbocksuche wesentlich ist, arbeitet gegen ein Klima von gegenseitiger Identifikation, reflektierender Empfänglichkeit und Empathie, worauf die Gruppe angewiesen ist. Um diesen Teufelskreis zu durchbrechen, muss der Leiter einen Geist der Empathie mit dem isolierten Gruppenmitglied fördern. Das bedeutet, dass den Gruppenmitgliedern, einschließlich dem Sündenbock, jeweils ihr Anteil an dem Prozess aufgezeigt und ihnen geholfen werden muss, ihre Projektionen zurückzunehmen. Der Angriff auf einen potentiellen Sündenbock kann sich um verleugnete Schuldgefühle drehen, kann aber auch für viele andere negative Zuschreibungen stehen, wie etwa Abscheu und Scham. Schuld, Verachtung und Neid liegen diesem Prozess zugrunde. Auf der manifesten Ebene kann das in vielen Formen auftreten: Über-Besorgtheit, Kontaktvermeidung, verbale Äußerungen von Abneigung oder wütende Angriffe.
Die Übertragung von Angst oder Missbilligung auf den Leiter wird oft vom Leiter auf ein verletzliches Gruppenmitglied verschoben. Ein klassisches Szenario ist die unerwünschte Ankunft eines neuen Mitglieds, das unbewusst als ein anspruchsvolles neues Baby erlebt wird und als vom Leiter ‚in die Gruppe geboren' und von diesem liebevoll auf Kosten der Geschwister behandelt. Nur wenn diese Gefühle zur Kenntnis genommen werden, kann die Gruppe den potentiellen Sündenbock mit diesen Aspekten seiner Persönlichkeit oder seines Verhaltens konfrontieren, die sich mit dem Prozess kollusiv vermischt haben. Geht der Sündenbock unentdeckt seinen Weg, könnte die Gruppe zuerst ein Gefühl der Erleichterung und des stärkeren Zusammenhalts erleben. Aber ein tiefes Gefühl der Schuld macht eine Wiederholung wahrscheinlich, wenn die zugrunde liegende Dynamik nicht erfasst und voll analysiert worden ist.
Die Sündenbocksuche kann ein schleichender Prozess sein, tritt aber auch mit verblüffender Schnelligkeit auf. Die Hoffnung, dass die Gruppe den Prozess spontan aufhalten kann, stellt sich dann als unerfüllbar heraus. Der Leiter hat als erster eine Identifikation mit dem Sündenbock zu zeigen. Das kann den Leiter parteiisch mit dem Sündenbock erscheinen lassen, und die Gruppe könnte dann ihre ‚Gewehre' auf den Leiter richten, was ein notwendiges und willkommenes Korrektiv ist für die Dynamik der Verdrängung, die oft im Herzen des Sündenbock-Prozesses ihren Platz hat. Diese Arbeit geschieht mit der Gruppe als Gan-

zes und findet ihren Höhepunkt in einem Verständnis für die dem Prozess zugrunde liegenden Mythen und Annahmen.

Monopolisierendes Verhalten

Oft anzutreffen und schwierig zu handhaben ist das Gruppenmitglied, das es zu brauchen scheint, im Gruppengespräch das Feld zu beherrschen. Das geschieht durch detaillierte, langatmige Beschreibungen von Problemen, Sachverhalten oder Seelenzuständen. Die Beiträge anderer Gruppenmitglieder werden als Haken benutzt, um eine Schilderung daran aufzuhängen. Dies kann ohne Rücksicht auf die Aufnahme durch die Gruppe geschehen. So einen Menschen bezeichnet man als ‚Gruppen-Monopolisierer'(Yalom, 1975).
Vor Überlegungen zu einer Intervention sollte der Leiter die Ursache dieses Verhaltens verstehen, die sich von Mensch zu Mensch unterscheidet. Die wahrscheinlichste Ursache ist ein sich selbst aufrechterhaltendes Angstniveau, das zunimmt, indem sich der Monopolisierer allmählich des wachsenden Unmuts in der Gruppe bewusst wird. Ein anderer Grund für das zwanghafte Beherrschen einer Gruppe hat seinen Ursprung in der unbewussten Überzeugung, man werde nicht gehört oder verstanden, ohne dass man seine Geschichte den anderen einhämmert. Diese Überzeugung, die wahrscheinlich in der Kindheit erworben und in der Adoleszenz beibehalten wurde, kommt in der Gruppe leicht an die Oberfläche.
Aus welchem Grund auch immer, der Gruppenrahmen bietet einen guten Hintergrund zur Wiedergutmachung. Das ist nicht einfach, da solche Gruppenmitglieder sowohl im Leiter wie unter den Gruppenmitgliedern Ungeduld und Irritation hervorrufen. Der Leiter muss vermeiden, Irritation zu zeigen oder verbietend oder bestrafend zu klingen, wenn er versucht, die Wortlawine zum Stillstand zu bringen. Eine Reaktion auf solch einen Versuch wäre beispielsweise: ‚Sie haben mir geraten, zu sagen, was mir in den Sinn kommt, und jetzt schneiden Sie mir das Wort ab!'
Wie immer sollte man die Reaktionen der Gruppe beobachten. Benutzt die Gruppe den Monopolisierer, um sich hinter ihm zu verstecken? Drückt der Monopolisierer den in der Gruppe herrschenden Ärger aus und erlaubt damit der Gruppe, sensibel und zivilisiert zu bleiben, während er sich entblößt? Toleriert die Gruppe dieses Verhalten ohne Kommentar aus Angst vor Gefühlsausbrüchen, die außer Kontrolle geraten könnten? Wird die zugrunde liegende Dynamik durch den Leiter aufgegriffen und zur Sprache gebracht, kann das monopolisierende Gruppenmitglied von seiner Rolle befreit und ermutigt werden, sich mit neuen Augen zu betrachten.
Die Aufgabe des Gruppenleiters wird um so schwieriger, weil er zwei scheinbar gegensätzliche Ziele zu verfolgen hat: Erstens die Integrität der Gruppe ange-

sichts eines potentiell gruppendestruktiven Einflusses zu schützen, die zu ausagierendem Verhalten wie Fernbleiben, Untergruppen oder der Suche nach Sündenböcken führen könnte, und zweitens dem monopolisierenden Mitglied zu helfen, sein unsoziales, isolierendes Verhalten zu erkennen und seinen Wunsch zu wecken, das zu ändern. Kommt man zu den unbewussten Antriebskräften dieses Verhaltens, wird Veränderung folgen. Dies ist ein erstklassiges Beispiel der Foulkesschen Aussage, dass Einsicht eher der Veränderung folgt, als dass sie sie verursacht (Foulkes, 1990).
Es gibt einen Unterschied zwischen monopolisierendem und Beachtung suchendem Verhalten. Monopolisierung der Gruppenzeit bekommt die Aufmerksamkeit sowohl des Leiters wie auch der Gruppe, das aber ist gewöhnlich nicht das Antriebsmotiv. Offenes Beachtungsuchen ist andererseits üblicherweise dem Bewusstsein zugänglicher und kann daher leichter gehandhabt werden. Es kann ohne weiteres von einer fortgeschrittenen Gruppe entdeckt und gewöhnlich mit freundlichem Humor behandelt werden. Das ist jedoch nicht der Fall, wenn es sich als Angriff auf das Setting ausdrückt, wie etwa ständige Verspätung oder das Dableiben am Ende der Sitzung, (‚Um etwas mit Ihnen (dem Leiter) zu besprechen') mit einer scheinbar dringenden Information. Wenn das geschieht, ist es wichtig, im Rahmen zu bleiben und taktvoll, aber bestimmt ein solches Drängen auf vermehrte Aufmerksamkeit zurück in die Gruppe zu verweisen, wo seine Bedeutung untersucht werden kann.

Vignette
Eine junge Frau, die kürzlich in die Gruppe gekommen war, kam unablässig etwa fünf Minuten zu spät und setzte sich mit einem Lächeln, aber ohne eine Erklärung oder Entschuldigung. Nach einer Weile wies jemand auf ihr Zuspätkommen hin und wollte wissen, ob ihre Arbeit oder ein anderer Grund dafür verantwortlich sei. Die Frau war offensichtlich erfreut, dass ihr Verhalten bemerkt worden war, bot aber keine Gründe dafür an. Der Gruppenanalytiker intervenierte mit: ‚Vielleicht gibt es andere Möglichkeiten, hier auf sich aufmerksam zu machen?' Diese Intervention kam einer Beschämung gefährlich nahe, half aber in diesem Fall der Frau, sich mehr zu beteiligen, ihre Ansichten nachdrücklich zu äußern und zu entdecken, dass das, was sie sagte, gehört und ernst genommen wurde. Viel später in ihrem Gruppenleben sprach sie von ihrer impulsiven Familie, die von ihren zwei brillanten Brüdern dominiert wurde, was wenig Raum für sie ließ.

Inszenierung von Aggressionen in der Gruppe

Es gibt einen feinen Unterschied zwischen heftiger Auseinandersetzung in der Gruppe, die der Lebensnerv offener Kommunikation ist, und Konfrontationen, die von destruktiven Aggressionen bestimmt werden und an Sadismus grenzen. Wie immer muss der Leiter bereit sein zu intervenieren, wenn die Gruppe in einer beobachtenden Haltung gelähmt zu sein scheint. Das Gruppenmitglied, das Übertragungsärger oder narzisstische Wut impulsiv herauslässt, hat vermutlich die für analytisches Denken notwendige ‚Als ob'-Klausel aus den Augen verloren, aber die Gruppe muss diesen Prozess durchschauen, um schließlich wieder ein reflektierendes Klima herzustellen. Beschimpfende nehmen manchmal an, von der Gruppe im Namen der Ehrlichkeit einen Freibrief für Beleidigungen zu bekommen, und neigen dazu, sich der Auswirkungen ihrer Aggressionen anderen gegenüber nicht bewusst zu sein. Dieser Prozess muss gestoppt und benannt werden und der Beschimpfende mit der Wirkung seiner Äußerungen auf die Gruppe konfrontiert werden. Das gleiche Prinzip gilt für verstecktere Formen der Aggression, die sich als Therapie maskieren können: Spott, Sarkasmus und sich lustig machen. Diese sozialen Strategien müssen in der Gruppe übersetzt werden, zuerst in die ihnen zugrunde liegenden aggressiven Beweggründe, und müssen dann verdeutlicht werden als Eigenart des betreffenden Mitglieds.

Vignette

Zwei Frauen begannen, sich gegenseitig über die Art einer der Frauen zu streiten, mit der Gewalt ihres Ehemannes umzugehen, besonders weil auch ihr Kind betroffen war. Die übrige Gruppe sah in fassungslosem Schweigen zu. Obwohl sich der Leiter der Übertragung als Grundlage dieses Angriffs bewusst war, sah er sich einem Dilemma gegenüber. Sollte er zulassen, dass die Interaktion eskalierte, oder sollte er intervenieren, und wenn ja, wie? Beide Protagonistinnen sahen die Situation von ihrem eigenen Standpunkt aus, beherrscht von ihrer eigenen Lebenserfahrung und den aus ihnen destillierten Werten. Der Leiter wandte sich zuerst der einen Frau zu, dann der anderen, indem er ihre wütenden Ausbrüche in gemäßigtere Sprache umformulierte. Das befreite die anderen Gruppenmitglieder, sich zu beteiligen und sich mit dem einen oder anderen Element der seelischen Grundlagen zu identifizieren.

Die Verbündeten des Therapeuten

Die besondere Stärke der Gruppenanalyse liegt darin, dass sie die angeborene Fähigkeit der Menschen mobilisiert, sich gegenseitig als Therapeuten zu behandeln. Aber Gruppenmitglieder können sich manchmal auch hinter dieser Berechtigung verstecken, um persönliche Beteiligung in der Gruppe zu vermeiden. Der Leiter muss einschätzen, ob der Patient den Mantel des Unpersönlichen (der gelegentlich einsichtig und hilfreich sein kann für die anderen in der Gruppe) als Mittel verwendet, um den Weg zu mehr persönlicher Beteiligung zu erleichtern, oder eher als Mittel, um Selbstoffenbarung oder Selbstentdeckung zu vermeiden. Die Sprache, in der das Problem angesprochen wird, ist wichtig. Eine typische Intervention könnte auf diese Weise erfolgen: ‚Das ist hilfreich, aber wo sind Sie bei all dem?' Die Grundlage dieser Tendenz, der ‚Verbündete des Therapeuten' zu werden, ist manchmal ein Wunsch, die Kontrolle zu behalten.

Das isolierte Gruppenmitglied

Isolation ist in Foulkes' Konzept die Antithese zu Kommunikation. Alle, die in eine analytische Gruppe kommen, bringen Bereiche der Isolation mit, ausgedrückt in verschlüsselter Form durch neurotische Symptome, die allmählich in klare Sprache umgewandelt werden (Foulkes, 1948). So gesehen sind bestimmte Menschen auffallend isoliert von ihren Mitmenschen und stellen eine besondere Herausforderung für den Leiter und die Gruppe dar.
Manche isolierte Menschen in Gruppen sind in einer Position von stiller und eisiger Wachsamkeit verschlossen. Andere kämpfen um ihr seelisches Gleichgewicht, indem sie Ratschläge erteilen oder wilde Verallgemeinerungen und stereotypes Verhalten loslassen und die Kommunikationen der Gruppe als Möglichkeit hinbiegen, die Kontrolle zu behalten. Der Therapeut muss der Gruppe helfen, allmählich Kontakt zum isolierten Gruppenmitglied aufzunehmen. Das wird erreicht, indem die Gruppe ermutigt wird, sich vorübergehend mit dem isolierten Menschen zu identifizieren (Ormont, 2004).
Isolierte Gruppenmitglieder können eine Behandlungsdauer von vielen Jahren erfordern; denn was sie brauchen ist, sich langsam dem der Gruppe eigenen nährenden Prozess auszusetzen. Die Integration isolierter Gruppenmitglieder wird erleichtert, wenn diese mit ihrer eigenen Isolation in Konflikt gebracht werden können. Das kann leichter geschehen, wenn die isolierte Haltung starke Gefühle in Schach hält, die ansonsten in unkontrollierbaren Ausbrüchen zum Vorschein kämen. Scham und kaum kontrollierbare Wut sind bedeutsame Anzeichen für das Selbstbild solch isolierter Gruppenmitglieder (Behr, 2004).
Eine andere Form der Isolation findet sich bei Gruppenmitgliedern mit frühen und länger anhaltenden Traumatisierungen im Gegensatz zu den konfliktbeladenen Teilnehmern. Es kann gut sein, dass in diesem Fall Isolation gegen fantasierte Desintegration schützt. Umgekehrt kann die Abwehr der Angst gelten, von der Gruppe in Besitz genommen zu werden. Die Gruppe ist gewöhnlich sensibel gegenüber der letzteren Form der Isolation und passt sich bereitwillig an den erforderlichen Zeitaufwand an, den das Gruppenmitglied braucht, um aus dem Bunker der Isolation heraus zu kommen.

Die ‚festsitzende' Gruppe

Eine bestimmte Stabilität und Vorhersagbarkeit ist notwendig für den analytischen Prozess. Manchmal jedoch driften Gruppen ab in eine Zone des Stillstands und treten in eine Phase ein, wo sich wenig zu verändern scheint. Die notwendige Frage ist dann: ‚Was fehlt der Gruppe?' Die Gruppe könnte in diesem Stadium sein, um zu vermeiden, mit einem möglicherweise heftigen Schmerz oder einer fantasierten Angst in Berührung zu kommen. Kommt man zu diesem Schluss, mag sich der Leiter dazu entschließen, die unbewusste Verschwörung und den Grund dafür zu benennen, d.h. zu deuten.

Die Erfahrung des Festsitzens kann in einem Kontext relativen Schweigens oder gelegentlichen Gespächs geschehen, das nirgendwo hinführt, im Sande verläuft und zu einem gesteigerten Gefühl der Sinnlosigkeit führt. Es ist jedoch wichtig, ein ziemlich langes schweigendes Vorspiel nicht mit einem Festsitzen zu verwechseln. Einige Gruppen haben die Gewohnheit des Träumens, die der Eröffnung des Gesprächs voraus geht.

Manchmal kann der Bann, der den Beginn des ‚Festsitzens' in der Gruppe eröffnet, durch einen Aufruf an die Gruppe als Ganzes, das Problem zu identifizieren, gebrochen werden. Es ist aber wahrscheinlich produktiver, eines der Gruppenmitglieder anzusprechen, das mehr mit dem kollektiven Unbewussten der Gruppe in Fühlung ist. Sobald das geschehen ist, kann das die Gefühle befreien, die Barriere des Widerstands durchbrechen und zu einer Wiederbelebung der Gruppe führen.

Aufrufe, ob sie nun an Einzelne oder die Gruppe als Ganzes gerichtet werden, haben wahrscheinlich mehr Erfolg, wenn sie in metaphorische Sprache gefasst sind. Das kommt daher, dass Metaphern ein ‚Allgemeingut' sind und daher imstande, Resonanzen hervorzurufen, die ihrerseits zu phantasievollen Gedanken und Äußerungen führen. Die Wahl einer Metapher ist etwas sehr Persönliches. Um mit Metaphern den Weg zu weisen, muss der Therapeut bereit sein, sich in den Bereich der Selbstoffenbarung vorzuwagen. Eine Metapher einzuführen heißt, sich Versuchen aus der Gruppe zu öffnen, seien sie nun im Scherz oder im Ernst, das Angebot als eine Gelegenheit zu nutzen, die innere Welt des Therapeuten zu sehen. Die Kunst, eine Metapher oder einen Traum anzubieten, erfordert das Wissen, wie und wann man die Reise in das eigene Selbst antritt und wieder zurück in die Gruppe kommt.

Gruppen bleiben manchmal stecken, weil der Therapeut in eine Dynamik verstrickt ist, die die Gruppe nicht ansprechen möchte. Einige solche Beispiele sind: eine äußerst emotionale oder voreingenommene Äußerung auf Seiten des Therapeuten gegenüber einem oder gegen ein bestimmtes Gruppenmitglied; eine Tendenz auf Seiten des Therapeuten, nicht problembezogene und unbeschwerte oder sprunghafte Konversationen zu unterbinden, angeblich im Na-

men der Therapie oder eines kürzlich statt gefundenen Ereignisses, das nicht ausreichend bearbeitet worden sei.
Eine andere wirksame Methode, um eine festsitzende Dynamik in Gang zu bringen, ist es, ein neues Mitglied einzuführen, dessen hauptsächliches Motiv, sich um eine Therapie zu bemühen, in dem Bereich liegt, der von der Gruppe vermieden wird. Das zu wagen, ist ein heroischer Schritt. Der Leiter wird dabei vermutlich ein Gefühl der Beklommenheit haben, das sowohl realistische wie auch Gegenübertragungs-Aspekte aufweist in Bezug auf das Gleichgewicht der Gruppe. Nach unserer Erfahrung kann jedoch die Einführung eines neuen Mitglieds an diesem Punkt wie ein Zauber wirken. Das neue Mitglied fühlt sich sofort zu Hause und verstanden, und die Gruppe erlebt einen Anstieg ihrer Energie. Das neue Mitglied wird vermutlich unter dem Druck seiner Probleme handeln und diese sehr bald nach dem Eintritt in die Gruppe offenbaren. Das gibt der Gruppe den Anstoß und die Erlaubnis, die bis dahin unerkannte Problemzone zu erkennen und ihr ins Gesicht zu schauen. Das gilt besonders für Sexualität in allen möglichen Formen und für sozial unannehmbare Phantasien und Haltungen wie etwa Rassismus.

Malignes Spiegeln

> *Der wirkliche Grund, dass Vronsky den Prinzen so wenig mochte, war, dass er nicht anders konnte, als sich selbst in ihm zu sehen. Und was er in diesem Spiegel sah, befriedigte seine Selbstachtung nicht.*
>
> *Tolstoi, Anna Karenina*

Spiegeln ist ein wesentlicher therapeutischer Faktor der Gruppenanalyse. Er bietet die Gelegenheit in der nachdenklichen und fürsorglichen Umgebung der Gruppe, sich selbst so zu sehen, wie andere einen sehen, wie Robert Burns es ausgedrückt hat. Aber es hat eine Kehrseite, die zu dem als ‚malignes Spiegeln' bekannten Phänomen führen kann. Das geschieht typischerweise, wenn zwei Menschen, einer beim anderen, eine nicht gemochte und oft gehasste Eigenschaft spüren, die sie gemeinsam haben. Die Ähnlichkeit ist unerkannt, gefürchtet und abgelehnt. Louis Zinkin sieht in seinem richtungweisenden Artikel zu diesem Thema die Destruktivität als ‚kontrollierende Übernahme' (Zinkin, 1983).
Maligne Spiegelung kann für das an diesem Prozess beteiligte Paar so unerträglich werden, dass als einzig mögliche Lösung gesehen wird, dass einer von beiden die Gruppe verlässt. Es kann auch die Gruppe selbst gefährden, die dazu neigt, beobachtend auf den Prozess mit einem der Paralyse ähnlichen Zustand zu reagieren. Es bleibt dem Leiter überlassen, sofort und energisch zu reagieren.

Er versucht, die unerträgliche Last von den Schultern des im Kampf befindlichen Paares zu nehmen, mit Worten wie ‚Ich denke, ich erkenne die quälenden Gefühle, die Sie beide durchmachen. Ich frage mich, ob es die anderen auch so erleben'. Hat das nicht den erwünschten Erfolg, und man muss sagen, dass das oft geschieht, muss man auf Techniken zurückgreifen, die normalerweise der Arbeit mit Einzelnen vorbehalten sind, die nicht imstande sind, ihren Anteil an einem Prozess zu verantworten. Die Intensität des Austauschs zwischen den zwei Protagonisten in einem malignen Spiegelungs-Prozess ist so groß, dass es für einige Zeit keinen Raum für reflektierendes Denken gibt.

Vignette
Eine Frau in einer Gruppe attackierte einen Mann und beschuldigte ihn, er habe keinen Respekt vor Frauen. Er verteidigte sich mutig und beschuldigte sie seinerseits, Männer als Gegenstand von Verachtung und Spott zu behandeln. Beide Beobachtungen trafen zu einem bestimmten Anteil zu. Die Frau war von einer Serie von destruktiven Beziehungen zu Männern betroffen, die sie auf die eine oder andere Weise misshandelt oder ausgenutzt hatten. Der Mann war in ähnlicher Weise durch seine Beziehung zu einer Frau betroffen, die ihn im Verlauf einer destruktiven Scheidung in eine prekäre finanzielle Situation gebracht hatte. Was keine der Seiten erkannte, da sie beide sich als Opfer in ihren verschiedenen Partnerbeziehungen gesehen hatten, war die Tatsache, dass sie beide in sich ärgerliches, potentiell aggressives und gewalttätiges Verhalten aufgestaut hatten, das jeweils auf das andere Geschlecht gerichtet war. Der Therapeut spiegelte zuerst den einen, dann die andere, verbündete sich jeweils mit dem, der unmittelbar am stärksten riskierte, zum Opfer zu werden, bis er eine Gelegenheit fand, um die Aufmerksamkeit auf die Ähnlichkeit ihrer beiden Erfahrungen zu lenken. Das entgiftete den Prozess und ließ den beiden Protagonisten Zeit, um mit der Stärke ihrer Gefühle umzugehen und sie schließlich zu verändern.

Maligne Spiegelung ist ein Prozess, der im Verlauf einer einzigen Sitzung auflodern kann, oder er kann über eine Dauer von Wochen oder Monaten vor sich hin köcheln, episodisch aufflackern oder unter der Oberfläche weiter glühen. Er kann die emotionale und professionelle Belastbarkeit des Leiters bis an ihre Grenzen auf die Probe stellen.

Inszenierung erotischer Gefühle in der Gruppe

Trotz ihrer ‚öffentlichen' Dimension bieten Gruppen ein sicheres Forum zur Untersuchung von Symptomen und Problemen im Zusammenhang mit körperlicher Sexualität. Die gruppen-analytische Situation platziert diese in ihren Beziehungskontext, und das interaktionelle und durch Übertragung bestimmte

Geschehen der Gruppe lässt sie für die Gruppenmitglieder lebendig werden. Das bringt eine besondere Art von Schwierigkeiten mit sich. Diese beziehen sich vor allem auf die Diskussion einer im Grunde höchst privaten Funktion in einer technisch gesehen öffentlichen Arena. Sexualität hat ihre eigene Sprache und ist imstande, starke Gefühle von Scham, Schuld und Erregung hervorzurufen.

Tritt ein Gruppenmitglied einem anderen zu nahe, kann das die gruppenanalytischen Standards untergraben, indem es eine besondere Beziehung schafft, die gegen die Möglichkeit eines vielfältigen Übertragungsgeschehens arbeitet. Die eine solche Beziehung umgebende Heimlichkeit schafft eine Isolation, die oft dazu führt, dass das Paar die Gruppe abbricht. Kommt die Information rechtzeitig zurück in die Gruppe, muss der Prozess sorgfältig analysiert werden, um ihn von seinen Übertragungsanteilen zu befreien. Besteht das Paar darauf, die Beziehung aufrecht zu erhalten, wird gruppenanalytische Arbeit unmöglich, und einer von beiden oder beide müssen aufgefordert werden, die Gruppe zu verlassen.

KAPITEL VIERZEHN

Der Gruppenanalytiker in Schwierigkeiten

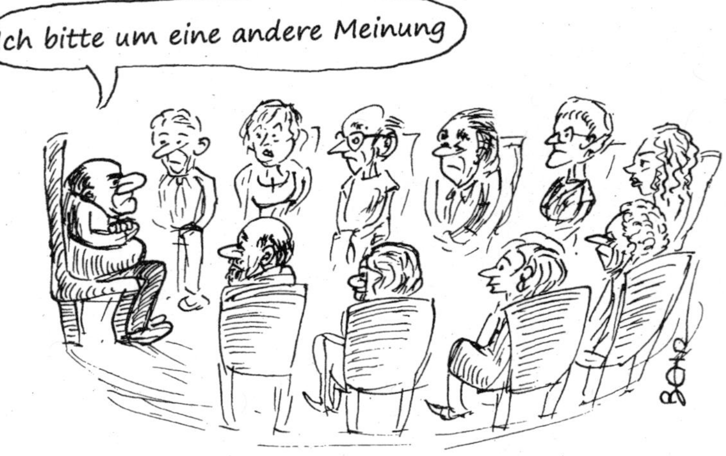

Der unzufriedene Gruppenpatient

Quis custodiet ipsos custodes?
Wer wird über die Wächter selber wachen?

Juvenal

Es muss einmal gesagt werden, dass Psychotherapeuten anfällig sind für die gleichen Heimsuchungen, Leiden und Schicksalsschläge wie ihre Klienten. Das muss angesichts der Mythen festgestellt werden, die nicht wenige Therapeuten hegen, dass der Status des ‚Therapeuten' sie in einen Mantel der Unverwundbarkeit einhülle. Sowohl Therapeuten wie auch Patienten glauben in naiver Weise, dass der psychologische Zustand der Gesundheit des Therapeuten als Resultat einer mühsamen und gründlichen Ausbildung einschließlich einem tiefen analytischen Prozess den Therapeuten eine Immunität gegenüber dem Leiden verleiht, das sich vor ihrem gütigen und empathischen Blick entfaltet. Kurzum, Phantasien von Omnipotenz und Unverwundbarkeit lauern in der Seele des Therapeuten, genauso wie in ihren Klienten. Alle, die einen Gesundheitsberuf ergreifen, müssen im Umgang mit dem ständigen Konfrontiertsein mit Krank-

heit, Leiden und Zusammenbruch, dem sie ausgesetzt sind, eine Abwehr entwickeln.
Psychotherapeuten haben eine Vorliebe für ‚Workoholismus' und angesichts von Botschaften aus ihrer inneren und ihrer äußeren Welt eine Neigung, beharrlich darauf zu bestehen, dass alles in Ordnung ist. Das macht es ihnen schwer, sich oder gar anderen einzugestehen, wenn sie Schwierigkeiten entwickeln, die Auswirkungen auf ihre Arbeit haben. In unserem Leben fühlen wir uns oft durch Stress oder durch unerwartete äußere Umstande mitgenommen. Wenn beides zusammenkommt, wie es oft der Fall ist, ereignet sich ein ‚klinischer' Zwischenfall. Ein Witz sagt dazu, ‚Der Tod ist der Weg der Natur, uns nahe zu legen, langsamer zu machen'.

Die Gruppe als Spiegel für den Therapeuten

Der Gruppenanalytiker schaut in einen heilsamen Spiegel in Form der Gruppe. Es gibt jedoch gute Gründe, warum man sich nicht auf eine Gruppe von Patienten als einziges Frühwarnsystem für das Wohlergehen des Therapeuten verlassen kann. Der erste ist, dass Gruppen stark dazu neigen, ihren Therapeuten vor Kräften zu schützen, die ihn zu Fall bringen könnten. Da er für ihre Therapie sorgt, muss der Gruppenanalytiker gesund erhalten werden. Seine Existenz schafft die Existenzberechtigung der Gruppe. Jedes Anzeichen, dass der Therapeut nicht mehr reibungslos funktioniert, wird wahrscheinlich gewissenhaft übersehen. Abwehrmechanismen, hauptsächlich Verleugnung, kommen ins Spiel, damit die Illusion von Sicherheit und Gut-Aufgehoben-Sein, die die Gruppe bietet, erhalten bleiben kann.
Obwohl die Gruppe als Ganzes ein besonderes Interesse daran hat, den Therapeuten zu erhalten, drücken einzelne Gruppenmitglieder ihren Ärger auf den Therapeuten in unterschiedlicher Weise aus. Eine davon ist das Suchen nach Krankheitsanzeichen beim gesunden Therapeuten. Manchmal entwickelt sich ein Szenario angeführt von ein oder zwei Gruppenmitgliedern, die den Therapeuten mit Adleraugen beobachten und seine Züge, seinen Ausdruck und seine Haltung nach Anzeichen für eine körperliche oder seelische Krankheit untersuchen. Blässe, ein Husten, eine Gedächtnislücke, ein Stocken oder andere Symptome können z.B. so verstanden werden, als kündigten sie an, den Therapeuten durch Krankheit oder Tod zu verlieren. Derartige ängstliche Wachsamkeit hat meist ihren Ursprung in der frühen Geschichte dieses besonderen Gruppenmitglieds. Wird das entdeckt, kann es in konstruktiver Weise als Übertragungsphänomen bearbeitet werden. Es gibt z.B. Gruppenmitglieder, die sich um die Bedürfnisse eines kranken Elternteils kümmern mussten. Ihr Wunsch, dem Therapeuten zu schaden oder ihn anzugreifen, wird durch projektive Mechanismen verleugnet und in Wahrnehmung von Krankheit umgewandelt, und auf einen

ansonsten gesunden oder nicht ganz auf dem Damm befindlichen Therapeuten übertragen. Dieser könnte sich seinerseits in der Gegenübertragung nicht mehr wohl fühlen. Ironischerweise und paradoxerweise neigt die Gruppe als Ganzes dazu, im Fall der wirklichen Dekompensation des Therapeuten ihr kollektives Auge zu verschließen und in einer Haltung von ängstlicher Vermeidung unermüdlich weiter zu machen.
Therapeuten können sich daher, um auf ein gesundheitliches Problem aufmerksam gemacht zu werden, nicht auf die Reaktionen der Gruppe verlassen,. Der seiner selbst bewusste Therapeut wird natürlich über kleine Hinweise aus der Gruppe nachdenken und das angebotene Material nicht ausschließlich in den Bereich der Übertragung verweisen. Andere zuverlässigere Anzeichen einer Störung lassen sich in einer Supervision oder durch nachdrückliche Hinweise von Freunden, Familie und Kollegen besser suchen und finden.

Der abwesende Therapeut

Die Gruppendynamik einer unerwarteten Abwesenheit des Therapeuten unterscheidet sich von der einer angekündigten Abwesenheit, auf die die Gruppe sorgfältig vorbereitet worden ist. Offenkundig ist das Letztere wünschenswert, aber höhere Gewalt drängt sich manchmal dazwischen und erfordert eine Schadensbegrenzung. Weiß der Therapeut im voraus, dass er abwesend sein wird, muss er sich überlegen, wie offen er die Gründe für die Abwesenheit legt. Die Entwicklung einer Krankheit, eine Operation, ein Fest, ein unerwartetes berufliches Ereignis oder ein Trauerfall in der Familie sind einige der Ereignisse, die den Therapeuten verpflichten, der Gruppe fern zu bleiben. Jedes dieser Ereignisse stellt im Hinblick auf die vorhersehbare Dauer der Abwesenheit und die emotionale Qualität der Umstände eine unterschiedliche Problematik dar.
Die Notwendigkeit der Offenlegung mag stark sein, aber wie immer ist es für den Therapeuten ein Seiltanz zwischen der Untersuchung von Übertragung und der Einführung der Realität, die sich in die Therapie einmischt. Behutsame Einführung von auf Tatsachen beruhender Information in einem Ausmaß, mit dem der Therapeut sich wohl fühlt, setzt den Respekt vor der Reife der Gruppe voraus, und vor allem, dass sie dem Prozess der Untersuchung der Übertragung nicht abträglich ist. Die Übertragung setzt sich wohl oder übel durch, und der Therapeut wird sich wahrscheinlich starken, angstbestimmten Äußerungen von Wut in ihren verschiedenen Verkleidungen gegenüber sehen. Je mehr Zeit zur Vorbereitung auf die Abwesenheit zur Verfügung steht, um so weniger sind infolgedessen Turbulenzen zu erwarten. Unerwartete Abwesenheit schafft nicht nur das Problem, was man der Gruppe sagen soll, sondern auch, wie man es sie wissen lässt, dass der Therapeut nicht da sein wird. Ist der Therapeut außer Gefecht, muss ein Stellvertreter die Information mitteilen: ein guter Grund,

warum Gruppenprotokolle und die Kontaktdaten der Gruppenmitglieder für Kollegen und die Verwaltung leicht zugänglich sein sollten.

Soll sich die Gruppe in Abwesenheit des Therapeuten treffen?

Es gibt unterschiedliche Ansichten zu der Frage, ob sich die Gruppe in Abwesenheit des Therapeuten treffen soll. Einige Gruppenanalytiker berücksichtigen die Reife der Gruppe und fragen sich, ob sich schon eine gruppenanalytische Arbeitsweise etabliert hat, und ob es das Setting erlaubt. Der letztere Fall setzt die Verfügbarkeit eines verantwortlichen Außenstehenden voraus, der die Gruppe in die Räumlichkeiten einlässt und wieder hinausbegleitet. Andere vertreten den Standpunkt, dass berufliche und klinische Korrektheit es erfordern, die Sitzung ausfallen zu lassen, besonders dann, wenn man einem Gruppenmitglied nicht zutraut, eine Sitzung ohne professionelle Leitung durchzustehen, Sorgen bereitet. Einige Gruppenanalytiker lassen die Gruppe sich auch für mehrere Sitzungen alleine treffen. Das hängt jedoch größtenteils vom Entwicklungsstand der Gruppe ab.

Stellvertretung in einer Gruppe und die damit verbundene Dynamik

Stellvertretung in einer Gruppe in Abwesenheit des Therapeuten ist eine Kunst, die besondere Fähigkeiten erfordert. Wie jede andere therapeutische Maßnahme, die mit dynamischer Administration verbunden ist, sollte es möglichst im voraus bedacht und geplant werden. Idealerweise sollte die Übergabe einer Gruppe für einen begrenzten Zeitraum von einem Therapeuten an einen anderen ein gemeinsames Unternehmen sein, wobei alle Details wie bei der Zusammenstellung einer ganz neuen Gruppe beachtet werden müssen. In der Realität ist das jedoch nicht immer möglich. Manchmal müssen Therapeuten mit sehr wenig Vorbereitung die Rolle eines Stellvertreters übernehmen, und die Abwesenheit des Therapeuten durch Krankheit kann es für die beiden Therapeuten unmöglich machen, Kontakt zueinander aufzunehmen. Das ist der schlimmste Fall, aber er unterstreicht die Wichtigkeit, für den Fall einer unerwarteten Abwesenheit des ‚eigentlichen' Therapeuten ein System und eine Struktur zur Hand zu haben, die die Übergabe erleichtern wird.
Die Verantwortung für eine Stellvertretung vervielfältigt sich, wenn die Gruppe mit einer Abwesenheit von langer oder ungewisser Dauer konfrontiert ist. Der Stellvertreter sollte über die Geschichte und Zusammensetzung der Gruppe informiert werden. Der abwesende Gruppenanalytiker, sollte wenn ansprechbar

dem Stellvertreter mitteilen, welche Informationen dieser über die Umstände und die Dauer der Abwesenheit an die Gruppe weitergegeben soll.
Soweit informiert ist der Stellvertreter vorbereitet auf eine ängstliche Gruppe, die mit den Auswirkungen der Abwesenheit des Therapeuten auf ihre eigene Therapie beschäftigt ist. Er kann erwarten, Fragen über die Abwesenheit des Therapeuten zu beantworten, über seine Informationen über die einzelnen Gruppenmitglieder und über die Beziehung zwischen Stellvertreter und abwesendem Therapeuten. Gruppenmitglieder, deren Lebenserfahrung sie für das Verlassenwerden, für Trennungen und Umbrüche, Krankheiten und Unvorhersehbares in der Familie sensibilisiert hat, werden massiv auf die Stellvertretung reagieren. Metaphern wie Pflegefamilien und Stiefeltern werden auftauchen und können in der Übertragungsarbeit hilfreich sein.
Ein besonderer Vorteil ist für den Stellvertreter sein Status als ‚Außenstehender', ähnlich dem eines neuen Gruppenmitglieds. Da der Stellvertreter relativ unwissend ist in Bezug auf die Gruppengeschichte und die Geschichte der einzelnen Mitglieder, ist er in der Lage, unschuldige Fragen zu stellen, die die Gruppe befähigt, ihn einzubeziehen. Das bietet auch eine vorzügliche Gelegenheit, die Gruppe zum erneuten Erzählen ihrer Geschichte zu veranlassen, und für einzelne Mitglieder, zu ihrer persönlichen Geschichte zurückzukehren. Ein solches Vorgehen ist weit entfernt von einer einfachen Wiederholung, sondern eine therapeutische Übung, die neue Perspektiven in Bezug auf die Vergangenheit mit sich bringt.
Der Stellvertreter sollte gegenüber Tendenzen der Gruppe, einen Keil zwischen ihn und den abwesenden Therapeuten zu treiben, auf der Hut sein. Zu seiner Überraschung kann der Therapeut als Empfänger verführerischer Angebote und omnipotenter Projektionen in die Gruppe einbezogen werden. Einige Gruppenmitglieder können eine starke Bindung entwickeln, z.B. eine ‚sympathische' Frau an Stelle eines ‚unsympathischen' Mannes willkommen zu heißen. Ärger über den abwesenden Therapeuten drückt sich in vielfältiger Weise aus: Der Stellvertreter mag durch Geschichten über jämmerlich unangemessene Einsichten des abwesenden Therapeuten im Gegensatz zu den tiefen und hilfreichen Einsichten des Stellvertreters ergötzt werden, wodurch Probleme erhellt worden seien, mit denen lange Zeit vergeblich gekämpft worden sei. Die Eitelkeit und berufliche Rivalität des Stellvertreters mag auf diese Weise getestet werden.
Gegenübertragungsgefühle der Schadenfreude sollten mit der Gruppe angesprochen werden durch die Untersuchung der Übertragungsursprünge ihrer Wahrnehmung. Messianische Phantasien über den Stellvertreter sollten ebenso hinterfragt werden wie die Dämonisierung des abwesenden Therapeuten. Im Gegensatz dazu stehen diejenigen, die sich im Stillen mit dem abwesenden Therapeuten identifizieren, sich vom Stellvertreter zurückziehen, von der Seitenlinie

schießend, nicht zur Gruppe erscheinend, mit ihrem Abbruch drohend oder in einen gestörteren seelischen Zustand regredierend.

Administrative und therapeutische Aspekte bei der Übergabe einer Gruppe

Wenn eine arbeitsfähige Gruppe von einem Therapeuten zum anderen übergeben wird, wird der in Empfang nehmende Therapeut sehr durch gute klinische Protokolle unterstützt; einschließlich aktuellen Verlaufsnotizen, einer Anwesenheitsliste der Gruppe und Informationen über persönliche Details der Gruppenmitglieder und Kontakte zu Kollegen. Eine neue Verbindung zu Überweisenden der Gruppenmitglieder und zu anderen Kollegen, die mit ihnen befasst waren, muss hergestellt werden. Ändert sich der Ort der Behandlung als Resultat der Übergabe, muss der übernehmende Therapeut die verschiedenen Aufgaben der dynamischen Administration im Zusammenhang mit der Herstellung des ursprünglichen Settings für die Gruppe übernehmen. Er muss sicher gehen, dass die klinischen Unterlagen der Gruppe an den neuen Ort folgen.
In gewisser Hinsicht sind die therapeutischen Probleme im Zusammenhang mit einer dauerhaften Übergabe denen bei einer Stellvertretung ähnlich. Bei einer Übergabe jedoch kommt die weitere Bedingung der Dauer hinzu. Die Gruppe verabschiedet sich von ihrem bisherigen Therapeuten und trifft auf einen neuen Therapeuten, der bleiben wird. Einige Therapeuten bevorzugen eine einführende Sitzung, in der beide Therapeuten als Demonstration der Zusammenarbeit anwesend sind, eine Gelegenheit für den neuen Therapeuten, die Gruppe unter den wohlwollenden Augen des alten Therapeuten zu treffen. Das erscheint uns als die schlechteste der beiden Möglichkeiten, denn es beraubt die Gruppe einer unkomplizierten vorausschauenden Trauer im Verhältnis zum sich verabschiedenden Therapeuten, und es erlaubt genauso wenig einen unkomplizierten Neuanfang mit dem neuen Therapeuten. Wie bei einer Stellvertretung sollte der Prozess der Übergabe zeitlich getrennt werden, um den ‚alten' und ‚neuen' Therapeuten zu ermöglichen, die jeweilige Aufgabe der Verabschiedung und des Kennenlernens der Gruppe unabhängig voneinander durchzuführen.
Es stellt sich die Frage, ob der neue Therapeut jedes Mitglied vor der Übernahme der Gruppe einzeln treffen sollte, um das Arbeitsbündnis zwischen ihm und dem Patienten zu festigen. Unserer Ansicht nach ist es besser, die Gruppenmitglieder innerhalb der Gruppe zu erleben, wo ihre einzigartige Persönlichkeit am besten zum Ausdruck kommt.

Familienereignisse im Leben des Therapeuten

Der analytische Prozess fließt am gleichmäßigsten, wenn das Privatleben des Therapeuten im Hintergrund des Feldes bleibt, und wenn er imstande ist, eine professionelle Gelassenheit zu bewahren. Manchmal jedoch ist das nicht einfach. Beziehungsprobleme, Krankheit oder Tod eines Verwandten oder Familienprobleme können den Therapeuten in eine persönliche Krise treiben. Unbewusst erspüren Gruppenmitglieder die missliche Lage des Therapeuten, und es erfordert ein hohes Maß an professioneller Kontrolle, eine therapeutische Haltung zu bewahren, besonders dann, wenn das manifeste Material der Gruppe in direktem Zusammenhang steht mit der speziellen Problematik, mit der sich der Therapeut privat herumschlägt. Das ist auch ein Punkt, wo ad hoc Supervision nützlich ist, falls eine laufende Supervision nicht bereits zur Verfügung steht.

Das Eindringen von Patienten in das persönliche oder berufliche Leben des Therapeuten

Zudringliches Verhalten, das sich in den verschiedensten unangemessenen Forderungen und Angriffen von Patienten widerspiegeln kann, ist ein berufliches Risiko von allen, die in einem sozialen Beruf arbeiten. Im Konzept des ‚Stalking' ist es am deutlichsten zu finden, einem Phänomen, das in den letzten Jahren in den Vordergrund gerückt ist und etwas verspätet als ein störendes Element in der klinischen und therapeutischen Praxis, wie auch in alltäglichen Beziehungen erkannt worden ist. ‚Stalking' ist ein wiederkehrendesVerhalten, das aus einer intensiven Beschäftigung mit einer anderen Person entsteht, oft verbunden mit einer Art Verschmelzungswahn oder einer Phantasie der Gleichheit. Der ‚gestalkte' Mensch wird in gewisser Weise als unentbehrlich für die seelische Integrität, das Überleben und das Wohlergehen des ‚Stalkers' erlebt. Das aus solchem Seelenzustand herrührende Verhalten neigt dazu, besitzergreifend und kontrollierend gegenüber dem Opfer zu sein. In seiner extremen Ausformung kann sich ‚Stalking' bis zu einem malignen Zustand steigern mit dem Versuch, das sich entziehende Opfer zu schädigen oder sogar zu töten. Häufiger jedoch ist es charakterisiert durch belästigendes Verhalten, in dem der ‚Stalker' beharrlich, erfinderisch und hartnäckig Kontakt zum Opfer sucht. Beteuerungen der Liebe und identischer Geisteshaltung und Absichten werden in einem Kontext von Grandiosität abgegeben. Wie bei jeder grandiosen Pathologie können jedoch überschwänglich positive Äußerungen leicht umschlagen in eine feindselige und verfolgende Haltung, wenn das Objekt solcher Beteuerungen sich der Einladung zur Erwiderung entzieht und die Bemühungen des ‚Stalkers' zur Intimität vereitelt.

Psychotherapie, in deren Natur es liegt, die Untersuchung der Beziehung zwischen Therapeut und Patient zu erlauben und ermutigen, ist ein Beruf, in dem ‚Stalking' ein ausgeprägtes Risiko darstellt. Das ist besonders deshalb so, weil die Themen Intimität, Abhängigkeit und Identität in der therapeutischen Beziehung eine zentrale Rolle spielen. Das Problem des ‚Stalking' ist im Zusammenhang

mit Gruppentherapie zweischneidig: Schützt die Tatsache, dass die Therapie im Gruppenkontext stattfindet, den Therapeuten vor dieser Form maligner Beachtung? Besteht ein Risiko, dass ein Gruppenmitglied sich auf ein anderes Mitglied fixiert und Vorbereitungen trifft, diesen Menschen zu ‚stalken'?
Ohne kategorisch zu werden, ist es vermutlich wahr, zu sagen, dass ‚Stalking' eines Therapeuten durch einen Patienten in einem dyadischen Setting wahrscheinlicher entstehen kann. Das Gruppen-Setting kann jedoch wahrscheinlich die Intensität der dyadischen Beziehung nicht verdünnen, da der Prozess dazu tendiert, sich unabweisbar in eine eingekapselte Form zu entwickeln. ‚Stalking' kann sich von einem ‚Objekt' auf ein anderes verschieben, wenn der ‚Stalker' eine emotionale Verbindung zwischen dem ‚ursprünglichen' Objekt seiner Beachtung und der anderen Person wahrnimmt. Das Vorhandensein von ‚Stalking' als ein antitherapeutisches und sogar gefährliches Phänomen ist noch eine weitere Berechtigung für den Therapeuten, eine zweifelsfrei untadelige professionelle Distanz zum Patienten zu wahren, und eine klare Grenze um die professionelle Beziehung zu ziehen. Die Qualität des ‚Besonderen' ist spezifisch für das Phänomen des ‚Stalking' und hat ihre Wurzeln in einer idealisierenden Übertragung zum Therapeuten. Wenn es therapeutischem Eingreifen nicht zugänglich ist, muss der Therapeut eine starke Haltung einnehmen und sogar den therapeutischen Kontakt beenden, wenn er zu dem Urteil kommt, dass der Prozess unlösbar geworden ist. Die Art, wie das gemacht wird, ist entscheidend für eine erfolgreiche Beendigung der Therapie. Eine freundliche, aber feste Formulierung dem Patienten gegenüber mag genügen, dass die Therapie ihren Gang genommen hat, und diese Entscheidung zu formulieren als eine Begrenzung der Therapie, um die erwünschte Veränderung zu bewirken. Läuft der Prozess in Richtung einer mehr malignen Phase aggressiven, destruktiven, belästigenden oder bedrohenden Verhaltens, könnte der Therapeut zu psychiatrischen Interventionen oder juristischen Schritten greifen müssen.

‚Favoriten' zu haben und sich in ein Gruppenmitglied zu verlieben

Jeder Leiter wird, wenn er ehrlich ist, zugeben, dass es von Zeit zu Zeit ein Gruppenmitglied gibt, das für ihn ‚besonders' ist, einen Favoriten sozusagen. Die Gruppe wird das sicher merken und es schließlich mit Ärger, Eifersucht oder gutmütig mit Resignation zum Ausdruck bringen. Eine Gruppe nannte einen solchen Favoriten ihrer Leiterin ihren ‚Kronprinz'. Der Leiter könnte derartige Äußerungen als Gegenübertragungs-Phänomen sehen wollen und auf diese Weise den störenden, unprofessionellen Aspekt los werden. Jedoch tief im Inneren wird er diese spezielle Beziehung zu einem Gruppenmitglied zugeben. Ist sie erst einmal anerkannt, kann sie eingedämmt und ihr wenn nötig im Pro-

zess des Leitens aktiv entgegengewirkt werden. Ehrlichkeit wird immer von der Gruppe anerkannt und kann zum Ausdruck gebracht werden, etwa in Äußerungen wie ‚sie ist auch nur ein Mensch'.
Sich in ein Gruppenmitglied zu verlieben, ist viel problematischer und trotz seiner langen Geschichte in psychoanalytischen Therapien nicht leichter zu handhaben. Schon 1907 überwies Breuer seine Patientin Anna O. zur Behandlung an Freud, da er sich in sie verliebt hatte. Und andererseits gibt es gut dokumentierte Geschichten von Patienten, die versucht hatten, ihre Therapeuten zu verführen. Das ist in dyadischen Therapien geschehen und geschieht nach wie vor. Ist der Gruppenanalytiker solchen Risiken ebenso ausgesetzt? Es mag sein, dass die vielfältigen Beziehungen in Gruppen ein gewisses Maß an Schutz bieten. Repräsentiert die Gruppe die Familie, mobilisiert sie das Inzesttabu. Außerdem können die Wahrnehmungen der Gruppe dem Leiter als frühes Warnsignal dienen, sowohl auf der realen wie auch auf der dynamischen Ebene. Das kann die Gestalt von tiefer Enttäuschung annehmen, von wütender Eifersucht oder dem Bestehen auf den Gruppenregeln und der Gruppenethik. Nicht zuletzt gibt es das Schild des professionellen Trainings des Leiters, das ihn vor Handlungen bewahren sollte, die andernfalls in unwiderruflichem beruflichem und persönlichem Unheil enden könnten. Auch hier sollte so früh wie möglich der supervisorische Rat eines vertrauenswürdigen Kollegen eingeholt werden.

Anschuldigungen der Schädigung oder der unterlassenen Hilfeleistung

Ein dem ‚Stalking' verwandtes Phänomen, das aber auch dem ‚Stalking' zugerechnet werden kann, findet sich bei Patienten, die der therapeutischen Beziehung die Verantwortung für das Fortbestehen ihrer Probleme geben, oder ihr sogar die Verschlechterung ihrer Gesundheit oder ihres Befindens zuschreiben. Jedoch nicht immer ist so ein Verhalten notwendigerweise bösartig, und selbst eine extrem rigide therapeutische Einstellung oder Unzugänglichkeit schützt den Therapeuten nicht notwendigerweise vor solchen Komplikationen. Im Gegenteil, sie könnte die empathische und identifikatorische Verbindung zwischen Therapeut und Patient schwächen.
Solche Anschuldigungen ereignen sich mit größerer Wahrscheinlichkeit in einer Therapie mit relativ langer Dauer bei Patienten, die in einem Zustand ambivalenter Abhängigkeit beginnen, oft mit einer Beimischung von frei flottierender Angst und somatischen Symptomen. Ein Warnhinweis auf solche Zustände liegt in allmählich zunehmenden Angriffen auf die therapeutischen Grenzen, wie z.B. einem Versuch, außerhalb der therapeutischen Sitzungen (beruflichen oder nichtberuflichen) Kontakt aufzunehmen.

Familienmitglieder, die sich durch den unvermeidlichen Ausschluss aus der Therapie vernachlässigt fühlen, machen oft Vorwürfe, die Therapie habe schädliche Folgen. Das kann mit einer negativen therapeutischen Reaktion im Zusammenhang mit einer unrealistischen Erwartung sofortiger Heilung zusammentreffen. Es ist wichtig, dass ein solches Thema in der Gruppe angesprochen werden kann, ohne dass der Therapeut darauf mit Kränkung oder gar Zurückweisung reagiert. Wahrscheinlich wird es Gruppenmitglieder geben, die die Situation von ihrem Gruppenstart her kennen und imstande sind, dem sich beklagenden Mitglied über das entmutigende Hindernis auf seiner therapeutischen Reise hinwegzuhelfen.

Das Zerbrechen des Gruppen-Settings

Jeder Gruppenanalytiker wird wahrscheinlich wenigstens einmal einen ernsten Angriff auf das Setting der Gruppe durch Kräfte jenseits seines Einflussbereichs erlebt haben: z.B. das Schließen einer Klinik oder einer Station, weitreichende Veränderungen im Management der Einrichtung oder drastischer Abbau des Personals des Sekretariats. Am Schlimmsten aber kann das Zerbrechen des gruppentherapeutischen Geschehens durch die inneren Kräfte sein, die am Werk sind. In solch einer Situation kann die gesamte Gruppe zum infantilen Zustand der Abhängigkeit, Hilflosigkeit und Wut regredieren, in dem sie den Gruppenanalytiker verantwortlich macht für den ihrer Therapie zugestoßenen Schaden. Der Gruppe muss geholfen werden, mit der Realität umzugehen, so wie sie ist. Bevor das aber geschehen kann, muss der Gruppenanalytiker mit dem professionellen Schaden für ihn selbst umgehen und entscheiden, welche administrativen Schritte angemessen sind, und wie man sie der Gruppe vorschlagen kann.

In derartigen Situationen und zahlreichen anderen hier nicht erwähnten Hindernissen im privaten und beruflichen Leben des Gruppenanalytikers ist die beste Versicherung gegen deren schlimmste Konsequenzen das Vorhandensein eines vertrauenswürdigen Kollegen. Das ist einer der Gründe, warum es erstrebenswert ist, möglichst eng mit Kollegen zusammen zu arbeiten, wie in einem Klinikteam oder einer Gemeinschaftspraxis. Wo das nicht möglich ist, machen gute Kontakte zu Kollegen und die Möglichkeit von Supervision das Leben des Gruppenanalytikers sicherer und daher erfreulicher.

KAPITEL FÜNFZEHN

Die Großgruppe

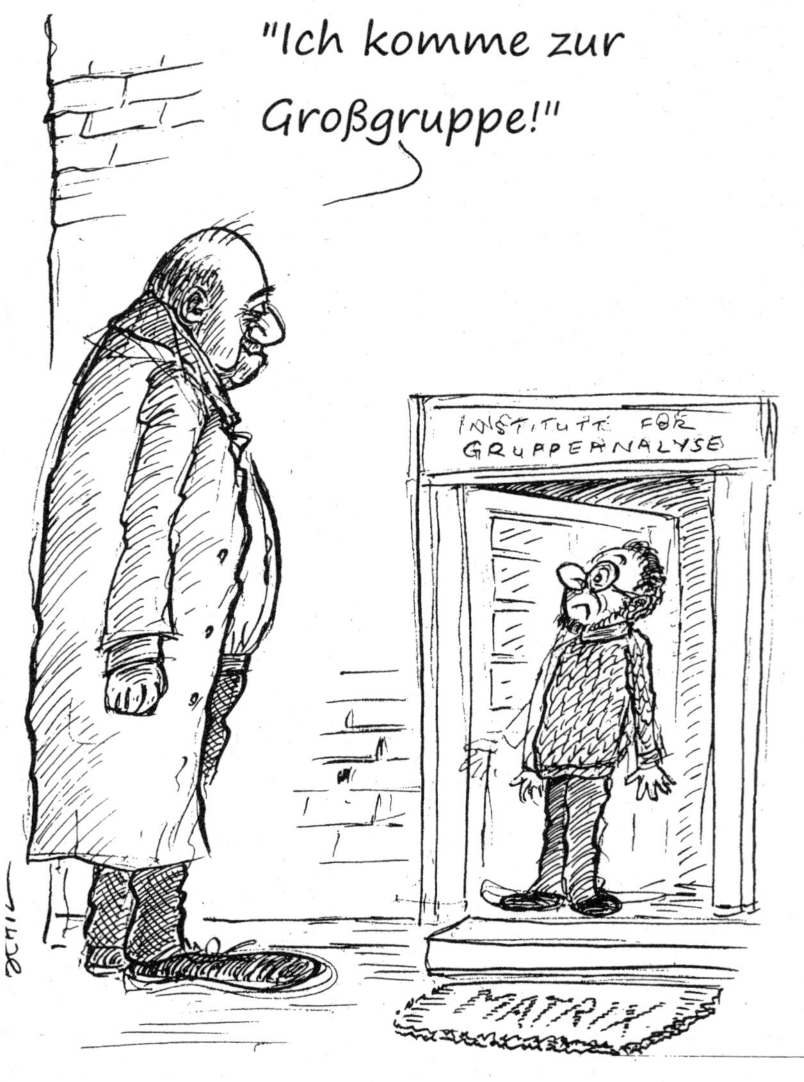

Die Idee, eine Gruppe zu verwenden, um den analytischen Prozess zu fördern, führte zwangsläufig zu Experimenten mit unterschiedlicher Gruppengröße. Das Potential einer größeren Gruppe, zu tieferen individuellen Einsichten zu führen, schien reizvoll, aber auch riskant. Hinzu kam die Angst vor ihrem destruktiven Potential, falls sie zu einer Masse zerfallen sollte. Es war klar, dass die Kommunikation in einer relativ unstrukturierten größeren Gruppe dazu tendieren würde, mit einem kulturellen und mythischen Aroma angereichert zu werden, und dass primitivere kollektive Prozesse aktiviert würden, als das in Kleingruppen der Fall ist. Paradoxerweise scheinen Großgruppen eine Atmosphäre für erhöhte intellektuelle Bewusstheit und spirituelle Zusammengehörigkeit zu schaffen. Das führte zu der Hoffnung, dass sie als konstruktives Medium benutzt werden könnten, um die brennenden Tagesprobleme zu bewältigen. Aber es wurde auch festgestellt, dass Großgruppen ein hohes Maß von Angst hervorriefen, und das weckte Sorgen um das Schicksal des Individuums in einer Großgruppe, und ob solch eine Gruppe als therapeutisches Medium fungieren könne.
Wann ist eine Gruppe eine ‚Großgruppe'? An der Oberfläche ist das eine Frage nach der Anzahl. Als Regel denkt man an eine Gruppe zwischen 40 und 50 Teilnehmern am unteren Ende und bis zu mehreren hundert Teilnehmern am oberen Ende des Spektrums. Entscheidender als die Teilnehmerzahl ist das von Pierre Turquet und Lionel Kreeger angeführte Kriterium: Eine Großgruppe ist eine Gruppe, die nicht von einem ihrer Mitglieder auf einen Blick erfasst werden kann. Gruppen mit weniger als 40 bis 50 Mitgliedern haben eine unterschiedliche Dynamik und werden nach einem von Pat de Maré geprägten Ausdruck als ‚Mittelgroße Gruppen' („Median Groups') bezeichnet. Großgruppen schaffen eine interessante und frustrierende Vielschichtigkeit im Gebrauch des therapeutischen Raums. Die geringere Möglichkeit von Gruppenmitgliedern, einander klar zu hören und zu sehen, oder Sprechende sofort zu identifizieren und ihren Platz in der Gruppe zu bestimmen, macht manche Erfahrungen in einer Großgruppe verwirrend und kann sogar psychoseähnliche Wahrnehmungen hervorrufen.

Die frühen Entwicklungen der Großgruppe

Die ersten Experimente mit der Entwicklung von Großgruppen fanden in Situationen mit einem sozusagen unfreiwilligen Publikum statt. Klinikpatienten waren die idealen Teilnehmer für solche Experimente. Für diese heimgesuchten Seelen war die Teilnahme an einer Großgruppe sowohl eine merkwürdige neue Erfahrung der Selbstfindung, wie auch ein Angriff auf ihre Isolation. Das Modell wurde bald auf Gruppen von freiwilligen Teilnehmern ausgedehnt. Begeisterte Organisatoren von Kursen, Konferenzen und Workshops für analytisch orientierte Menschen schufen Gruppen, die als wesentlichen Teil des Programms alle Teilnehmer umfassten. Der ‚Großgruppe', nun als spezielle Einheit durch ihren Namen gewürdigt, wurde mit Erwartungen und Besorgnis entgegen gesehen als einem Ereignis, in dem man ebenso beunruhigende wie auch hoffnungsvolle produktive Einsichten in die menschliche Kommunikation gewinnen würde. Die Großgruppe schlug Wurzeln in vielen psychiatrischen Kliniken und wurde ein bewährter Teil der Tradition der therapeutischen Gemeinschaften. Sie brachte mehr demokratische Beteiligung in diese Einrichtungen, die traditionell als autoritäre Bastionen angesehen wurden.

Die Großgruppe wurde als Konzept zum ersten Mal während des zweiten Weltkriegs im Northfield Militär-Hospital eingeführt und nahm als Teil der Praxis dort Gestalt an. Zentral war das Ethos einer ‚Klinik als Ganzes mit ihrer Mission', einer organischen Einheit, die sich der Aufgabe widmete, psychologisch gestörte Soldaten wieder herzustellen für ihre ‚normale Funktion'. S.H. Foulkes, einer der Pioniere analytischer Kleingruppenarbeit, hat sich den Ruf erworben, der Großgruppe als einem therapeutischen Instrument der Gruppenanalyse keine besondere Beachtung geschenkt zu haben. Aber er spielte im zweiten von zwei großen sozialtherapeutischen Experimenten in Northfield eine große Rolle. Sein besonderer Beitrag war die Verknüpfung der ‚Stations-Großgruppen' mit der gruppenanalytischen Behandlung, die in Kleingruppen angeboten wurde (Foulkes, 1964).

Foulkes war sich des Potentials der Großgruppe als einem Instrument zur Bewältigung größerer sozialer Probleme bewusst, ‚der gespannten Beziehung zwischen dem Einzelnen und der Gemeinschaft', wie er es ausgedrückt hat. Der Bereich der Großgruppe, meinte er, reiche so weit wie die Beziehung zwischen dem Einzelnen und der Gemeinschaft, schließe ebenso die Behandlung von Neurosen und Psychosen mit ein, wie sie sich auch den Bereichen des Verbrechens, der Rehabilitation, und auch von Wirtschaftsmanagement und -Ausbildung zuwende. ‚Kurzum,' erklärte er, ‚jeder Aspekt des Lebens in großen und kleinen Gemeinschaften' könne in der Großgruppe behandelt werden (Foulkes, 1975).

Der Beitrag von Pat de Maré

Pat de Maré, ein Kollege von Foulkes, entwickelte eine soziale und philosophische Begründung für die Schaffung von Großgruppen. Er sah in ihnen den Ausdruck des demokratischen Geistes und ein Werkzeug, um die Nahtstelle von Psychotherapie und Soziotherapie zu erforschen. De Maré begann mit der Sichtweise, die Großgruppe sei der Ort, an dem der Hass, der die Gesellschaft durchdringe und gesellschaftliche Konflikte schaffe, in Sicherheit ausgedrückt, bewahrt (contained) und verwandelt werden könne in eine Kommunikationsform, die die Gesellschaft zu einer konstruktiveren Weise der Existenz bringen

könne. Er verwandte das Konzept des Dialogs und führte es wieder hin zu der Stellung, die es einst im alten Griechenland gehabt hatte. Der Dialog, betonte er, sei das entscheidende Instrument im Prozess zur Schaffung friedlicher Konfliktlösung. Er argumentierte, die Kommunikation, die stattfinde, wenn eine große Zahl von Menschen in einem vorsichtig geschaffenen Gruppen-Setting miteinander spreche, transzendiere die intimeren Varianten der Kommunikation, die in der Familie und in persönlichen Beziehungen vorherrschen. Nach de Maré schafft eine solche Kommunikation einen Zustand harmonischer Zusammengehörigkeit, die er der Kommunion gleichsetzte. Indem er sich wieder dem alten Griechenland zuwandte, erweckte er für dieses Konzept das Wort *koinonia* zu neuem Leben, das ‚Kameradschaft' bedeutet.
In der Vision de Marés wird die Großgruppe zu einem geistigen Treffpunkt, an dem der kollektive Geist der Gruppe mobilisiert und für die Probleme der Gesellschaft nutzbar gemacht wird. Der Geist wird wieder an seinen berechtigten Platz in der Hierarchie der seelischen Funktionen gerückt, durchdrungen von dem neuen Zustand der Kommunion.

Die Großgruppe als Therapie

Es gibt unterschiedliche Meinungen darüber, ob die Großgruppe analytische Psychotherapie im üblichen Sinn bieten kann. Foulkes war eindeutig vom therapeutischen Potential der Großgruppe überzeugt, vorausgesetzt sie würde regelmäßig stattfinden und über einen ausgedehnten Zeitraum. Pat de Maré ist andererseits überzeugt, dass die Großgruppe nicht der Platz ist, um Übertragungsphänomene, die Familienbeziehungen spiegeln, hervorzurufen und zu bearbeiten. Daher könne sie nicht wirklich wie eine Kleingruppe arbeiten. Unsere eigene Sicht, die sich durch unsere Erfahrung im Kontext verschiedener Psychotherapie-Ausbildungen gebildet hat, ist, dass die Großgruppe zusätzlich zu ihrer sozialen und kulturellen Bedeutung auch ein eigenständiges therapeutisches gruppenanalytisches Medium ist. Die analytische Funktion kann leichter gesehen werden, wenn Großgruppe und Kleingruppe in großer zeitlicher Nähe zueinander stattfinden. In einem solchen Setting liefert die Großgruppe reiches therapeutisches Material in Form von unmittelbar zugänglichen Übertragungsbeziehungen, die mit dem Material der Kleingruppen übereinstimmen. Jedoch auch ohne den Vorteil angrenzender Kleingruppen hat die Großgruppe in einem beschützenden Rahmen wie einer Stationsgruppe einen klar unterscheidbaren therapeutischen Effekt.

Vignette
In einem Ausbildungskurs fand täglich im Anschluss an mehrere Kleingruppensitzungen eine Großgruppe statt. Ein junger Mann war in meiner Kleingruppe

mir gegenüber besonders aufmerksam und fürsorglich. In der Großgruppe fragte er mich in spöttischer Unschuld, wie mein Name (Liesel) geschrieben werde. War es ‚Lethal' (‚tödlich')? Seine Ambivalenz und Aggression konnten sich unter dem Schutz der Großgruppe artikulieren.

Andere haben das therapeutische Potential der Großgruppe in einem klinischen Rahmen gesehen und genutzt, unter ihnen der Psychiater Rafael Springmann. Er arbeitete ausschließlich mit Stations-Großgruppen in der psychiatrischen Abteilung des Allgemeinen Hospitals Tel Hashomer in Israel. In diesem Rahmen fand er heraus, dass Patienten, die sonst schweigsam und verschlossen waren, sich offenbaren konnten. Es schien, dass sie sich in Anwesenheit so vieler anderer sicher genug fühlten, um ihre aggressiven, oft mörderischen Gefühle zum Ausdruck zu bringen. Es schien die Phantasie zu geben, dass die Großgruppe sie davor schütze, ‚außer Kontrolle' zu geraten, und die erwartete Vergeltung abwende. Das war ebenso bei schwer und weniger gestörten Gruppenmitgliedern der Fall (Springmann, 1975).

Was geschieht mit dem Einzelnen in der Großgruppe?

In einer Großgruppe ist der Einzelne Erfahrungen ausgesetzt, die für solch eine Situation einzigartig sind, und diese können zur vertieften Einsicht in Bereiche genutzt werden, die in der kleinen analytischen Gruppe nicht so leicht erreicht werden. Die Großgruppe liefert Einsichten in individuelles und Gruppenverhalten im erweiterten sozialen Umfeld, in dem wir uns unser ganzes Leben hindurch befinden.

In einer speziell für Selbsterfahrung oder therapeutische Zwecke geschaffenen Großgruppe kann der Einzelne kurz davor sein, von einem Gefühl der Leere überwältigt zu werden, in der das Selbstwertgefühl verloren zu gehen droht. Das wurde handschriftlich in einem Traumprotokoll festgehalten, das auf eine Großgruppe folgte: Der Träumer war ein Punkt, der in die Dunkelheit des Universums hinausgeschleudert wurde. Aber es kann dort auch die entgegengesetzte emotionale Erfahrung entstehen, in der der Mensch sich frei von Verantwortung für seine Sichtweise und seine Handlungen fühlt. Das ist der Fall, wenn die Gruppe als eine Masse erlebt wird. Eine Gruppe in dieser Verfassung scheint sich nach einem mächtigen Führer zu sehnen, der die Verantwortung übernimmt und die Gruppe in Ordnung hält. In solch einer Situation kann die Großgruppe eher als die therapeutische Kleingruppe von einem Mitglied übernommen werden, dem die Gruppe sich zu unterwerfen scheint. Es ist, als habe die Gruppe diesen Teilnehmer als ihren ‚bösen Führer' angenommen, der dann die Führung übernimmt.

Individuen verteidigen sich mehr oder weniger erfolgreich gegen die Erfahrung der Isolation, der Übernahme, des Identitätsverlusts oder der Vernichtung. Das kann auf verschiedene Weise erreicht werden: Handlungen werden vorgeschlagen oder durchgeführt, die eigentlich ein Angriff auf das Setting sind, wie z.B. die Gruppe zum Singen einzuladen, die Stühle neu zu arrangieren, zu schreien, einen Text zu lesen oder vorzuschlagen, eine politische Petition zu unterschreiben.

Großgruppen bieten sich für exhibitionistisches Verhalten an. Sie bieten ein bereitwilliges Publikum für Einzelne, deren Angst es erschwert, eine reflektierende Haltung zu ertragen. Aufzustehen, in die Hände zu klatschen oder in der Mitte des Raumes einen Purzelbaum zu schlagen, sind einige Beispiele aus unserer eigenen Erfahrung. Der Impuls zu erschrecken oder schockieren wird oft durch eine Vielfalt emotionaler Reaktionen belohnt. Solche Ereignisse provozieren sowohl zustimmende wie auch verurteilende Assoziationen und heben die Neigung der Großgruppe zur Spaltung hervor. Einzelne mögen sich weniger auffällig verteidigen, indem sie Zeitung lesen oder Rätsel lösen, sich von ihren Nachbarn abwenden oder aus dem Fenster schauen. Den Raum zu verlassen, ist auch nicht ungewöhnlich. Das Repertoire defensiver Handlungen ist grenzenlos.

Einige Interventionen erschrecken weniger durch ihren Inhalt, als durch ihre Form. Es kann zu höchst persönlichen Enthüllungen oder Angriffen auf andere Gruppenmitglieder kommen, die in einem anderen sozialen Kontext als empörend aufgenommen würden, aber in einer Großgruppe irgendwie toleriert werden. Beurteilt der Leiter eine Interaktion als antitherapeutisch, sollte die Aufmerksamkeit darauf gelenkt werden, wenn das im allgemeinen Auf und Ab der Gruppenassoziationen verleugnet wird.

Der therapeutische Wert der Großgruppe zeigt sich zunächst, wenn der Einzelne entdeckt, dass die Großgruppe ein weites Spektrum unnormaler Äußerungen nicht nur duldet, sondern sogar positiv aufnimmt; und zweitens, wenn sie zu Gedanken und Einsichten persönlicher und kollektiver Art führt, begleitet von einer Vielzahl emotionaler Reaktionen, die vielfach als aufmunternd, energetisierend oder beruhigend erlebt werden. Der Augenblick der ersten Äußerung in der Großgruppe wird auch manchmal als therapeutischer Wendepunkt erinnert. Die subjektive Erfahrung, unvereinbar scheinende Gedanken in der Großgruppe zusammenbringen zu können, hat zu der Überzeugung geführt, dass die Großgruppe ein Forum für kreatives und innovatives Denken (‚Nobel-Preis-Denken') bieten kann, dass in anderem Rahmen Anwendung finden könnte.

Was geschieht der Großgruppe selbst?

Die Kombination eines wahrgenommenen Strukturmangels mit erhöhter Angst macht die Großgruppe empfänglich für primitive Formen der Abwehr. Die auffälligste davon ist die Spaltung in polarisierte Untergruppen, wie z.B. ‚die Männer' gegen ‚die Frauen', ‚die Gefühlvollen' gegen ‚die Logiker', die, die sich wohl fühlen, gegen die, die sich unwohl fühlen. Das geschieht durch Projektion in großem Stil von einer Untergruppe zur anderen oder gelegentlich von der Großgruppe als Ganzes auf einen Aspekt der Außenwelt, wie etwa von dem Ausbildungskurs oder der Klinik, von der die Großgruppe ein Teil ist, auf Bestandteile der Gesellschaft, wie politische Parteien oder kulturelle Untergruppen. Die Großgruppe kann auch schöpferisch sein. Sie bietet eine Leinwand für die Mythologie, das kulturelle Erbe und beliebte Bilder der Gesellschaft, in der sie existiert. Vergangenes wird zur Gegenwart durch das Auftauchen von Volkslegenden, Mythen, Märchen, Traditionen und Schnappschüssen aus der Geschichte. Zu anderen Zeiten wird die Gruppe durch das Anschneiden aktueller sozialer und politischer Ereignisse und ihrer moralischen Bewertung intellektuell kreativ. Es liegt in der Natur der freien Assoziation in einer Großgruppe, dass sich der Inhalt mit seiner Stimmung und seinen Bildern wie in einem Kaleidoskop verändert. Die vermutlich eindrucksvollsten und bewegendsten Augenblicke in der Großgruppe ereignen sich, wenn sich die Gruppe auf das einlässt, was ‚kollektives Träumen' genannt werden kann: Eine Assoziation folgt der nächsten ohne offensichtlichen Missklang, was zu einem nachdenklichen Nachklang und einem Gefühl führt, dass neue Ideen entstanden sind.

Vignette

Das folgende Ereignis findet in einer Großgruppe statt, die Teil eines gruppenanalytischen Ausbildungskurses ist. Zu Beginn gibt es eine Menge Gerede, das einige Zeit braucht, bis es sich legt. Nach ein paar Minuten Schweigen sagt eine Frau, dass sie sich nach der letzten Großgruppe krank gefühlt habe - eine Großgruppe direkt nach dem Mittagessen sei zu viel. Sie bekomme Verdauungsstörungen, wenn zu viel los sei. Ein Mann sagt, hier im Raum sei es wenigstens warm (das Wetter draußen ist ungewöhnlich kalt), und er fühle sich wohl. Ein anderer Mann sagt, er fühle sich wie ein kleines Teilchen in einem Mikrokosmos mit dem Kosmos da draußen. Einige Leute assoziieren zu der Wärme im Raum und der Kälte draußen. Ein Mann sagt, der Schneesturm draußen komme von Island. Es erinnere ihn an die Gäste bei einer Hochzeit, an der er dort teilgenommen habe, wo alle verfroren eingetroffen seien. Eine Frau fragt, ‚Wo ist hier die Braut?' (Gelächter). Nach weiteren Assoziationen, die das gemütliche Innere der Gruppe (eine Skihütte, ein Raumschiff, das über der Erde schwebt) dem rauen Äußeren (Schneesturm, Weltraum) gegenüber stellen, kehrt eine der Leiterinnen zu der Frau zurück, die zuerst gesprochen hatte, und sagt, ‚Diese ganze Gemütlichkeit ist nicht für alle hier wohltuend'. Sie beschreibt ihren Eindruck von den mit Schnee bedeckten Bergen aus dem Flugzeug auf dem Weg zum

Kurs: Sie erinnerten sie an Brüste. ‚Und sie waren kalt,' ergänzt sie. (Gelächter, gefolgt von einer Flut rascher Assoziationen). Die beiden Leiterinnen werden mit zwei Brüsten verglichen. Wie kann man sie sich teilen? Witze werden über die männlichen Leiter gemacht: die hätten die beiden. ‚Ihr bekommt die eine Brust und wir die andere,' sagt ein Mann. Jemand sagt, zwei der Männer erinnerten ihn an zwei kleine Jungen, die sich stritten, wer die obere und wer die untere Hälfte bekommen solle. Einer der männlichen Leiter sagt, ob sie sich Sorgen machten, was passieren könnte, wenn man die ganze Frau bekäme. Es scheine, als müsste man sie zerteilen. Es folgen weitere Assoziationen über den Blick von oben. Die Erde sei ‚Mutter Erde', aber ist die Sonne männlich oder weiblich? Es gibt ein Wortspiel über das Wort ‚Sohn'/'Sonne' (‚sun'/'son'). Jemand erzählt die Geschichte von Daedalus und Ikarus, dessen Flügel schmolzen, als er zu nah an die Sonne flog. Eine Leiterin sagt, er hätte besser in die mittlere Region fliegen sollen. Jemand bemerkt, die weiblichen Teilnehmerinnen seien sehr still. Es seien die Männer, die laut und klar von ihren Wünschen nach Sex sprechen. Was sei mit den Frauen? Die Gruppe endet pünktlich, nachdem einer der männlichen Leiter aus Versehen versucht hat, die Gruppe 15 Minuten zu früh zu beenden, gefolgt durch Gelächter und Witze über seine sexuellen Ängste.

Im Rückblick auf diese Sitzung kann man einen bestimmten Ablauf sehen: Die Assoziationen beginnen mit einer Frau und einem Mann, die von ihren jeweiligen Gefühlen von Unbehagen und Behaglichkeit sprechen. Bewusstsein der warmen inneren und der kalten äußeren Welt mündet ein in eine vielfältige Erkundung der gegensätzlichen Wünsche der Männer und Frauen. Verschiedene Polaritäten folgen: Fürsorglichkeit und Überfütterung; Angst vor der Gruppe als Ganzes, ausgedrückt in der Metapher des weiblichen Körpers; Omnipotenz als Flucht vor dieser Angst, aber mit ihren eigenen Gefahren (das Ikarus-Bild). Witze, Wortspiele und Mythen werden als Mittel für den analytischen Prozess benutzt und schaffen einen Fundus von Assoziationen, der an die Welt des Traums erinnern, die aufgegriffen und auf der persönlichen Ebene bearbeitet werden können.

Die Leitung der Großgruppe

Die Rolle des Leiters einer Großgruppe wird von verschiedenen Gruppenanalytikern unterschiedlich gesehen. Die Frage ist zuallererst: Soll es einen oder eine Anzahl von Leitern geben? Sollen alle Kleingruppenleiter in einem Ausbildungskurs oder Workshop oder alle Therapeuten und das Team einer Klinikstation in der Großgruppe anwesend sein, und wenn ja, sollen sie alle eine leitende Rolle übernehmen? Eine Ansicht ist, dass alle Leiter anwesend sein sollten, ein Geist von Vollständigkeit und Einheit werde geschaffen, der den ganzen Ausbildungskurs, die Station oder den Workshop umfasse. Andererseits gibt es aber auch die Ansicht, dass die Anwesenheit von mehr als einem Leiter eine Komplikation schaffe, die die Übertragung vom Leiter abziehe. Ein weiterer Einwand ist puristisch und stammt von der analytischen Ansicht, dass die in der therapeutischen Kleingruppe entstandene Übertragungsbeziehung gestört und sogar zerstört werden könnte durch die Begegnung von Gruppenanalytiker und Gruppenanalysand in der Großgruppe. Andererseits wird die Teilnahme aller an der einzigen Großgruppe für den Zusammenhalt des Ausbildungskurses, des Workshops oder der Klinikstation, in denen das Ganze stattfindet, als wichtig erachtet.

Einige Großgruppenleiter ziehen den Ausdruck ‚Einberufer' (‚convenor'), dem Ausdruck ‚Dirigent' (‚conductor') oder ‚Therapeut' vor, um die primäre Aufgabe zu betonen, die darin besteht, die Versammlung im Gruppenraum in einem geordneten räumlichen und zeitlichen Rahmen zusammenzurufen. Diese Aufgabe kann sich auf die Ansage des Beginns und des Endes der Sitzung beschränken. Lionel Kreeger, einer der Pioniere von Großgruppen im Rahmen psychiatrischer Kliniken, strukturiert sein Eingreifen in dieser Weise. Er ist vom Potential der Großgruppe beeindruckt, psychoseähnliche Erfahrungen hervorzubringen, und sieht den Leiter als Speicher starker Projektionen, welche einen Platz finden müssen, damit die Gruppe sich einen Rest reflektierenden Denkens erhalten kann.

Gerhard Wilke ist ein Gruppenanalytiker, der die Anwendung des Foulkesschen Kleingruppenansatzes auf die Großgruppe für möglich hält. Nach Wilke hängt der Erfolg einer Großgruppe in erster Linie von der sorgfältigen ‚dynamischen Administration' ab (den Raum vorbereiten, Absprache mit den Organisatoren, den eigenen Platz im Gruppenraum ausprobieren). An zweiter Stelle hat der Leiter den Stellenwert von Störungen im Kommunikations-Netzwerk der Gruppe zu bestimmen und für die Gruppe verständlich zu machen. Das bedeutet, sehr aktiv zu sein. Drittens stellt sich der Leiter nicht ständig in den Mittelpunkt des Feldes. In Foulkesschem Stil wird der Gruppe erlaubt, sich in Figur-Grund-Konstellationen zu bewegen, die zwischen dem Leiter, der Gruppe als Ganzes und dem augenblicklichen Protagonisten wechseln (Wilke, 2003).

Einen ganz anderen Ansatz der Leitung hat Josef Shaked, ein österreichischer Analytiker und Gruppenanalytiker, der viel Erfahrung mit Großgruppen in verschiedenen Kulturen besitzt. Er sieht die Großgruppe als eine organische Einheit, die zu ihm als Analytiker in einer dyadischen Beziehung steht. Shakeds Interventionen bedienen sich Freudscher Formulierungen, die aus der ödipalen und Urhorden-Bilderwelt stammen, um die Gruppe in eine Beziehung zu ihm zu bringen (Shaked, 2003). Er bietet sich für Projektionen und Übertragungen an, während er auch in einer persönlichen Weise mit Humor und Witzen eingreift. Shaked versteht das Erzählen von Witzen durch den Leiter nicht als Deutungen, sondern als eine Darstellung der Situation, die direkt angesprochen schwer zu akzeptieren wäre. Das Erzählen von Witzen kann aber auch ein Ausdruck des Widerstands sein. Shaked hat beobachtet, dass er sich manchmal selbst dabei ertappt, dass er Witze verwendet, wenn er sich angespannt fühlt, oder wenn er vermeidet, sich einer Situation zu stellen, wie etwa einem Angriff auf ein Gruppenmitglied oder ihn selbst (persönliche Mitteilung, 2004). Andere Leiter, die aktiv eingreifen, um der Gruppe eine Struktur anzubieten, verwenden auch Märchen und Mythen oder historische, volkstümliche und politische Anspielungen.

Interventionsstile unterscheiden sich sehr. Einige halten sich streng an das gruppenanalytische Modell der Intervention, einschließlich vollständigen Deutungen, die entweder an Einzelne oder die Gruppe als Ganzes gerichtet werden. Andere neigen zu Interventionen in Form von kurzen, ‚delphischen' Äußerungen. Ein Gleichgewicht zwischen kurzen und längeren Äußerungen herzustellen, ist nicht einfach. Ein Kompromiss könnten häufige, aber kurze Interventionen sein. Therapeuten, die nach einem dyadischen Modell arbeiten und auf die Beziehung zwischen ihnen und der Gruppe als Ganzes schauen, beschränken ihre Interventionen auf die Deutung der Übertragung zwischen ihnen und der Gruppe. Aus diesem Grund werden sie keine anderen Leiter in der Gruppe in Betracht ziehen.

Vignette

Während der Dauer eines gruppenanalytischen Ausbildungsprogramms in Blockform hatte eine der Leiterinnen angekündigt, sie werde den Kurs nach dem nächsten Block verlassen. Im Folgenden wird ein Ausschnitt aus der Großgruppe wiedergegeben, die der Abschiedsparty der Leiterin am Vorabend folgte. Nach einigen Spekulationen über die Gründe ihres Gehens teilt sie der Großgruppe mit, dass sie bereit sei, den Grund für ihr Verlassen des Kurses offen zu legen, um zu verhindern, dass die Phantasien aus dem Ruder liefen. Sie sagt, dass sie der Krankheit eines ihrer Kollegen wegen eine Gruppe in der Praxis in ihrer Heimatstadt übernehmen muss.

Jeder in der Großgruppe versteht das sofort in dem Sinn, dass sie ihre Patienten zu Hause ihnen vorgezogen habe. Jemand aus ihrer Kleingruppe sagt, der wirkliche Grund sei, dass die anderen Leiter sich nicht gut um sie gekümmert hätten. Ein Mann wendet sich an das Team und sagt, sie sei die beste Mutter von ihnen allen.

Die Gruppe wird unruhig und aufgeregt. Jemand sagt, das Personal des Hotels (in dem der Kurs stattfand) sei durch sie nicht gut behandelt worden (sie meinte

ebenso das Team wie die Teilnehmer). Das sei der Grund, warum sie ‚rausgeworfen' würden und das Hotel nicht länger nutzen könnten.
Jemand anderes berichtet, ihm sei mitgeteilt worden, die Weinkellner hätten nach dem Abschiedsfest am vorigen Abend Verluste gemacht. Einige Teilnehmer hätten ihre Rechnungen nicht bezahlt, und die Kellner seien die Verlierer. Jemand anderes fragt ärgerlich, warum die Kellner nicht gleich beim Servieren kassiert hätten. Auf jeden Fall hätten diese einen Fehler gemacht. Eine Frau sagt, sie habe selbst während ihrer Ferien als Bedienung gearbeitet. Sie sagt der Gruppe, wie ärgerlich sie jeweils geworden sei, wenn Kunden nicht bezahlten. Sie habe das Gefühl gehabt, einen ganzen Abend umsonst hart gearbeitet zu haben. ‚Deshalb habe ich dem nächsten Kunden mehr berechnet, um mein Geld wieder zu bekommen,' ergänzt sie. Jemand anderes wirft ein: ‚Lasst uns aufhören, über die Kellner zu reden. Das reicht jetzt. Ich bin es leid, über die armen Opfer zu reden.'
An diesem Punkt sagt einer der männlichen Leiter etwas in Bezug zu Hungertoten bei einem Krieg kürzlich in Afrika (ich habe den Inhalt nicht ganz verstanden, vermutlich weil ich am anderen Ende des Raumes saß, aber vermutlich auch, weil ich nicht hören wollte, was er sagte). Die Bemerkung wird nicht aufgegriffen und scheint unter den Tisch zu fallen, vermutlich aus dem gleichen Grund. Die Assoziationen kehren zu der ausscheidenden Leiterin zurück. ‚Wir werden rausgeworfen und A (die Leiterin) geht' ‚Die Leiter sind hier, weil wir (die Teilnehmer) sie bezahlen ... Der ganze Kurs ist nicht gut ... Die Theorie ist schlecht ... B (eine andere Leiterin) hat uns gesagt, dass sie die Theorie nicht vorbereitet. Warum nicht, wenn sie bezahlt wird? Sie hat in der ‚Anwendungsgruppe' (kasuistisch-technisches Seminar) auch gesagt, dass sie gar nichts vorbereitet hatte.' Jemand spricht mich an (als eine der Leiterinnen) und meint, nicht nur die Teilnehmer seien aggressiv. Wir, das Team, seien es ebenso. Mir wird gesagt, ich sei aggressiv. Ich sage, dass ich aggressiv bin, und zwar momentan gegen die Leute im Raum. (Ich überlege mir hinterher, dass die Gruppe ein anderes Opfer außer B suchte, dass ich aber als potentielles Opfer fallen gelassen wurde, weil ich zurückschlage.) Einer der männlichen Leiter sagt trocken, dass wir vor sechs Jahren das gleiche Honorar bekamen wie das, das wir jetzt bekommen. Einer der örtlichen Kursorganisatoren sagt: ‚Das ist eine Lüge.' Das löst Gelächter aus, und die Sitzung ist zu Ende.

Kommentar

Die Abschieds-Party hatte alle im ‚Hoch' entlassen. Dies war das ‚Tief', das am Vortag in all den warmen und enthusiastischen Äußerungen und in den Glückwünschen an die Adresse des Kursorganisators verleugnet worden war. Die Wut der Gruppe über die Leiterin, die es vorzog, mit ihren Patienten zu Hause zu

arbeiten, statt mit der Gruppe, wird verschoben auf eine andere Leiterin, die offen wegen Vernachlässigung angegriffen wird. Die Wut wird ausgedehnt auf alle Leiter, muss aber verborgen werden, aus Angst, sie könnten alle gehen. In der Gruppenphantasie werden alle wegen ihrer Boshaftigkeit und Versäumnisse aus dem Hotel geworfen. Das hat sich verstärkt durch meine missbilligende Äußerung. (Eine der Leiterinnen sagte mir später, dass einige der ‚Wildesten' hinterher zu ihr gekommen seien, und gesagt hätten, dass sie nicht wüssten, was mit ihnen passiert sei, und warum sie sie so angegriffen hätten!)
Gibt es mehr als einen Leiter in der Gruppe, kann durch das Auftauchen starker rivalisierender Gefühle ein Problem zwischen den Therapeuten entstehen, welche die Großgruppe hervor zu rufen oder ins Spiel zu bringen neigt. Die Großgruppe wird dann zur Arena für Machtkämpfe zwischen den Leitern und ihren ‚Gefolgsleuten'. Die unbewussten Komponenten dieser Inszenierung müssen erkannt und energisch bearbeitet werden, um die therapeutische Integrität der Gruppe zu bewahren. Eine der Funktionen des Leiters ist es, gegenüber Notfallsignalen und einem drohenden emotionalen Zusammenbruch eines Mitglieds in der Gruppe wachsam zu sein. Angesichts der großen Zahl ist das eine anspruchsvolle Aufgabe, die man leicht aus den Augen verliert. Ein Vorteil, mehr als einen Leiter zu haben, besteht darin, dass man sich in diese Aufgabe teilen kann. Der Leiter der Großgruppe wird immer als Orientierungspunkt im ‚Meer der Unsicherheit' angesehen. Er hat zu allen Zeiten, ob im Gespräch oder als stiller Beobachter, eine hohe symbolische Bedeutung und zieht starke Übertragungsgefühle auf sich, ob er sie nun aufgreift oder nicht.
Der von uns vorgezogene Leitungsstil in der Großgruppe besteht in ‚kontrollierter Teilnahme'. Das bedeutet, dass wir uns die Freiheit vorbehalten, persönliche Gedanken, Assoziationen und Affektäußerungen beizusteuern. Zu anderen Zeiten können wir unsere analytische Funktion in Bezug zu Einzelnen oder auf die Gruppe als Ganzes ins Spiel bringen. Wir bemühen uns, die Aufmerksamkeit auf antitherapeutische Tendenzen und Widerstände zu lenken, wie etwa Angriffen auf das Setting, die Bildung von Untergruppen, Sündenbock-Suche und Handlungen, die die Intaktheit der Gruppe bedrohen.

Die Mittelgroße Gruppe (‚Median Group')

De Marés ursprüngliches Konzept der Großgruppe als einem Mittel für sozialen Wandel war eine idealistische Sichtweise. Er selbst wurde später in Bezug auf das Potential der Großgruppe, die Gesellschaft zu reformieren und neu zu formen, desillusioniert. Statt dessen beschrieb er einen neuen Typ der Gruppe, der leichter in Szene zu setzen war und weniger anfällig für die Wechselfälle in Bezug auf die Größe, in der ein konstruktiver Dialog noch möglich schien. Eine solche Gruppe, in der Größe zwischen einer Großgruppe und einer klassischen

Kleingruppe, nannte er ‚Median Group' (Mittelgroße Gruppe). Diese setzt sich in der Regel aus 15 bis 40 Teilnehmern zusammen, und ihr großer Vorteil liegt in ihrer Anwendbarkeit auf ein großes Spektrum von Organisationen und Institutionen, die bereit sind, ihre eigene Dynamik zu betrachten, ohne sich den durch eine Großgruppe verursachten Ängsten, akustischen Problemen und der Verwirrung aussetzen zu müssen.

Mittelgroße Gruppen haben in verschiedenen Settings floriert, wie z.B. der Armee, der Kirche, in Gefängnissen, kommerziellen und industriellen Organisationen, Kliniken und Ausbildungsprogrammen für Psychotherapeuten und Berater. Mittelgroße Gruppen werden auch von Psychotherapeuten verwandt, um spezifische soziale und kulturelle Themen zu erforschen, wie etwa den Krieg und posttraumatisches Überleben. In der Praxis sind die meisten durchgeführten sogenannten Großgruppen genau genommen Mittelgroße Gruppen, wenn wir Turquets ‚Sichtbarkeits'-Definition der Großgruppe und de Marés numerische Festlegung für Großgruppen und Mittelgroße Gruppen akzeptieren. Wichtiger als die Gruppengröße ist jedoch das Setting, in dem sie stattfindet. Großgruppen mit Hunderten von Teilnehmern sind jetzt ein integraler Bestandteil bei analytischen Workshops, Symposien und Konferenzen. Die Teilnehmer sind meist psychodynamisch erfahren, und die Gruppe behandelt gewöhnlich soziale, kulturelle und politische Fragen. Es erfordert erfahrene Leitung, um die Gruppe davon abzuhalten, in grandiose und polarisierende Denkweisen abzuheben. Großgruppen in gruppenanalytischen Ausbildungsprogrammen umfassen die ganze Bandbreite von Teilnehmern. Zusätzlich zu ihrer therapeutischen Funktion bilden sie ein wichtiges Forum, um Kursthemen zu behandeln.

KAPITEL SECHZEHN

‚Alle im selben Boot': Der Wert homogener Gruppen

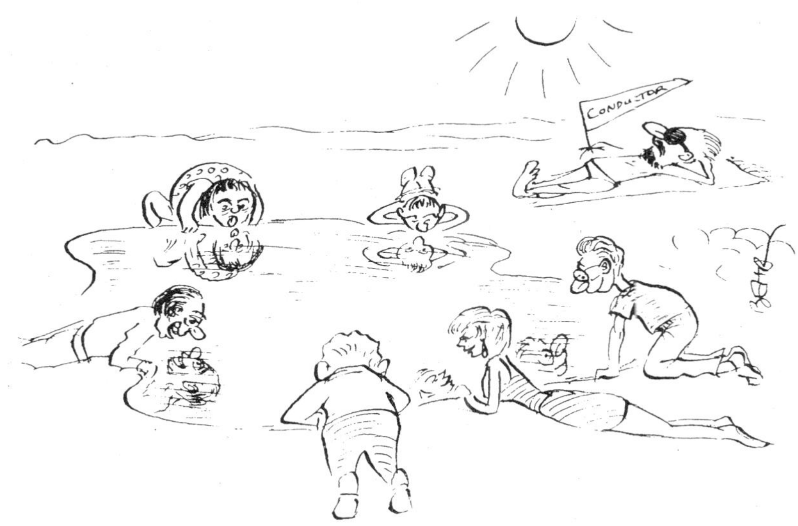

Gruppentherapie für narzisstische Persönlichkeiten

Eine therapeutische Gruppe, die zusammengestellt wird, um den Bedürfnissen von Menschen zu dienen, die ein einziges, leicht identifizierbares Problem oder Thema gemeinsam haben, wird manchmal eine homogene Gruppe genannt. Diese Bezeichnung versteht sich im Gegensatz zu den üblicheren gemischten Gruppen, die heterogene Gruppen genannt werden. Deren Mitglieder werden ausgewählt, um ein weites Feld von Problemen, Themen, Persönlichkeitszügen und Diagnosen abzudecken. Die Stärke der letzteren Gruppe, deren gemeinsame Themen sich nur allmählich entfalten, liegt in ihrer großen Vielfalt. Die Stärke einer homogenen Gruppe liegt in der Annehmlichkeit und Unterstützung durch frühzeitiges Bekanntwerden mit anderen, die einem selbst gleichen und ähnliche Erfahrungen gemacht haben oder machen, sowie im Teilen von Ereignissen oder Lebensumständen, die von Natur aus isolieren. Das mag ein spezifisches Trauma sein, ein Verlust, eine Krankheit oder Behinderung oder ein Thema in Verbindung mit einem besonderen Stadium im Lebenszyklus, wie etwa die Geburt eines Kindes oder in den Ruhestand gehen. Die Homogenität kann auch mit einem speziellen sexuellen oder geschlechtsspezifischen Thema zusammenhängen, wie etwa Homosexualität, oder eine Frau oder ein Mann mit der Erfahrung von sexuellem Missbrauch zu sein.

Unterschiede zwischen homogenen und heterogenen Gruppen

Die Unterschiede zwischen homogenen und heterogenen Gruppen sind von der ersten Sitzung einer homogenen Gruppe an offensichtlich. Das sofortige Erkennen eines gemeinsamen Leidens bringt oft eine blitzartige Erleichterung. Starke Bande der Identifikation werden schon früh im Prozess geschmiedet, verbinden die Gruppe in einem Geist der Solidarität und vermindern sofort das Gefühl der Isolation, welches ihnen durch die Umstände, die sie in die Gruppe gebracht haben, auferlegt wurde. Der Beginn in einer heterogenen Gruppe unterscheidet sich deutlich davon, da die gemeinsamen Eigenschaften nicht sofort offenkundig sind. Die Mitglieder einer heterogenen Gruppe untersuchen einander ängstlich nach einer gemeinsamen Grundlage. Obwohl sie ein intellektuelles Verständnis ihrer Gemeinsamkeiten haben, müssen sie erst noch deren emotionale Auswirkungen erfahren. Mitglieder einer homogenen Gruppe sind sich andererseits schon vor Beginn der Gruppe bewusst, dass sie mit anderen zusammenkommen werden, die mit den gleichen Problemen oder Themen beschäftigt sind.

Der Leiter einer homogenen Gruppe mag sich überflüssig oder isoliert fühlen, da er wahrscheinlich nicht die Charakteristika teilen wird, die die Gruppe verbinden. Es kann daher notwendig sein, die Aufmerksamkeit auf diesen Unterschied, sofern er besteht, zu lenken und ihn sowohl als Stärke, sowie als eine Beschränkung aufzuzeigen. Die Stärke liegt in der Fähigkeit des Leiters, eine professionelle Perspektive in der Gruppe zur Wirkung zu bringen; die Beschränkung liegt darin, nicht die gleiche Erfahrung durchgemacht zu haben, oder sich nicht in der gleichen Verfassung oder in der gleichen Phase zu befinden, wie der Rest der Gruppe.

Diese Beschränkung auf Seiten des Therapeuten wird jedoch meist durch die Sachkunde ausgeglichen, die in der gemeinsamen Erfahrung der Gruppe in Bezug auf ihr eigenes Thema liegt. Oft gibt es z.B. einen Fundus von Kenntnissen über den medizinischen Zustand oder die Behinderung, um die herum die Gruppe sich versammelt hat, ebenso aber auch ein breites Wissen über Hilfsmittel, Strategien, um mit dem Zustand fertig zu werden, unterstützende Netzwerke, Agenturen und Einrichtungen in Verbindung mit dem betreffenden Zustand. Das kann auch bei Co-Therapie der Fall sein, wo einer der Therapeuten vielleicht durch persönliche oder berufliche Erfahrung ein tiefergehendes Wissen über den spezifischen Zustand haben kann, während der andere Therapeut vielleicht in dieser Hinsicht ein begrenztes Wissen hat, dafür aber eine psychologische Perspektive und einen Zugang zur Gruppendynamik mitbringt. Interventionen werden absichtlich sparsamer erfolgen, als in einer heterogenen Gruppe, und das Gruppenmilieu erinnert zeitweise an eine Selbsthilfegruppe.

Homogene Gruppen auf der Grundlage einer gemeinsamen Krankheit oder Behinderung

Vor hundert Jahren erfasste der Arzt Joseph Pratt mit seinen Beobachtungen an Gruppen von Tuberkulose-Patienten den entscheidenden Vorteil von homogenen Gruppen. ‚Sie haben ein gemeinsames Band durch eine gemeinsame Krankheit,' schrieb er, ‚und ein wunderbarer Kameradschaftsgeist herrscht vor' (Pratt, 1907). Heute können wir das für eine Form von Empathie und von gegenseitiger Identifikation halten, die gemeinsamem Missgeschick entspringt.

Diese rasche Kohäsion ist aus therapeutischer Sicht kein ungetrübter Segen. Obwohl es eine Verminderung des Gefühls der Isolation gibt und eine entsprechende Abnahme an Gefühlen von Scham und Stigmatisierung, die mit Isolation einhergehen, können in einem späteren Stadium Probleme entstehen, wenn die die Gruppe verbindende Solidarität der Individuation ihrer Mitglieder im Wege steht. Eine defensive Qualität des Zusammengehörigkeitsgefühls kann eine Dynamik des „die und wir" schaffen, die sich den Bemühungen der Gruppenmitglieder in den Weg stellt, sich wieder in die Welt außerhalb der Gruppe zu integrieren. Hier muss der Therapeut aus einer Position respektvoller Unwissenheit im Verhältnis zu der verbindenden misslichen Lage zur ‚Stimme der Welt außerhalb' werden, und gleichzeitig auf Ähnlichkeiten zwischen den Gruppenmitgliedern und anderen aufmerksam machen, die das Problem nicht haben. Der Therapeut kann sich z.B. auf Schwierigkeiten in Familienbeziehungen konzentrieren, die offenbar keine Verbindung zum vorliegenden Problem haben, dabei die Hilfe der Gruppe weitgehend in der gleichen Weise in Anspruch nehmen wie bei einer heterogenen Gruppe. Die Diskussion solcher weit verbreiteter Probleme globalisiert und normalisiert die Gruppe und führt zu einem gesunden Bewusstsein der Unterschiede zwischen den Gruppenmitgliedern, wie auch deren offensichtlichen Gemeinsamkeiten. Der Therapeut kann auch die Tatsache hervorheben, dass es unterschiedliche Lösungen zu gemeinsamen Problemen gibt. Mit anderen Worten, der Therapeut lenkt die Gruppe zur Erkenntnis ihrer immanenten Heterogenität, verringert die Vorherrschaft des dominierenden Problems und ermutigt individuelle Äußerungen der Unterschiedlichkeit.

Eine gemeinsame Sprache ist auch ein verbindendes Kriterium einer homogenen Gruppe, da es erfasst, was allen sofort vertraut ist, z.B. technische Beschreibungen einer Krankheit und die damit verbundenen Behandlungen. Das bietet eine Gelegenheit, um Aufzeichnungen über Behandlungen zu vergleichen, und führt zu einer informierteren und kritischeren Haltung im Verhältnis zu den Fachleuten, die für den Umgang mit ihrem Leiden verantwortlich sind. Zusammenfassend lässt sich sagen, dass eine homogene Gruppe einen kraftvollen Impuls zum Auftauchen aus der Isolation und zur Entdeckung einer inneren Gemeinsamkeit setzen kann, die zum einen auf der allgemeinen Verfassung beruht und dann auf einer universelleren Identität.

Auf psychologischen Gemeinsamkeiten beruhende homogene Gruppen

Der erste Eindruck von der emotionalen Verfassung mancher Patienten weist eher in Richtung einer homogenen als einer heterogenen Gruppe. Dabei handelt es sich um Menschen, die eher auf der Suche nach Gemeinsamkeiten als nach Unterschieden sind. Über lange Strecken ihrer Therapie neigen sie eher dazu, sich durch Handlungen als durch Sprache auszudrücken. Sie haben eine Symbolisierungsschwäche und haben Mühe, die Frustration durch die eher herausfordernde Umgebung einer klassischen gemischten analytischen Gruppe zu ertragen. Das betrifft Patienten, die an psychotischen Krankheiten leiden, schweren psychosomatischen und narzisstischen Störungen. In einer heterogenen Gruppe werden solche Mitglieder als überwältigend erlebt und als Bremse für den Fortschritt der Gruppe als Ganzes. Die Schwäche einer homogenen Gruppe für solche Patienten ist jedoch das Fehlen einer vielfältigen Matrix. Damit ist das Fehlen grundlegender seelischer Erfahrungen in früheren Lebensabschnitten als Quelle der Gesundung gemeint, etwa die Erfahrung von Projektionen in der Gruppe auf die eigenen Kinder oder Enkel, was z.B. durch ein jüngeres Mitglied in einer Rentnergruppe oder irgend ein Gruppenmitglied, das aus einem gemeinsamen Bezugsrahmen fällt, ermöglicht werden könnte.

Homogene Gruppen können auch gemeinsame Abwehrmechanismen entwickeln. Das geschah in einer Gruppe mit jungen Frauen mit Essstörungen: sobald eine von ihnen auf einem guten Weg in Richtung ‚Heilung' zu sein schien, wurde sie von der Gruppe gemieden, als gehöre sie nicht mehr dazu. Die Essstörung schien sozusagen eine Art Eintrittskarte für den Club zu sein. Aus diesem und anderen Gründen erfordern homogene Gruppen mehr Interventionen und eine vermehrte Führung von Seiten des Gruppenanalytikers. Er kann in diesem Fall nicht auf die Regulierungskräfte der Gruppe vertrauen, wie in einer gut arbeitenden heterogenen Gruppe, die nach den Foulkesschen Prinzipien eines möglichst weiten Spektrums von Geschlecht, Alter, Volkszugehörigkeit, sozialem Hintergrund und Persönlichkeit zusammengestellt wurde, ohne die Gefahr der Isolation eines einzelnen Mitglieds zu bieten (Foulkes, 1948).

Gruppen in einem stationären psychiatrischen Rahmen

Diese Gruppen sind in dem Sinn homogen, dass alle Mitglieder den gleichen stationären Rahmen teilen und wahrscheinlich alle die Diagnose einer schweren psychiatrischen Erkrankung haben. Gruppen florieren in dieser Umgebung. Gemeinschaftssitzungen sind oft Teil der Behandlung, wie auch Aktivitätsgruppen, einschließlich Beschäftigungstherapie, Gestaltungstherapie und Musiktherapie, wie auch Gruppen mit verschiedenen psychologischen Behandlungsverfahren (kleine und große gruppenanalytische Gruppen, Psychodrama, kognitive Verhaltenstherapie, kognitive analytische Therapie). Es werden auch Gruppen zur Behandlung spezifischer neurotischer und Verhaltensprobleme durchgeführt, wie etwa Phobien, Zwangskrankheiten, Selbstsicherheitstraining und Umgang mit Wut.
Kontinuität aufrecht zu erhalten, ist oftmals durch einen raschen Wechsel der Patienten schwierig, durch unberechenbare Veränderungen in der Zusammensetzung des Teams und die relativ geringe Bedeutung, die in vielen Kliniken den psychodynamischen Behandlungsmethoden zugeschrieben wird. Es könnte sein, dass Techniken modifiziert werden müssen in Richtung psychoedukativer Verfahren, Kurzzeittherapien und einer Fokussierung auf das Hier und Jetzt, etwa auf die Stationsdynamik oder die Wechselfälle des Lebens in Bezug auf die Institution. Stationäre Gruppen werden manchmal von den Patienten hauptsächlich für eine Gelegenheit gehalten, die Aufmerksamkeit von schwer erreichbaren Teammitgliedern zu erhaschen, um die Bedingungen ihres stationären Aufenthalts zu diskutieren, wie etwa ihre Medikation, Entlassung und Diagnose. Stationsgruppen und Gemeinschaftssitzungen erhalten durch die Anwesenheit leitender Fachleute ihr Gewicht, nicht nur als Honoratioren, die gelegentlich zu Besuch kommen, sondern als regelmäßige aktive Teilnehmer.

Auf einem gemeinsamen Trauma beruhende homogene Gruppen

Es gibt viele Beispiele von Gruppen für Menschen, die ein gemeinsames Trauma erlitten haben, entweder indem sie gemeinsam zur selben Zeit am selben Platz waren, beispielsweise als Opfer eines Raubüberfalls, Terroranschlags oder einer Naturkatastrophe, oder indem sie dieselbe Art von Trauma erlitten haben, z.B sexuellen Missbrauch oder ein schweres soziales Trauma wie etwa Krieg oder Verfolgung.

Beim Leiten solcher Gruppen sind die folgenden Prinzipien zu beachten: den Teilnehmern den Umgang mit Symptomen des Posttraumatischen Stress-Syndroms zu vermitteln, ihnen zu ermöglichen, die traumatische Erfahrung innerhalb eines Halt gebenden Rahmens noch einmal nacherleben zu können, sie von einer Erfahrung als passives Opfer zu aktivem Meistern ihres Lebens hinzuführen, und ihnen zu helfen, wieder mit der so genannten normalen Welt in Verbindung zu treten. Das Gruppenmilieu ermöglicht ihnen, ihre Erfahrungen, die sie schambesetzt und erniedrigend erleben, zu beschreiben, und ihre Gefühle von Kummer, Scham, Rache und Wut zum Ausdruck zu bringen. Menschen, die sich um die traumatische Erfahrung herum eine neue Identität aufgebaut haben, können im Anschluss an eine Therapie in einer homogenen Gruppe eine Therapie in einer heterogenen Gruppe mit gruppenanalytischer Langzeittherapie benötigen, um ihnen dabei zu helfen, wieder Beziehungen zu nicht traumatisierten Menschen herzustellen.

Zwei Beispiele aus homogenen Gruppen

Aus der Vielzahl von Gruppen für Menschen mit gemeinsamen Problemen oder Eigenschaften haben wir uns entschlossen, zwei Gruppen aus unserer eigenen Erfahrung zu beschreiben: eine Gruppe für Eltern, deren Kinder eine Krankheit gemeinsam haben, die andere Gruppe für Menschen, die einen gemeinsamen Lebensabschnitt durchlaufen.

Eine Gruppe für Eltern epileptischer Kinder

Die gemeinsame Krankheit war in diesem Fall die Epilepsie, ein Zustand, der mehr als andere den unsicheren Bereich zwischen Seele und Körper symbolisiert, zwischen bewusstem Handeln und Kontrollverlust. Trotz der Fortschritte der modernen Medizin bleiben viele Fragen im Hinblick auf dieses komplexe und facettenreiche Problem unbeantwortet. Menschen mit Epilepsie müssen mit einem Stigma fertig werden, das bis in die Antike zurückreicht. Eltern epileptischer Kinder sind mit vielen Sorgen in Bezug auf die Lebensführung und die Beziehungen ihrer Kinder konfrontiert, sowohl in der Gegenwart, wie auch auf lange Sicht. Diese sich über sechs Sitzungen erstreckende Gruppe für Eltern epileptischer Kinder illustriert viele der Eigenschaften einer homogenen Gruppe, wie sie für Menschen eingerichtet werden, die mit der gleichen Krankheit fertig werden müssen. Die Gruppe wurde von einem Kinderarzt und einem Kinderpsychiater in einem Klinikrahmen durchgeführt. Sie war für Eltern gedacht, aber schließlich nahmen nur die Mütter teil.

Der Einladungsbrief

Liebe (Eltern),

wir schreiben an Sie als eine der Familien, deren Kind in der Epilepsie-Klinik ist. Einige der Eltern, deren Kinder regelmäßig zur Klinik kommen, wünschten sich eine Gelegenheit, sich miteinander und mit einigen der Ärzte treffen zu können. Das würde allen die Chance geben, einige der Schwierigkeiten und Sorgen im Zusammenhang mit den Krampfanfällen Ihrer Kinder zu diskutieren.
Wir schlagen Ihnen vor, sich nach den Sommerferien zu einer Reihe von Zusammenkünften zu treffen. Wir hoffen, dass Sie, sofern Sie daran interessiert sind, sich verpflichten, an der ganzen Serie teilzunehmen. Die Sitzungen werden jeweils Mittwoch vormittags von 11 bis 12 Uhr an den folgenden Tagen stattfinden: ....
Wenn Sie beide (oder einer von Ihnen) interessiert sind (ist), lassen Sie es uns bitte wissen, indem Sie den beiliegenden frankierten Brief vervollständigen. Sollten Sie interessiert sein, können zu dieser Zeit aber nicht kommen, schicken Sie den Brief bitte auch zurück.

Wir hoffen, von Ihnen zu hören.
(von beiden Therapeuten unterschrieben)

Kommentare auf den ausgefüllten Formularen mit der Bitte an die Eltern, wichtige Gesprächsthemen' zu nennen:

Eltern A:

1. ‚Wie geht man am besten mit einem Anfall des Kindes um?
2. Hat die moderne Medizin Fortschritte gemacht in Richtung einer dauerhaften Heilung oder sogar einer Vorbeugung?'

Eltern B:

1. ‚Verhalten des Kindes', ‚Erziehung': Unser Sohn Daniel hatte schon fast 2 Jahre keine Anfälle mehr, fürchtet sich aber, die Dosierung der Medikamente zu verringern'
2. ‚Mein Mann kann um diese Zeit leider nicht teilnehmen. Aber selbst wenn ein Abendtermin passen würde, müsste ich ihn überreden zu kommen, da er nicht an die Wirksamkeit von Gesprächen glaubt'

Eltern C:

1. ‚Ursachen von Anfällen': ‚Wie lassen sie sich in Zukunft vermeiden?'
2. ‚Wie kann man die Leute auf die Probleme des Kindes aufmerksam, machen, ohne dass das Kind sich „anders" fühlt?'

3. ‚Die Zukunft für das Kind‘,
4. ‚Aktuelle Entwicklungen in Forschung und Medizin‘

Eltern D:
‚Elterliche Probleme und Erfahrungen mit epileptischen Kindern’: ‚Wie gehen sie damit um? ‚Wie kommt das epileptische Kind in der Schule zurecht?’ In welcher Form kann das Kind ein aktives Leben (Sport) führen? ‚Hatten solche Kinder Lernschwierigkeiten? ‚Ist es möglich, den Bereich der Hirnschädigung festzustellen und daher zu bestimmen, welche Lernschwierigkeiten das Kind haben wird, sei es in Sprachen oder in Informationsverarbeitung?’ usw. ‚Es gibt wirklich so viele Fragen, da ich das ganze Problem überwältigend und geheimnisvoll finde. Ich freue mich darauf, bei diesen Treffen dabei zu sein.‘
PS. War der erste Bluttest von Laura, seit sie die Medikamente nimmt, in Ordnung?‘

Eltern E: ‚in der Schule, beim Schwimmen.‘

Ausschnitte aus den Gruppen-Sitzungen:

Sitzung 1
Die Mütter befanden sich bereits in angeregtem Gespräch, als die Therapeuten den Raum betraten. Eine Mutter sagte scherzhaft, sie hätten bereits alles gesagt, was zu sagen gewesen sei. Nach der Einführung äußerte eine Mutter, sie habe das Gefühl, man wolle ihr nicht zuhören, wenn sie über die Probleme ihres Kindes spreche, und sie müsse alle ihre Gefühle aufstauen. Eine andere Mutter sagte, sie lege Wert darauf, mit den Leuten über das Befinden ihrer Tochter zu sprechen, indem sie sich bemühe, diesem einen positiven Anstrich zu geben, und sich weigere, sich eine negative Sichtweise anzuhören. Alle stimmten zu, dass Schulen sich mehr bemühen sollten, ihre Schüler und Lehrer dazu zu erziehen, offen zu sein und Anteil zu nehmen an ihren Problemen. Eine Mutter ergänzte, ‚die Amerikaner‘ seien in dieser Hinsicht ‚viel weiter als wir‘.
Das Gespräch bewegte sich in Richtung eines Austauschs von Informationen über ihre Kinder. Die Gruppe einschließlich den Therapeuten reagierte mit Mitgefühl auf eine Mutter, deren Sohn sehr befangen sei und verzweifelt darauf bestehe, seine Mutter solle niemals von seiner Epilepsie sprechen, solle niemals seine Klinikbesuche erwähnen oder dass er Medikamente nehmen müsse. Er unterbricht sie und erfindet Geschichten, er müsse Verwandte besuchen, wenn sie versucht, jemandem mitzuteilen, dass er Termine in der Klinik hat. Eine andere Mutter berichtet von ihrer neun Jahre alten Tochter und ihren Wutausbrüchen, in denen sie wie ein anderer Mensch wirke. Sie tat sich schwer, ihrer

Tochter Grenzen zu setzen. Die Gruppe ermutigte sie, strenger zu sein, aber sie schien zu zögern, das in Erwägung zu ziehen, indem sie meinte, das hieße ‚Gewalt mit Gewalt zu begegnen'. Es gab einen Austausch von Geschichten, wie ihre Kinder in der Schule gehänselt würden: Einer wurde ein ‚spastischer Idiot' genannt, eine anderer wurde provoziert, bis er ein Kind schlug, das sich über ihn lustig gemacht hatte, indem es ihm den Finger in die Schläfe bohrte.

Das Gespräch verschob sich zu dem Thema, wie Eltern eine gemeinsame Front bilden könnten, sowohl im Hinblick auf das Kind wie auch die Schule. Es gab verschiedene Vorschläge, wie die Kinder ihre Lebensqualität verbessern und ihre Selbstachtung steigern könnten. Sie verständigten sich darauf, dass echte Begabungen und Vorlieben gefördert werden sollten. Es folgte ein Gespräch über die nicht epileptischen Geschwister. Gegen Ende der Sitzung wandte sich das Gespräch dem Thema der Ehemänner zu und anderer Männer in der Familie, mit Witzen über ihre Unfähigkeit zu kommunizieren.

Sitzung 2

Die Atmosphäre war diesmal befangener. Eine Mutter sagte, sie sei mutlos und frustriert weggegangen, da sie sich unfähig gefühlt habe, mit den Verhaltensproblemen ihres Kindes fertig zu werden. Die Gruppe sprach über ihre Befürchtungen, ihre Kinder könnten durch ihre Anfälle Hirnschäden erleiden. Eine Mutter erinnerte sich an ihre Panik, als ihr Kind den ersten Anfall hatte, und ihre Überzeugung, ihr Kind werde sterben. Es gab einen Versuch, sich mit der Tatsache zu trösten, dass andere Kinder mit Epilepsie noch viel schlechter dran waren als ihre. Eine Mutter erinnerte sich an einen Besuch in einer stationären Einrichtung, wo sie einem Kind begegnet war, das durch eine Hirnschädigung schwer behindert war und sich einer Operation unterzogen hatte. Es hatte lange gedauert, bis die Ärzte die Epilepsie bei ihrem Kind diagnostiziert hatten, und ironisch erinnerte sie sich an den erfreuten Ausruf des Arztes, als die Diagnose schließlich gestellt war. Die Diskussion wandte sich den Ehemännern zu und deren geringerer Neigung zur Panik und ihrer Missbilligung der Tendenz ihrer Frauen zur Panik. Die Eltern hörten einander aufmerksam bei der Beschreibung verschiedener Aspekte der Krankheiten und des Verhaltens ihrer Kinder zu. Die Frage des mit Schwimmen verbundenen Risikos kam zur Sprache. Eine Mutter fragte, ob es für ihr Kind besser wäre, häufige ‚petit-mal'-Anfälle zu erleiden, oder ungefähr einmal im Monat einen gelegentlichen ‚grand-mal'-Anfall zu haben. Gegen Ende der Sitzung wandte sich das Gespräch wieder ihren anderen Kindern zu. Eine Mutter beschrieb ihr anderes Kind als sehr unterstützend; eine andere gestand, dass sie öfters ihr anderes Kind zu seiner Großmutter schicke, um sich auf ihr epileptisches Kind konzentrieren zu können. Außer einigen Fragen zur Lebensführung, Medikation und den verschiedenen Formen der Epilepsie, die professionelles Wissen erforderten, wurden die Therapeuten nicht in Anspruch genommen. Die Eltern schienen sich damit zufrieden zu geben, miteinander zu sprechen.

Sitzung 3

Diesmal war die Atmosphäre unbeschwert und fröhlich. Die Teilnehmerinnen sprachen darüber, ihre gewohnten Plätze einzunehmen und einen bequemen Sessel zu wählen. Eine Mutter sagte, als sie zum ersten mal den männlichen Therapeuten im Raum gesehen hatte, habe sie sich gefragt, ob er der einzige Vater sei, der es gewagt habe, zur Gruppe zu kommen. Das rief Gelächter hervor.

Besonders eine Mutter sprach ausführlich über die Traurigkeit ihres Sohnes und sein schwieriges Verhalten. Er wurde gehänselt und beleidigt, wünschte sich einen Schulwechsel, wollte aber nicht auf eine Sonderschule. Während sie sprach, begann sie zu weinen und sagte, sie habe das Gefühl, in einer anderen Lage als die anderen Mütter zu sein. Die Gruppe widersprach und antwortete mit Vorschlägen, wie sie wirksamer dem schwierigen Verhalten des Kindes Grenzen setzen und gleichzeitig sein Selbstwertgefühl fördern könnte.

Eine Diskussion entwickelte sich, ob das Verhalten des Sohnes eine Folge seiner Epilepsie sei oder ein Spiegelbild schwieriger Familienbeziehungen. Hier wandten sich die Mütter den Therapeuten zu. Wie beschützend sollte man sein? Empfiehlt es sich, Anteilnahme von Seiten der Schule hervorzurufen? Eine Mutter vertrat die Meinung, sie wolle nicht zu sehr ‚eine Krücke' für ihr Kind sein, und man solle ihm ermöglichen, selbst für seine Unabhängigkeit zu kämpfen. In dieser Diskussion über die Gestaltung von Beziehungen waren die Therapeuten aktiver und lenkten die Aufmerksamkeit auf widersprüchliche Botschaften und die Folgen des Zusammenwirkens mit dem Appell des Kindes in Richtung Geheimhaltung und Verharmlosen der Schwierigkeiten.

Wie in den vorhergehenden Sitzungen wandte sich die Diskussion der Rolle der Väter zu. Diesmal wurde Kritik offener ausgesprochen, außer von einer Mutter, die so etwas wie eine Autoritätsfigur in der Gruppe geworden war und dazu neigte, eine fürsorgliche und beratende Rolle den anderen Müttern gegenüber einzunehmen. Sie beschrieb ihren Mann als ‚perfekt'. Die Therapeuten lenkten die Aufmerksamkeit auf die auffallend unterschiedlichen in der Gruppe auftauchenden Betrachtungsweisen. Anschließend überlegten sie, dass sich eine Hierarchie von Verletzlichkeit und Bedürftigkeit entwickle mit einer äußerlich kompetenten und zurecht kommenden Untergruppe und einer bedrückten und bedürftigen Untergruppe.

Sitzung 4

Die Sitzung begann damit, dass eine Mutter fragte, ob es angemessen sei, über andere Probleme als die Epilepsie ihrer Kinder zu sprechen. Dazu ermutigt beschrieb sie einen traumatischen Vorfall, wobei ihr anderes Kind in eine Auseinandersetzung in einer örtlichen Kneipe verwickelt worden war, die sich bis zu Gewalt und Körperverletzung zuspitzte, und die Verletzung eines anderen Jungen zur Folge hatte. Es gab Drohungen und gerichtliche Folgen, die die Familie in eine Krise gestürzt hatten. Das beanspruchte fast die ganze Sitzung. Die Therapeuten stellten eine Verbindung zwischen diesem Vorfall und dem erneuten Auftauchen schwierigen Verhaltens bei ihrem epileptischen Kind her. Die Gruppe griff das Thema der Gewalt auf, und alle sprachen von Gewalterfahrungen in ihrem Leben.

Sitzung 5

Die Gruppe wollte unbedingt die Geschichte der vorigen Woche wieder aufgreifen. Die betroffene Mutter sagte, es gehe ihr viel besser, sie sei aber gerade in Sorge um ihr epileptisches Kind, dessen Verhalten zunehmend außer Kontrolle gerate. Die Gruppe griff auf das schon besprochene Thema des Grenzen-Setzens zurück. Der Mutter wurde geraten, ihr Kind zu loben, wenn es gut liefe, und sich der Verfassung des Kindes wegen keine Vorwürfe zu machen. Eine andere Mutter sagte, sie sei im Moment nicht so in Sorge um ihren Sohn, dächte aber an die Zukunft, wenn er 14, 15 oder 16 wäre, und mit welchen Problemen er im Hinblick auf die Beziehung zu einem Mädchen konfrontiert sein könnte. Das löste ein Gespräch über Ängste aus, die jemand mit Epilepsie im Hinblick auf sexuelle Beziehungen haben könnte, wie viel man einem möglichen Partner sagen solle, und die Frage der Erblichkeit von Epilepsie.

Gegen Ende der Sitzung erkundigten sich die Therapeuten nach der Nützlichkeit der Gruppe. Es bestand Einigkeit in der Gruppe, dass sie sehr hilfreich gewesen sei. Eine Mutter fragte, ob die Einrichtung einer Gruppe für die Kinder möglich sei; eine andere sagte, sie fühle sich schuldig, weil sie so viel der Gruppenzeit in Anspruch genommen habe.

Letzte Sitzung

Die Therapeuten wurden davon überrascht, dass eine der Mütter ihren 11 Jahre alten Sohn mit der Erklärung in die Gruppe mitgebracht hatte, es seien Herbstferien. Er saß neben seiner Mutter und beteiligte sich erfreut am Gespräch, einbezogen durch die anderen Mütter. Zur Überraschung seiner Mutter sagte er, es mache ihm nichts aus, wenn seine Mutter auf ihn wütend wäre. Das führte dazu, dass die anderen Mütter feststellten, auch ihren Kindern schiene es nichts auszumachen, wenn sie wütend auf sie würden. Eine Mutter bemerkte, ihre Tochter schiene ganz erleichtert und sogar erfreut, wenn sie wegen irgend etwas ausgeschimpft werde, als sei es vorzuziehen, als unartig angesehen zu werden, statt als zerbrechlich. Der anwesende Junge sagte nachdrücklich, er wolle nicht in eine Kindergruppe kommen oder individuell eingeladen werden. Er sei aber sehr dafür, an künftigen Gruppen für Eltern und Kinder mit seiner Mutter wieder teilzunehmen.

Gegen Ende sprachen die Eltern wieder über die Gruppe und bestätigen alle, sie hilfreich gefunden zu haben. Eine Mutter sagte, dass es ihr viel gegeben habe, obwohl sie, wie sie entschuldigend hinzufügte, sich nicht sehr gut habe äußern können. Die anderen Mütter versicherten ihr, sie sei voll und ganz verstanden worden, und dass sie ihre Fähigkeit unterschätze, sich zu äußern. Eine Mutter warb nachdrücklich für eine Abendgruppe, wo auch die Väter kommen könnten, aber die anderen Mütter konnten sich nicht dafür begeistern. Eine sagte, der Morgen sei eine angemessene Zeit, und sie könne sich die Teilnahme ihres Mannes nicht vorstellen, da er dazu tendiere, alles zu entwerten. Das Gespräch ging weiter über die Neigung der Männer, ihre Gefühle gut zu verbergen. Die Gruppe ging mit Äußerungen der Dankbarkeit und gut gelaunten Verabschiedungen zu Ende.

Gruppen von Menschen auf der Schwelle zum Ruhestand

Das zweite Beispiel betrifft eine Gruppe für Menschen auf der Schwelle zum Ruhestand. Die Aussicht des bevorstehenden Ruhestands und etwa das Jahr danach stellen einen radikalen Wechsel im Leben eines Menschen dar. Der eigene Arbeitsplatz bietet eine vertraute täglichen Routine, ein Netzwerk von menschlichen Kontakten und einen Status in der gesamten Gesellschaft. Er umfasst auch einen sicheren Platz in der Familie. Der Wechsel von all dem zugunsten der unstrukturierten Freiheit des Ruhestands kann ersehnt und willkommen geheißen werden, aber er kann auch als eine fast traumatische Veränderung im eigenen Lebenslauf erlebt werden. Im Rahmen der Familie kann der Ruhestand auch ein erneutes Aushandeln von Beziehungen erfordern. (Das wird gut beschrieben von einer Ehefrau, die sich bei ihrer Freundin beklagt: ‚Ich habe ihn für gute und schlechte Zeiten geheiratet, aber nicht zum Mittagessen!')

Der Austausch über die gemeinsame Erfahrung des Ruhestands ist besonders gut in einer homogenen Gruppe aufgehoben. Es ist bedauerlich, dass diese Möglichkeit nicht einfacher von der Gesellschaft für ihre Bürger bereitgestellt wird, es sei denn, jemand wird zum Problemfall.

Die Gruppe

Im Rahmen eines privaten Zentrums für Gruppentherapie traf sich eine Gruppe von Menschen, die kürzlich in den Ruhestand getreten waren oder auf der Schwelle zum Ruhestand standen: in einer zeitlich begrenzten Gruppe von 18 Monaten trafen sie sich wöchentlich. Die Gruppe bestand aus vier Männern und zwei Frauen. Zwei der Männer waren kürzlich in den Ruhestand getreten, und zwei waren kurz davor. Die Frauen arbeiteten Vollzeit und standen kurz vor dem Ruhestand. Die Gruppenmitglieder fanden auf der Stelle Gemeinsamkeiten, und das Gespräch floss leicht dahin. Meistens, aber nicht ausschließlich, ging es um ihre Arbeit und ihre Berentung. Die Leiterin stellte fest, dass sich der Schwerpunkt des Austauschs um Ähnlichkeiten und Gemeinsamkeiten drehte, und dass Unterschiede vermieden wurden, obwohl diese offenkundig existierten. Es war, wie wenn das gemeinsame Schicksal des drohenden Verlusts der Normalität, der Routine und Sicherheit am Arbeitsplatz in der Gruppe wieder hergestellt werden musste. Für die Leiterin schien es wichtig, Zeit zu lassen, damit der Prozess sich entwickeln konnte, und ihm einen Rahmen zu geben. Weiterhin war es ihr wichtig, sich mit deutenden Interventionen zurückzuhalten, während sie im Stillen die Widerstände gegen die Aufgabe registrierte, sich individuell mit dem Minenfeld sich wandelnder Lebensumstände zu befassen.

Die Erste, die Unsicherheit und Zukunftsangst eingestand, war eine noch arbeitende Frau. Während des größten Teils ihres Berufslebens war sie in einer Position mit Autorität und Macht, und die Versetzung in den Ruhestand geschah auf den ersten Blick mit ihrem vollen Einverständnis. ‚Es ist Zeit zu gehen;' sagte sie. Ein Mann ergänzte mit einem verkrampften Lächeln: ‚Oder sie sagen so'. In dieser Sitzung wurde nicht viel mehr hierzu gesagt, aber es schien, als sei eine Wand der Verleugnung durchbrochen worden, und dass Gefühle von Verlust, Zweifeln und Ängsten vor dem Unbekannten ausgesprochen und angeschaut werden konnten.

Es folgte eine Periode des Schwelgens in Erinnerungen an Triumphe und Katastrophen, Erfolg und Fehlschlag bei der Arbeit, mit Freunden und in der Familie. Die Leiterin wurde mehr als Teil des Publikums gesehen und weniger als Therapeutin. Eine der Teilnehmerinnen offenbarte jedoch eine mit Problemen belastete Vergangenheit, die, wie sie fürchtete, die Gegenwart und den bevorstehenden Ruhestand eher erschreckend und problematisch erscheinen ließ. Die Gruppe spürte das und behandelte sie in ihren Reaktionen mit Feingefühl und Vorsicht. Das die Gruppe bestimmende Maß an Vertrauen und die Intimität ermöglichte es der Leiterin, der Frau vorzuschlagen, sie könnte ihre Ängste und Probleme in einem anderen therapeutischen Rahmen erforschen, ein Vorschlag, der von ihr und der Gruppe mit Erleichterung aufgenommen wurde.

In der letzten Phase der Gruppe schied ein Mann vor dem vorgesehenen Ende aus, angeblich aus praktischen Gründen, aber so gut wie sicher, weil er es nicht ertragen konnte, dass das Ende ihm durch den Zeitplan der Gruppe vorgegeben wurde, was der ihm von seiner Firma auferlegten Versetzung in den Ruhestand glich. Die Leiterin deutete diesen späten Abbruch nicht. Das hätte nicht in das in der Gruppe herrschende Klima gepasst. Stattdessen sprach sie das Gefühl des Verlusts in der Gruppe an, welches von allen bestätigt wurde. Die Gruppe war bemüht und bereit, damit fortzufahren, sich voneinander und von dem gesamten ‚Gruppenereignis', wie sie es nannten, zu verabschieden. Es schien, dass die Gruppenmitglieder auf ihren unterschiedlichen Wegen gut in die nächste Phase ihres Lebens unterwegs waren.

KAPITEL SIEBZEHN

Gruppen für Kinder und Jugendliche

Begeistert von der Mitteilung seines Therapeuten, dass er in eine Gruppe kommen werde, eilt Martin davon, um sich eine neue Gitarre zu kaufen

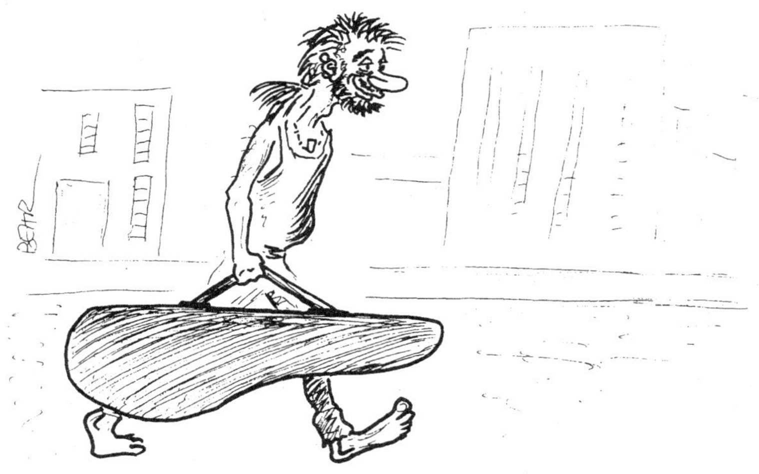

Eine Gruppe ist ein wirksamer Weg, um Kindern und Jugendlichen mit einem weiten Spektrum von Problemen eine Therapie anzubieten. Die Angst, von den Gleichaltrigen beschämt oder isoliert zu werden, ist jedoch besonders stark, vor allem bei Jugendlichen, deren Schwierigkeiten in der Beziehung zu Gleichaltrigen ein Teil ihres Leitsymptoms sind. Aktive Interventionen sind durchgängig erforderlich, um ein Klima der Sicherheit zu gewährleisten, und sicher zu gehen, dass kein Jugendlicher an den Rand geschoben oder zum Sündenbock gemacht wird. Eine gut funktionierende Kindergruppe fördert das Selbstwertgefühl, bietet neue zwischenmenschliche Lösungen zu Familien- und sozialen Problemen und hilft den Jugendlichen, mit der Erfahrung von Krankheit, Verlust und Trauma fertig zu werden.

Wie bei anderen Therapiearten in Kinder- und Jugendlichen-Diensten muss Gruppentherapie durch Eltern und Betreuer aktiv unterstützt werden, um wirksam zu werden. Elterliche Vorbehalte hängen meist mit der Annahme zusammen, psychologische Probleme seien ansteckend, mit der Sorge, das Kind könnte beeinflusst werden, sich unsozial zu verhalten, oder der Angst, Familiengeheimnisse könnten offenbart und zudringliche Befragungen über das Familienleben durchgeführt werden. Eltern, die nur ungern die Vorstellung akzeptieren, familiäre Beziehungen könnten bei der Entstehung der Probleme ihrer Kinder eine Rolle gespielt haben, werden ihren Kindern wahrscheinlich nicht erlauben, an einer Therapieform teilzunehmen, die von solch einer Annahme ausgeht.

Welche Kinder profitieren von Gruppentherapie?

Gruppen schaffen ein therapeutisches Setting, in dem vom Kind erwartet wird, dass es gleichzeitig mit einem Erwachsenen und anderen Kindern kommuniziert. Beides wird auf den ersten Blick erfüllt. Aber Gruppen stellen Anforderungen, die in der Einzeltherapie nicht zum Tragen kommen. Sie verpflichten das Kind, anderen bei ihren Problemen zu helfen, zu ertragen, nicht immer im Mittelpunkt zu stehen, und mit vielen herausfordernden zwischenmenschlichen Situationen zurechtzukommen.

Bei der Erwägung der Eignung eines Jugendlichen für Gruppentherapie empfiehlt es sich auch, über seine Fähigkeit nachzudenken, mitzufühlen und sich mit anderen zu identifizieren. Kinder und Jugendliche mit einem schwach entwickelten Selbstbewusstsein, wie etwa mit einer psychotischen oder autistischen Störung, erleben in einer analytischen Gruppe vermutlich verwirrende Ängste und werden isoliert. Von einer für ihre speziellen Bedürfnisse strukturierten Gruppe können sie dagegen profitieren, z.B. einer Gruppe mit einem Schwerpunkt auf der Entwicklung sozialer Kompetenz. Beherrscht das Leitsymptom das Bewusstsein des Kindes, wie z.B. bei Missbrauch, posttraumatischem Stress-Syndrom, schweren körperlichen oder Geisteskrankheiten und einigen Formen der Behinderung, sollte die erste gruppentherapeutische Anlaufstelle eine homogene Gruppe in Bezug auf dieses spezielle Leiden sein. Ein Kind, das sexuell missbraucht wurde, bedarf vermutlich der Erfahrung, mit anderen sexuell missbrauchten Kindern in einer Gruppe zusammen zu sein, bevor es in eine Gruppe mit Kindern mit einem breiten Störungsspektrum kommen kann.

Die Fähigkeit des Jugendlichen, mit zwischenmenschlichen Spannungen umzugehen, ist auch ein Faktor, der berücksichtigt werden sollte. Überaktive Kinder und solche mit einer Neigung, angesichts leichter Provokationen zu körperlicher Aggression zu greifen, werden solches Verhalten wahrscheinlich auch in einer Gruppe reproduzieren. Milde Ausprägungen solcher Verhaltensstörungen können aufgefangen (contained) werden. Mit mehr als einem solchen Kind in der Gruppe dürfte der Therapeut Schwierigkeiten haben, eine reflektierende Arbeitsweise zu gewährleisten. Emotional extrem kontrollierte Kinder andererseits, etwa mit phobischen oder zwanghaften Störungen, Essstörungen, psychosomatischen Erkrankungen, Angstzuständen und Depressionen, können wahrscheinlich etwas mit einer psychodynamischen Gruppe anfangen. Allerdings nur unter der Voraussetzung, dass ihre anfänglichen Ängste durch das geringe Maß an Strukturierung überwunden werden können. Solche Kinder neigen dazu, sich anfänglich ganz auf intellektualisierende Abwehr und kontrollierende Manöver zu verlassen, aber man kann ihnen meist zu entspannteren Beziehungen verhelfen, die den Weg zu Symptomlinderung und Verhaltensänderung ebnen.

Unabhängig von diagnostischen Überlegungen ist schon alleine die Einstellung des Kindes zum Vorschlag einer Gruppentherapie ein nützlicher Indikator für einen möglichen Erfolg. Ein neugieriges Kind in Bezug auf die Arbeit und die Zusammensetzung der Gruppe wird sich wahrscheinlich mehr engagieren, als ein Kind, das sich gegen die Idee sträubt und nur auf Drängen der Eltern oder Fachleute nachgibt, in die Gruppe zu kommen. Es ist jedoch möglich, ein zögerndes Kind durch vorbereitende Einzelsitzungen, in denen die Vorbehalte gründlich untersucht werden, zu überzeugen.

Planung und Zusammenstellung der Gruppe

Zieht es der Therapeut vor, ein Setting zu schaffen, das die Kinder ‚nach oben' zieht, hin zu entwicklungspsychologisch reiferen Arten der Kommunikation, braucht es lediglich einen Kreis identischer Sessel im Raum. Für ein vielfältigeres Setting braucht es Spiel- und Zeichenmaterial, auch für ältere Kinder und Jugendliche. Welches Modell auch gewählt wird, es sollte während der ganzen Gruppe durchgehalten werden.

Vor der Ausarbeitung des praktischen Arrangements sollten einige Schlüsselfragen im Hinblick auf die Gruppe gestellt werden: Aus welcher Kinderpopulation sollten die Mitglieder ausgesucht werden? Wird es einen speziellen Fokus oder ein solches Thema geben, und wenn ja, was soll es sein? Wie lange wird die Gruppe dauern, unter Berücksichtigung der Tatsache, dass der Zeitplan bei Kindern sich von dem bei Erwachsenen unterscheidet? Wer wird die Gruppe leiten? Wie werden die Sitzungen strukturiert? Lohnt es sich, darüber nachzudenken, welche unterstützenden Maßnahmen während der Dauer der Gruppe gebraucht werden könnten (z.B. Familientherapie), und welche Verbindung zu Fachleuten und Einrichtungen, die mit dem Kind zu tun haben, gehalten werden sollten? Eltern werden regelmäßigen Kontakt brauchen, damit therapeutische Veränderungen in die Familiendynamik integriert werden können. Eine parallel laufende Elterngruppe ist zu diesem Zweck ein gutes Forum.

An potentielle Gruppenmitglieder kann man im Hinblick auf Gemeinsamkeiten und Unterschiede denken. Welche Merkmale werden die Kinder offensichtlich gemeinsam haben, und in welcher Hinsicht werden sie sich offensichtlich voneinander unterscheiden? Gruppen, die die Gemeinsamkeiten betonen, können aus Kindern mit ähnlichen Störungen zusammengesetzt sein (z.B. Essstörungen, posttraumatisches Stress-Syndrom), aus Kindern, die ähnliche Lebenserfahrungen gemacht haben (z.B. Adoption, Flüchtlingsstatus), oder Kinder, die einen institutionellen Rahmen teilen (z.B. eine Klinikstation, eine stationäre Pflegeeinrichtung). Gemeinsame Merkmale verbinden die Gruppe in ihrem Frühstadium und vermindern rasch beim Kind das Gefühl der Isolation. Im späteren Verlauf der Gruppe werden individuelle Stärken erkannt, und unterschiedliche Lösungen desselben Problems entdeckt. Die meisten Gruppen schaffen eine Mischung aus sich gegenseitig ergänzenden Persönlichkeitsmerkmalen und gemeinsamen Charakteristika. Wenn möglich sollten wortgewandte und emotional ausdrucksstarke Kinder durch gehemmte und verbal weniger geschickte Kinder aufgewogen werden. In der Praxis jedoch durchlaufen Kinder in Gruppen erstaunliche Metamorphosen, und es ist niemals leicht, vorherzusagen, wie sich ein spezielles Kind in der Gruppe verhalten wird.

Einige Therapeuten bevorzugen eine geschlossene Gruppe, andere ziehen eine offene oder halboffene Gruppe vor. Ein dazwischen liegendes Modell, das sich uns bei Schulkindern als hilfreich erwiesen hat, ermöglicht es einer Gruppe, sich für zehn bis zwölf Sitzungen als geschlossene Gruppe zu treffen, meist auf der Basis fester Vereinbarung, mit der Option für einige Kinder, an einem weiteren Block von Sitzungen teilzunehmen, falls eine Fortsetzung der Therapie angezeigt erscheint.

Was ist die optimale Teilnehmerzahl für eine Kindergruppe? Nach unserer Erfahrung bilden fünf bis sechs eine gut arbeitende Gruppe. Wirksame Therapie kann in einer Gruppe mit vier oder sogar drei Kindern stattfinden, das Element der sozialen Herausforderung und Rückmeldung ist aber weniger ausgeprägt. Gruppen mit sieben oder acht sind auch möglich, sind aber schwieriger zusammen zu halten. Im Hinblick auf Altersklassen scheinen Gruppen von 5 bis 7 Jahren, 8 bis 11 Jahren, 12 bis 15 Jahren und 16 bis 21 Jahren sich für eine gemeinsame Therapie anzubieten. Der Entwicklungsstand und die soziale Reife des Kindes ist jedoch bei der Einteilung in eine Gruppe wichtiger als das tatsächliche Alter. Es stellt sich auch die Frage, ob ein Kind einer geschlechtshomogenen oder einer gemischtgeschlechtlichen Gruppe zugeteilt werden soll. Jede Art von Gruppe hat ihre Vor- und Nachteile. Gemischte Gruppen tendieren dazu, die Selbstdarstellung zu fördern, während geschlechts-homogene Gruppen eine vollständigere Darstellung von Selbstzweifeln und die Bearbeitung von intimeren, potentiell schambesetzten Themen erlauben.

Vignette

Eine Mutter beschwerte sich, der Therapeut sei zu freizügig mit ihrer 12-jährigen Tochter, und die Gruppe animiere sie zu Hause zu aufsässigem Verhalten, indem sie sie ermutige, ‚für sich selbst einzustehen'. Das wurde in einer zusätzlichen Sitzung mit der Mutter besprochen, aber das Problem musste auch in die Gruppe eingebracht werden, wo die Neigung des Kindes, die Gruppe gegen ihre Mutter auszuspielen, angesprochen werden konnte.

Vignette
Mehrere Kinder in einer Gruppe wollten eines der Mitglieder im Krankenhaus besuchen. Der Therapeut riet davon ab, indem er es positiv als einen fürsorglichen Impuls auffasste, darin aber auch ein Eindringen in die Privatsphäre des Kindes und einen Verstoß gegen die Vertraulichkeit in der Gruppe sah. Auf der administrativen Ebene übernahm der Therapeut die Verantwortung, die guten Wünsche der Gruppe dem Kind im Krankenhaus zu übermitteln.

Die Vorbereitung des Kindes auf eine Gruppe

Zu Beginn ist es am besten, die Frage der Gruppentherapie in einem Familiengespräch zu besprechen. Danach können Einzelsitzungen mit dem Kind erforderlich sein, um das Kind weiter auf die Gruppe vorzubereiten, besonders dann, wenn das Kind im Umgang mit Gleichaltrigen innerhalb oder außerhalb der Schule schlechte Erfahrungen gemacht hat. Um die Ängste zu zerstreuen, ist es wichtig, die Gruppe im Einzelnen zu beschreiben: Alter und Geschlecht der anderen Kinder mitzuteilen und sogar einige der typischen Probleme zu skizzieren, die sie einbringen. Dieser ‚Vorspann' zur Gruppe vermindert Ängste, dort schwer Gestörten zu begegnen. Eltern sind manchmal erleichtert zu sehen, dass darauf geachtet wurde, eine Gruppe von Kindern zusammenzustellen, die sich wahrscheinlich gegenseitig helfen können.
Für viele Kinder bedeutet Therapie, dass sie dort nur über die schmerzlichen und problematischen Bereiche ihres Lebens sprechen sollen. Es hilft, dem Kind mitzuteilen, dass das nicht der Fall ist, und dass von ihnen nicht erwartet wird, über etwas zu sprechen, solange sie sich dazu nicht bereit fühlen. Der Gedanke, anderen Kindern zu helfen, reizt manche Kinder und ermöglicht ihnen, ein Gefühl von Kontrolle über eine potentiell überwältigende Situation zu behalten. Der vertrauliche Charakter der Gruppe wird durch den Hinweis unterstrichen ‚Worüber wir in der Gruppe reden, bleibt unter uns'. In ähnlicher Weise wird von sozialen Kontakten außerhalb der Gruppe abgeraten. Es wird auch klar gemacht, dass körperlich aggressives Verhalten nicht erlaubt ist. Dies ist ein Thema, bei dem der Gruppentherapeut im Unterschied zu einer Erwachsenengruppe soziale Normen und das Gesetz repräsentiert. Die Erläuterung dieser ‚Regeln' beruhigt im Allgemeinen ebenso die Eltern wie die Kinder.

Therapeutische Faktoren in Kindergruppen

Die Entdeckung, dass man nicht allein ist

Vermutlich das bei weitem therapeutisch wirksamste Element in jeder Gruppe ist die Entdeckung, dass man mit seiner Misere nicht allein ist. Dies führt zu weiteren Entdeckungen: dass es mehrere Wege gibt, mit einem Problem fertig zu werden; dass man in einem bestimmten Bereich seines Lebens Schwierigkeiten haben kann, und doch die Stärke und das Geschick hat, anderen zu helfen; und dass Fachleute nicht die einzige Quelle von nützlichen Informationen und psychologischer Unterstützung sind. Für Kinder, die sich als Einzelne abhängig und verletzlich fühlen, kann eine Gruppe den Beginn markieren, Gefühle zu bewältigen und beherrschen, die als überwältigend und unkontrollierbar erlebt wurden.

Die Gruppe als ein Ort, um seine Geschichte zu erzählen

Für viele Kinder ist das Erzählen der eigenen Geschichte, ob durch Spiel, mit Bildern oder Worten, schon an sich therapeutisch. Gruppen sind leistungsfähig in ihrer Art, Licht in das Dunkel der Vergangenheit zu bringen. Kinder, die Erinnerungen an traurige, schmerzliche und traumatische Ereignisse in sich tragen, erleben vielleicht zum ersten Mal, dass sie diese Erinnerungen in Anwesenheit anderer äußern können, die sich bemühen, deren Bedeutung zu erschließen. Kinder verstehen es, sich gegenseitig mit Worten zu unterstützen und Erfahrungen auszutauschen. Der Therapeut ist dazu da, die richtigen Fragen zu stellen, Verbindungen zur gemeinsamen Natur solcher Erfahrung herzustellen, und respektvolle Anteilnahme an dem zu entwickeln, was gesagt wird.

Die Gruppe als Spielwiese

Die Gruppe nutzt und entfaltet die Kunst des Spiels, sowohl in Worten, wie auch mit Hilfe von Spielmaterialien, und befähigt das Kind, mit neu erlernten zwischenmenschlichen Fähigkeiten zu experimentieren. Selbstschädigendes Verhalten wie z.B. zu monopolisieren, andere zu unterbrechen und zu unterdrücken, auf aggressive oder beschwichtigende Manöver zurück zu greifen, intensiven Anschluss an ein Mitglied zu suchen und sich von der Zusammenarbeit zurück zu ziehen, können verschwinden, wenn verständnisvoll darüber gesprochen wird. Neue Möglichkeiten, in einem sozialen Kontext in Beziehung zu treten, bieten sich an: entweder indirekt durch das Vorhandensein anderer Modelle durch die anderen Kinder, oder direkt durch das therapeutische Gespräch.

Die Gruppe als Spiegel

Eine Gruppe befähigt die Kinder, sich in anderen zu sehen. Das kann bestätigend wirken, aber auch Angst auslösend, z.B. wenn ein Kind die eigenen unerwünschten Züge in anderen erkennt und sich daran macht, diese zu attackieren. Therapeutische Interventionen helfen den Kindern, ihre eigenen Züge zu erkennen, und andere so zu akzeptieren, wie sie sind. Die gemeinsame Reaktion der Gruppe gegenüber einem Kind wirkt auch als Spiegel und reflektiert dem Kind ein weniger verzerrtes Selbstbild als das im familiären Kontext entstandene.

Die Gruppe als Container

Die Gruppe kann durch ein Gleichgewicht aus Akzeptieren und Begrenzen Halt geben (contain). Die Stabilität und Vorhersagbarkeit der Gruppe reduziert Angst. Kinder, für die exzessive Kontrolle ein Problem ist, entdecken, dass sie es sich leisten können, sich zu entspannen und ihre Gedanken und Gefühle auch gewagter auszudrücken. Kinder, die zu rasch die Beherrschung verlieren, entdecken, dass die Kombination aus der Festigkeit des Therapeuten und den kollektiven Reaktionen der Gruppe als Ganzes einen mächtigen Anreiz schafft, sich wieder in den Griff zu bekommen und alternative Bewältigungsmechanismen zu entwickeln. Die durch den Therapeuten geschützten Gruppengrenzen, die in Kindergruppen häufigen Angriffen ausgesetzt sind, verstärken Halt gewährende Erfahrungen (containment).

Interpretationen

Interpretationen in dem Sinn, scheinbar unverbundene Phänomen miteinander in Verbindung zu setzen, um ein größeres Bewusstsein der Ursprünge eines bestimmten Problems zu wecken, haben ihren Platz in Kindergruppen. Der Therapeut interpretiert, das tun aber auch die Kinder untereinander, manchmal unverblümt und prägnant und in einer Weise, die der Therapeut gelegentlich durch die Neuformulierung in einer gemäßigteren Sprache abmildern muss.

Die Gruppe als ein Übergangsraum

Eine Gruppe vermindert die Intensität von Interaktionen, die durch ein hohes Angstniveau angeheizt werden, wie z.B. hyperaktives Verhalten, ängstliches Anklammern, phobische Vermeidung und impulsive Aggression. Die Kombination aus einer beständigen Struktur und einem äußeren Raum innerhalb der Gruppe schafft ein Klima, in dem es dem Kind möglich ist, neue, einfallsreiche Äußerungsmöglichkeiten zu finden. Spielerische Interaktionen, Diskussionen von Träumen und bildhafte Selbstdarstellungen sind alles Techniken, die den

Kindern helfen, mehr reflektierende Wege zu entwickeln, sich in Beziehung zu anderen zu erleben.

Der altruistische Faktor

Die Äußerungen des angeborenen Bedürfnisses, für andere Menschen da zu sein, sogar in widrigen Zeiten, machen wahrscheinlich eine Gruppe als therapeutisches Instrument einmalig. Die Kinder in einer Gruppe wissen, dass von ihnen erwartet wird, sich gegenseitig und sich selbst zu helfen, und das gibt ihnen ein Gefühl von Wichtigkeit, Verpflichtung und Kompetenz, wie es in anderen Therapien nicht hervorgerufen wird. Das Selbstwertgefühl der Kinder wird durch die Entdeckung gefördert, dass sie imstande sind, trotz ihrer eigenen misslichen Lage und relativen Abhängigkeit andere zu unterstützen und zu beraten, und dass die Lösungen, die sie für ihre eigenen Probleme entwickelt haben, durch die anderen Kinder nachgeahmt und anerkannt werden.

Die Technik, eine Kindergruppe zu leiten

Der Beginn der Gruppe

Die erste Gruppensitzung beeindruckt die Kinder sehr und bestimmt den Stil für den weiteren Verlauf der Gruppe. Von Anfang an soll der Therapeut aktiv sein, den Prozess führen und die Verantwortung dafür übernehmen, wo der Brennpunkt der Aufmerksamkeit sein soll. Eine reservierte Haltung verstärkt die Angst, und man kann sich nicht darauf verlassen, dass die Kinder sich spontan als Gruppe zusammen finden.

Das Entstehen von langem Schweigen sollte nicht geduldet werden. Der Therapeut kann den Austausch durch offene Fragen an einzelne Kinder fördern, wie z.B.: 'Wie ging es Dir seit unserem letzten Treffen?' Das regt persönliche Geschichten an und bereitet den Weg für die Fragen und Kommentare anderer Kinder. Falls das nicht geschieht, kann der Therapeut sie einbeziehen. Eine Runde anzuregen ist eine nützliche Technik, um allen Kindern zu helfen, zu Wort zu kommen. Beobachtungen über die Gruppe als Ganzes sind meist unergiebig, außer gegen Ende der Sitzung, z.B. mit Hilfe einer Frage wie: ‚Wie fühlt ihr euch jetzt am Ende der Sitzung?' Der Therapeut beteiligt sich bereitwillig am Gespräch. Später, wenn die Kinder sich sicher genug fühlen, um das Gespräch selbständig zu führen, kann es sich der Therapeut leisten, sich mehr zurück zu ziehen, dies darf aber niemals zu lange geschehen.

Die etablierte Gruppe

Es ist nicht leicht, in einer Kindergruppe den Fortschritt von einer ‚oberflächlichen' zu einer ‚tiefgründigen' Gruppe zu erkennen. Diese Konzepte haben an

sich schon eine unterschiedliche Bedeutung für Kinder, und die Art, wie sie ihre Verfassung zum Ausdruck bringen, muss entsprechend verstanden werden. Wichtige persönliche Themen können in der ersten Sitzung angeschnitten werden, und tiefgehende therapeutische Veränderungen können jederzeit im Laufe der Gruppe geschehen. Ebenso kann eine Gruppe jederzeit oberflächlich oder blockiert sein. Letztendlich liegt es am Therapeuten, sich ein Urteil zu bilden, wann die Gruppe zu Themen hingelenkt werden sollte, die bisher vermieden wurden. Eine etablierte Gruppe hat eine eigene Dynamik. Kinder meinen, dass sie da sind, um sich persönlich zu äußern, und im Allgemeinen berichten sie eifrig von den Wechselfällen ihres täglichen Lebens. Sie tauschen Informationen über ihre Familien, Schulerfahrungen und Freizeitbeschäftigungen aus. Sie bieten Trost und Rat zusammen mit einem Körnchen kindlicher Weisheit und Einsicht. Der Therapeut sollte darauf vorbereitet sein, sich sofort einzuschalten, wenn ein Kind in Gefahr scheint, bekümmert oder isoliert zu werden, oder wenn das Verhalten eines Kindes droht, die therapeutische Arbeit zu stören.
Es folgt die dritte Sitzung einer ambulanten Gruppe für junge Leute zwischen 12 und 15 Jahren, durchgeführt durch zwei Co-Therapeuten, einem Mann und einer Frau.

Julia: *(zu den Therapeuten)* Warum gebt ihr uns kein Thema, über das wir reden können?
Andere Gruppenmitglieder: *(im Chor)* Ja, gebt uns ein Thema!
Der Therapeut: Also gut. Wie wäre es mit: ‚Was ich am Wochenende gemacht habe'.
Steffen: Im Grunde nichts.
Julia: Das ist wie in der Grundschule. Da sollten wir so etwas aufschreiben. Ich habe meist einen Haufen Lügen erzählt.
Andreas: Nun, ich habe wirklich nichts gemacht.
Julia: Also gut, das ist das Ende dieses Themas.
Roger: Das war sowieso kein Thema - es ist eine Frage oder eine Feststellung.
Die Therapeutin: Vielleicht sollte jeder die Verantwortung für das übernehmen, worüber wir sprechen.
Roger: Darüber sollten wir dann abstimmen.
Der Therapeut : OK, in diesem Fall schlage ich vor, dass wir abstimmen.
Steffen: Ich unterstütze das.
(Sie stimmen ab. Die beiden Therapeuten stimmen dafür.)
Julia: *(zu dem Therapeuten)* Du kannst nicht dafür stimmen. Leute, die ine Abstimmung beantragen, können nicht mit stimmen.
Der Therapeut: Tut mir leid, aber du hast unrecht. So geschieht es im Parlament.

Julia: Ist mir egal, was im Parlament geschieht. Ich enthalte mich der Stimme.
Roger: Ich enthalte mich. Was ist mit den Leuten, die nicht da sind? *(zwei Gruppenmitglieder fehlen)*
Steffen: Es betrifft sie nicht. Sie sind nicht da.
Roger: Heißt das, dass wir alle verantwortlich sind für die Gruppe?
Steffen: Ja, wir sind alle Chefs und niemand von uns ist der Chef.
Roger: *(zum Therapeuten)* Bist du der Chef?
Julia: *(zum Therapeuten)* Weder du, noch Frau S. (die Therapeutin) ist der Chef.
Roger: Doch, sie sind's. Es ist wie mit der Königin und dem Premierminister. Die Königin hat mehr Macht als der Premierminister.
Andreas: Ich bin gegen die Monarchie.
Steffen: Ich auch. Ich bin gegen die Königin. (Sie stehen auf, gehen aufeinander zu und schütteln sich die Hände.)
Julia: Ich denke, ihr habt alle unrecht. Die Königin weiß alles, was geschieht, weil sie da hinein geboren wurde.
Steffen: Würdest du es wissen, wenn du da hinein geboren worden wärest?
Die Therapeutin: Vielleicht hat es mit der Tatsache zu tun, dass die Königin eine Frau ist und der Premierminister ein Mann, und wenn ihr über sie nachdenkt, denkt ihr an eure eigenen Eltern.
Roger: *(zu Julia)* Hilft dein Vater im Haushalt?
Julia: Mein Vater ist geschieden, aber er war ein fauler Arsch. Er kam meist nach Hause und hat sich direkt vor den Fernseher gesetzt und hat uns Zigaretten holen geschickt, obwohl er gerade ein paar Minuten vorher am Geschäft vorbei gekommen war. Frauen machen die ganze Arbeit. Frauen müssen die Kinder zur Welt bringen und müssen sie herumtragen.
Steffen: Männer tragen in China die Babys auf ihrem Rücken herum.
Julia: Hier ist nicht China.
Steffen: Frauen können keine Männerberufe übernehmen ...
Die Therapeutin: *(unterbricht)* Einen Moment, Julia war im Begriff, über etwas wirklich Wichtiges zu sprechen, und du hast uns nach China geholt, Steffen.
Luise: *(zu Julia)* Was passierte, wenn du dich geweigert hast zu gehen?
Julia: Du machst Witze. Er hätte durchgedreht. Er hat mir mal mein Essen ins Gesicht geworfen und den Teller auf meinem Kopf zerschlagen ... einmal hat er durch eine Wand hindurch geschlagen.
Luise: Was hat deine Mutter getan?
Julia: Nichts. Sie ist auch jähzornig. Sie schlägt mich mit einem Löffel, wenn ich mein Essen nicht aufesse.
Luise: Mein Vater kommt zu Besuch ... ich möchte nicht da sein. Ich gehe weg.

Julia: *(zu den Therapeuten)* Ihr sagt doch meinen Eltern nicht, wovon ich gerade gesprochen habe?
Der Therapeut: Du weißt, dass das, wovon in der Gruppe gesprochen wird, vertraulich ist.
Roger: *(zu Steffen)* Was ist wenn deine Eltern dich fragen, was in der Gruppe passiert ist?
Steffen: Ich sage ihnen einfach, sie sollen sich um ihre eigenen Angelegenheiten kümmern. Ich könnte meinen Eltern sowieso nicht sagen, womit ich beschäftigt bin.
Julia: Ich ging mal mit einem 30-jährigen Mann in seine Wohnung ... Wüsste das meine Mutter, wäre ich nicht hier, um die Geschichte zu erzählen. Ich hatte Glück, dass er zu betrunken war, als dass irgendwas hätte passieren können.
Luise: Die Mutter meiner Freundin ist ständig betrunken. Ihr Vater schlägt sie mit einem Riemen, wenn sie nicht geht und den Stoff besorgt.
Julia: Die Mutter meiner Freundin trinkt auch.
Roger: *(zu Julia)* Geht sie auch und holt den Stoff?
Julia: Sie muss ... er schlägt sie, wenn sie es nicht tut. Ich möchte mal ein kleines Mädchen haben. Sie würde nicht fluchen oder etwas Schreckliches tun
Der Therapeut: *(zu Julia)* Du magst Männer nicht sehr.
Julia: Nun, wie würdest du dich fühlen, wenn du von sechs Frauen groß gezogen worden wärest? Mein ganzes Leben verbrachte ich mit Frauen ... Meine Mutter war sehr gut zu mir - ich kann mich nicht beklagen. Mein Bruder hat ein Problem, denn er ist ständig mit Frauen zusammen.

Kommentar

Die Jungen drücken untereinander und mit dem Therapeuten Solidarität aus. Die Mädchen entwickeln parallel eine Identifikation mit der Therapeutin. Der Leser wird ohne Zweifel verschiedene andere Themen erkennen können, die in ihrem therapeutischen Potential hätten entwickelt werden können. Die beiden Therapeuten zogen es zu Beginn der Sitzung vor, mit dem Thema der ‚Rebellion‘ gegen Autoritäten mitzuspielen. Dann intervenierten sie unmittelbarer, um persönliche Offenbarungen in Bezug auf das Familienleben zu verstärken. Der Ausschnitt zeigt eine typische Entwicklung von gemeinsamem Geplänkel zu individuellen schmerzlichen und aufwühlenden Erzählungen. Schließlich wagt einer der Therapeuten eine Deutung, die die Gruppe nachdenklich machen könnte.

Die Beendigung der Gruppe

In einer halboffenen Gruppe bieten Ferienpausen für die Kinder eine Gelegenheit, über ihre Gefühle von Bindung und Abhängigkeit nachzudenken und das

Ende ihrer Therapie zu proben. Es ist eine gute Idee, jedem Kind zu Beginn der Gruppe einen Zeitplan zu geben, der die Daten enthält, zu denen die Gruppe stattfindet und wann Pausen sein werden.

War die Gruppe eine gute Erfahrung, gehört zu der Aussicht auf Beendigung ein Hauch von Trauer. Kinder brauchen früh genug vor dem Ende Hilfe, sich nachdenklich voneinander zu trennen. Es ist für sie wichtig, darüber zu sprechen, wen und was sie vermissen werden, was sie durch diese Erfahrung hinzugewonnen haben, und was sie sich besser gewünscht hätten. Manchmal bringt die Aussicht des Endes frühere Ängste zum Vorschein, und der Therapeut könnte bestürzt sein, wenn einige Kinder in letzter Minute fordernder werden und in unreifere Ausdrucksweisen zurückfallen. Im Allgemeinen ist das aber von kurzer Dauer und macht einer reiferen Form von Verabschiedung Platz.

Kritische Augenblicke in der Gruppentherapie mit Kindern

Bestimmte kritische Augenblicke in Gruppen können sich zum therapeutischen Vorteil wenden oder sich in schlechte Erfahrungen entwickeln, die den Fortschritt aufheben.

Das Auftauchen betrüblicher Lebensereignisse

Eine Gruppe ist voll von Geschichten über schmerzliche Lebensereignisse im Zusammenhang mit den speziellen Problemen, die ein Kind zur Therapie gebracht haben. Kinder sprechen freimütig über zerbrechende Familien, Missbrauch, körperliche oder seelische Krankheiten und vorzeitige oder traumatische Todesfälle. Gefühle wie Scham, Schuld, Angst, Trauer und Wut umgeben diese Geschichten.

Beginnt ein Kind, so eine Geschichte zu erzählen, setzen die anderen das, was sie hören, in Beziehung zu ihrer eigenen inneren Welt und versuchen im Stillen, das mit ihren eigenen Erfahrungen zu vergleichen. Einige bieten unterstützende Kommentare an oder tragen ihre eigene Geschichte bei, während andere versuchen, sich zu distanzieren, und auf Ablenkungsmanöver zurückgreifen. An diesem Punkt muss der Therapeut besonders aktiv sein, um den Prozess durch empathisches Zuhören, Befragen oder Kommentieren zu fördern, aber auch die Notwendigkeit erkennen, schützende Grenzen zu bewahren, bis ein stärkeres Gefühl von Sicherheit erreicht ist.

Aggressives Verhalten

Kinder werden sich ihrer Unterschiede wie auch ihrer Ähnlichkeiten überaus bewusst. Ein Kind könnte in einem anderen Merkmale sehen, die es nicht mag oder missbilligt, die vielleicht eigene verborgene Merkmale spiegeln. Das kann sich in offener Kritik äußern und allem möglichen aggressiven Verhalten aus dem auf dem Spielplatz gelernten Repertoire: Necken, Nachäffen, Angreifen, Herausfordern, sich weigern zusammen zu arbeiten oder sogar körperliche Angriffe. Der Therapeut muss rasch, wenn nötig körperlich eingreifen, um Schaden abzuwenden. Solch eine Reaktion ist in unserer prozesssüchtigen Gesellschaft mit einem Risiko verbunden und erfordert sorgfältige Dokumentation und Diskussion in der Supervision. Am besten ist es, sich zuerst mit dem Verursacher zu befassen und mit diesem Kind zu arbeiten, bis ein ruhiger Gemütszustand erreicht ist. Es ist nicht hilfreich, zuzulassen, dass ein Streit oder Konflikt eskaliert. Das kann dazu führen, dass einer oder mehrere der Protagonisten die Gruppe abbrechen. Noch kann man sich nicht darauf verlassen, dass die Gruppe das selbst regelt. Das ist allein die Aufgabe des Therapeuten. Ist erst einmal ein reflektierterer Zustand erreicht, kann man die Gruppe bitten, sich Gedanken über die Quelle der Aggression zu machen.

Sündenbocksuche

Kinder suchen bereitwillig nach Sündenböcken. Jene Kinder, deren Sicht der Welt sowieso vorwurfsvoll ist, die sich verfolgt fühlen, und die dazu neigen, andere bei der Lösung ihrer Lebensprobleme zu beschuldigen, neigen auch dazu, verletzliche Gruppenmitglieder in die Rolle des Sündenbocks zu drängen. Das gilt vor allem für Kinder mit einem Hintergrund von Mangel und Missbrauch, deren Selbstwertgefühl unsicher ist und auf der Herabsetzung durch andere beruht.

Die Suche nach Sündenböcken kann unterschwellig laufen oder aufflammen und sich in Minutenschnelle ereignen, bevor der verblüffte Therapeut eingreifen kann. Sie nimmt unterschiedliche Formen an, wie das beständige Ignorieren von jemandem, oder jemanden als krank oder fremdartig (‚nicht jemand von uns') zu etikettieren, ihm gefährliche oder bösartige Absichten zu unterstellen. Um diesen Prozess zu unterbrechen, muss der Therapeut sich mit dem Sündenbock verbinden. Der Anführer der Sündenbock-Suche muss konfrontiert werden, und die Gruppe muss mit ihren Projektionen auf den Sündenbock konfrontiert werden. Der Therapeut fokussiert dann auf Ähnlichkeiten zwischen dem Sündenbock und den anderen. Schließlich wird dem Sündenbock geholfen, den eigenen Beitrag an dem Prozess anzuschauen. Geht die Sündenbock-Suche weiter, und das Kind verlässt die Gruppe, kann das ein Gefühl der Erleichterung mit sich bringen, aber die Schablone bleibt, und der Kreislauf wird sich wahrscheinlich wiederholen, wenn er nicht bearbeitet wird.

Cliquenphänomene in Therapiegruppen

Necken

Necken ist eine mehrdeutige Kommunikation, eine Gratwanderung zwischen Zuneigung und Aggression, und ihre Wirkung kann bis ins Erwachsenenleben reichen. Es hat eine nützliche soziale Funktion: den Kindern die Kunst des spielerischen Gebens und Nehmens beizubringen, und denen am Rand der Gruppe zu helfen, sich an die Gruppengebräuche anzupassen. Oft jedoch nimmt Necken eine sadistische Qualität an, eine Form von Sündenbocksuche und Mobbing. Das kann dazu führen, ein überempfindliches Kind aus der Gruppe zu vertreiben. Wie bei der Sündenbocksuche muss eine Intervention prompt erfolgen, den Vorgang unterbrechen und dann der Gruppe helfen, über seine Bedeutung nachzudenken.

Vignette

Ein 13-jähriger Junge kam in die Gruppe und roch nach einem Aftershave-Lotion. Daraufhin nannte ein anderer Junge ihn einen ‚Stinker', worauf die anderen Kinder in Gelächter ausbrachen. Ein anderes Kind machte den Jungen als ‚weibisch' lächerlich. Der Therapeut unterbrach, indem er den Rädelsführer nach seinen eigenen persönlichen Erfahrungen mit Beschimpfungen fragte. Dann lud der Therapeut die anderen ein, das auch zu tun. Das führte zu einem Gruppengespräch über das Necken und Geneckt-Werden in ihren Familien, an dem sich alle beteiligten

Scherzen

Scherzen ist wie Necken ein nützliches soziales Hilfsmittel. Kindergruppen werden oft überschüttet durch das Erzählen von Witzen und durch witzige Bemerkungen, was zu therapeutischem Nutzen verwandt werden kann. Witze bieten eine Gelegenheit, tabuisierte Themen wie Krankheit, Behinderung, Sexualität und Volkszugehörigkeit anzuschneiden. Der Therapeut muss auf der Hut sein, Witze zu problematisieren, die als Mittel für Vorurteile dienen. Wie beim Necken hat der Therapeut die verborgenen Annahmen des Scherzenden zu untersuchen und die Bearbeitung an die ganze Gruppe weiter zu reichen.

Insider-Gespräche

Die Sprache von Kindern und Jugendlichen ist gepfeffert durch Flüche, wiederholtes ‚Füllsel', und durch das Ausstatten von Alltagsworten mit einer radikal anderen Bedeutung in der adoleszenten Halbwelt. Jargon dient dazu, das Gruppengeschehen vor Einmischung von außen zu bewahren. Das Element geheimen Einverständnisses verleiht durch das Ausschließen verständnisloser Erwachsener Macht. Kommen solche Ausdrücke in adoleszenten Therapiegruppen ins Gespräch, sollte der Therapeut um Übersetzung bitten. Das ist eine Möglichkeit, die Unterschiede zwischen dem Therapeuten und der Gruppe anzuschauen, und steht in Verbindung mit Themen wie Einbeziehen und Ausschließen.

Die besondere Beschaffenheit von Adoleszenten-Gruppen

Adoleszenz ist ein Alter von extremen Einstellungen und Haltungen. Ein Adoleszenter neigt geistig besonders zur Idealisierung und Entwertung, was vor allem unter starkem Stress hervortritt. Das spiegelt sich in starken Identifikationen mit ‚guten' und ‚schlechten' Subkulturen, volkstümlichen Helden und Anti-Helden und einer Reihe von Werten, die oft im Widerspruch zur herrschenden Kultur des Establishments stehen.
Diese Positionen wiederholen sich in adoleszenten Therapiegruppen, wo sich der Therapeut ständig mit einer Reihe extremer Ereignisse auseinandersetzen muss, von denen viele an den Gruppengrenzen oder sogar außerhalb der Gruppe geschehen. Durch das Eindringen in den physischen und psychologischen Raum von Gruppenmitgliedern, Unruhe stiftende oder störende Aktionen innerhalb oder außerhalb des Gruppenraums kann die Autorität und Echtheit des Therapeuten auf die Probe gestellt werden. Die Beschäftigung der Adoleszenten mit Sexualität und sexueller Identität zeigt sich oft in aggressiver und provokativer Weise, wodurch die zugrunde liegende Unsicherheit und Angst verleugnet wird. Der Therapeut muss eine zentrale Rolle bei der Übersetzung dieser Abwehrmanöver in ihre wahre Bedeutung spielen und ebenfalls im Eröffnen einer realistischen und nachdenklichen Gruppendiskussion. Der Leitgedanke ist die sofortige Unterbrechung von Interaktionen, die für die Gruppe zerstörerisch sein können, und das Hinlenken des Prozesses zu einer Suche nach dem Ursprung und der Bedeutung solcher Ereignisse. Der Therapeut bewegt sich geschickt zwischen Konfrontation und Unterstützung, die konstruktiven Kräfte in der Gruppe verstärkend und die Gruppe vom Ausagieren zur Rückbesinnung lenkend.

Cotherapie für Kindergruppen

Eine Kindergruppe kann wirksam durch eine Person geleitet werden. Zwei Leiter in der Gruppe zu haben, hat aber auch Vorteile, besonders wenn die Gruppe auf eine bestimmte Störung oder Behinderung fokussiert ist, wobei es hilfreich ist, einen Therapeuten mit einer speziellen Kenntnis des Leidens zu haben (z.B. einen Kinderarzt oder einen Gesundheitsberater) in Zusammenarbeit mit einem Therapeuten, der eine Ausbildung in psychodynamischen Aspekten von Gruppen besitzt. In manchen Gruppen kann das Geschlecht des Gruppentherapeuten von Bedeutung sein. Eine Gruppe mit Mädchen, die durch Männer sexuell missbraucht wurden, sollte wenigsten eine Therapeutin haben.

Ein weiterer Vorteil der Cotherapie ist, dass sie den Kindern ein Modell anbietet, wie zwei Erwachsene zusammenarbeiten können. Treten Differenzen oder Meinungsverschiedenheiten zwischen den Therapeuten auf, kann das die Gruppe miterleben und sich an ihrer Lösung beteiligen. Das bietet für die Kinder, die mit Meinungsverschiedenheiten die Eskalation in Konflikt, Gewalt oder ein Zerbrechen der Familie assoziieren, eine korrigierende emotionale Erfahrung. Kinder hören es auch gerne, wenn zwei Erwachsene nachdenklich ihre Probleme diskutieren.

KAPITEL ACHTZEHN

Familientherapie: eine gruppenanalytische Perspektive

Gut Gregor, du hattest also diese schreckliche Schlägerei letzte Nacht – und was passierte dann, als du heute Morgen aufgewacht bist?

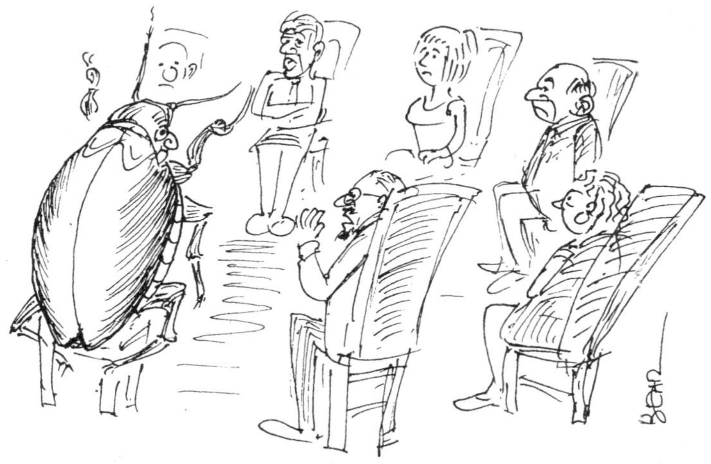

Sag`es nicht meiner Mutter, dass ich in Sünde lebe,
Lass es die alten Leute nicht wissen:
Sag es nicht meinem Zwillingsbruder, dass ich mit Gin frühstücke,
Er würde den Schlag nicht überleben.

A.P. Herbert, ‚Sag' es nicht meiner Mutter'

Die Familie ist fraglos eine Gruppe und damit in der gleichen Weise der Gruppendynamik unterworfen wie eine typische analytische Gruppe, die aus Menschen besteht, die einander zu Beginn der Therapie fremd sind. Ebenso ist Familientherapie buchstäblich eine Form von Kleingruppentherapie. In vielerlei Hinsicht sind aber die Unterschiede zwischen den beiden Therapieformen so groß, dass sie ganz verschiedene Techniken und unterschiedliche Ausbildungen entwickelt haben.

Der Beitrag der gruppenanalytischen Theorie zur Familientherapie

Ist es möglich, von einem gruppenanalytischen Modell der Familientherapie zu sprechen? S.H. Foulkes erwähnt in seinen Schriften Familientherapie nur kurz. Er bezeichnet die Familie als eine ‚Lebensgruppe', ein sich natürlich ereignendes Netzwerk oder einen ‚Plexus', in dem die Mitglieder ‚vital miteinander verbunden' und voneinander abhängig sind. Obwohl er sich positiv über Familientherapie äußerte, räumt er ein, nur begrenzte Erfahrung auf diesem Feld zu haben.

> ‚Ich selbst habe Familien nur ab und zu behandelt', schreibt er, ‚gelegentlich mit bemerkenswertem Erfolg und in relativ kurzer Zeit' (Foulkes, 1975, S. 13).

Aber er lässt uns im Dunkeln über seine Technik. Er stellt jedoch fest, auch wenn die Familie eine Gruppe sei, folge daraus nicht, dass wir sie jederzeit als Ganzheit ansprechen und behandeln sollen. ‚Im Gegenteil', sagt er, ‚wir behandeln hier wie immer die Einzelnen, die die Gruppe bilden, im Kontext der Gruppe' (Foulkes, 1975, S. 14).

Er war eher begeistert vom ‚psychodiagnostischen' Wert von Familieninterviews.

Die Kernfamilie ‚mit ihrem intimen, miteinander verbundenen System von Interaktion und Transaktion' schaffe eine besondere Gelegenheit, transpersonale Prozesse zu studieren und Interaktionsmuster in ihrer zeitlichen Abfolge zu entdecken, wie sie von einer Generation zur nächsten weitergegeben werden. Solche Studien, glaubte Foulkes, hätten jedoch das Auftauchen des Individuums aus der Kindheit abzuwarten.

> *‚Soweit ich sehen kann', schreibt er, ‚ist diese primäre Familie am besten in einem späteren Stadium zu studieren, wenn die Kinder mehr oder weniger adoleszent oder sogar erwachsen sind. Man kann dann ein klares Bild davon bekommen, wie sie von der Familie, in die sie geboren werden und ein Teil deren sie sind, moduliert und geformt werden.'*

Dieser seltsamerweise auf Erwachsene zentrierte familientherapeutische Ansatz findet wenig Anklang bei Familientherapeuten, deren große Mehrheit mit Kindern arbeitet, und für die die Technik, parallel mit Kindern und Eltern zu kommunizieren, der Lebensnerv der Familientherapie ist. Nachdem Foulkes der Familientherapie seinen Segen gegeben hatte, zog er sich aus der Auseinandersetzung zurück, und es blieb einem seiner Kollegen, Robin Skynner, vorbehal-

ten, einen spezifisch gruppenanalytischen Ansatz zur Familientherapie zu entwickeln. Foulkes legte jedoch auf einen Punkt von besonderer Bedeutung für die Technik der Famlientherapie großen Wert: Die Familie als eine Gruppe widerspricht jedem für ideal erachteten Kriterium für die Zusammenstellung und Behandlung einer Gruppe von Individuen, die sich vorher nie begegnet sind.
Um diesen Punkt weiter zu entwickeln: Die Familie ist eine etablierte Gruppe, bevor sie den Therapeuten trifft, im Gegensatz zu einer Gruppe einander Unbekannter, deren Zusammensetzung vom Therapeuten geplant wurde, und deren Mitglieder sorgfältig auf die analytische Aufgabe vorbereitet wurden, und sich vor Beginn der Therapie nicht zu Gesicht bekamen. Die Familiengruppe ist organisch zusammengewachsen und kommt mit einem selbst gemachten Satz von Widerständen gegen Veränderung zur Therapie. Die Rollen, die Familienmitgliedern zugeschrieben werden, und die Mythen, die jede Familie über sich selbst entwirft, werden über Generationen und sogar über Jahrhunderte hinweg weitergereicht. Therapeutisch ausgedrückt präsentiert die Familie sich dem Therapeuten meist mit einem Mitglied, das klar als ‚das Problem' bezeichnet wird. Eine Gruppe einander Unbekannter hat andererseits kein einzelnes Mitglied, das als Träger des Gruppensymptoms fungiert. Alle sind Träger ihrer eigenen Symptome, und allen wird die gleiche potentielle Stärke in der Gruppe zugeschrieben.
Diese Unterschiede helfen zu verstehen, dass sich so unterschiedliche Techniken in den beiden Therapieformen entwickelt haben. Die krisenhafte Atmosphäre, mit der viele Familien in die Therapie kommen, und die komplexe Verteilung von unterschiedlichem Entwicklungsstand und unterschiedlicher Therapiemotivation, konfrontiert den Familientherapeuten mit einem Wettlauf mit der Zeit im Bemühen um Veränderung. Die Gruppe einander Unbekannter funktioniert dagegen gut durch die sorgfältige Zusammenstellung durch den Therapeuten und ist unbelastet von einer gemeinsamen Vergangenheit. Die dort auftretenden Störungen behalten die einzelnen Gruppenmitglieder anfänglich für sich und teilen sie erst später mit der Gruppe als Ganzes. Das Tempo des Engagements kann daher viel langsamer sein, in der Initialphase geleitet durch den gegenseitigen Kenntnismangel aller Gruppenmitglieder und vor allem anderen durch das Bedürfnis, die Angst vor dem Sich-Fremd-Sein zu vermindern (die Angst, nicht in der eigenen Familie zu sein).

Die Integration von psychoanalytischer und Systemtheorie

Bei Foulkes können wir die zarten Anfänge eines systemischen Zugangs zu Gruppen erkennen. Skynner hat das fortgeführt und begründete sein gruppenanalytisches Modell der Familientherapie auf der Integration von systemischer und psychoanalytischer Entwicklungstheorie. Systemisches Denken, ein relativ unentwickelter Gedankengang in der Gruppenanalyse, hatte einen weitreichenden Einfluß auf die familientherapeutische Welt, führte zur Entwicklung hoch spezialisierter Interventionen, Techniken und Schulen der Praxis, die sich um den Begriff der Familie als dem Prototyp eines offenen Systems herum bildeten. In den 70er und 80er Jahren des vorigen Jahrhunderts behandelten die wichtigsten Familientherapeuten systemisches Denken als den zentralen Ansatz der Familientherapie. Die systemischen und strukturellen Ansätze der Familientherapie betrachten die zwischenmenschliche Struktur der Familie und ihre Wechselwirkung im Hier und Jetzt als den hauptsächlichen Schauplatz der Handlung (Minuchin und Fishman, 1981; Hoffman, 1981; Haley, 1976; Palazzoli u.a., 1978). Breit gefächerte Modelle struktureller, systemischer und strategischer Familientherapie bestimmen das Feld. Eine Reihe von Techniken hat sich entwickelt, die auf aktiven, sorgfältig konstruierten Interventionen beruhen, die darauf abzielen, dysfunktional gewordene Familiensysteme zu beeinflussen. Diese Schulen der Familientherapie platzieren den Therapeuten fest auf den Fahrersitz und stellen ihm eine Lizenz für direktive, konfrontative oder, falls erforderlich, subtile Techniken aus, um gegen die erhebliche und vielfältige Opposition gegen jeden Wandel anzutreten.

Psychoanalytisch orientierte Familientherapeuten neigen mehr dazu, sich auf historische Aspekte der Familie zu konzentrieren, wie ungelöste Trauer, veraltete generationsübergreifende Einstellungen, die auf Familien-Mythen beruhen, und dem Scheitern, entscheidende Übergänge im Lebenszyklus der Familie zu bewältigen. Skynner verwob eine psychodynamische Denkweise in den systemischen Rahmen mit dem Schwerpunkt auf dem Hier und Jetzt, respektierte aber die Bedeutung individueller Entwicklung und den Wert von Übertragung und Gegenübertragung als therapeutische Werkzeuge.

Der Familientherapeut als Außenseiter in der Familiengruppe

Der Foulkessche Grundsatz, die therapeutische Aufgabe zum größten Teil der Gruppe als Ganzes anzuvertrauen, lässt sich nicht auf Familien anwenden. Indem die Gruppe einander Unbekannter sich ihren eigenen sozialen Mikrokosmos schafft, kann es sich der Therapeut leisten, relativ unauffällig zu sein. Im Fall der Familientherapie ist der Therapeut jedoch mit einer monolitischen, dysfunktionalen Gruppe konfrontiert und trägt die Verantwortung, zum einzigen Vertreter der sozialen Wirklichkeit zu werden. Eigenständig hält der Therapeut der Familie einen Spiegel vor, hält ihn mal so und mal anders herum, um der Familie die Qualität ihrer dysfunktionalen Kommunikation vor Augen zu führen. Es ist der Familientherapeut, der alleine und ohne Hilfe die zahlreichen Aufgaben durchzuführen hat, um therapeutischen Wandel zu erreichen. In der Gruppe einander Unbekannter werden diese Aufgaben glücklicherweise unter den Gruppenmitgliedern aufgeteilt.

Der Familientherapeut ist nicht nur alleine mit diesen Aufgaben, er ist auch anfällig für Zurückweisung durch die Familie. Bedenken wir die Dynamik der Gruppe beim Hinzukommen des Therapeuten zur Familie, sehen wir eine Gruppe mit einem auffallenden Kontrast gegenüber der Gruppe einander Unbekannter. Eine solche Gruppe ist auch streng genommen eine Gruppe von Einzelnen, zu der der Therapeut hinzukommt. Aus diesem Blickwinkel zeigt es sich, dass der mit einer Familie zusammenkommende Therapeut deutlich mehr ein Außenseiter ist, als der Therapeut, der zu einer Gruppe einander Unbekannter hinzukommt. Der Familientherapeut hat daher Techniken anzuwenden, die dazu bestimmt sind, der Gruppendynamik entgegen zu wirken, durch die die Gruppe einen Außenseiter zurückweist, welches zuerst und vor allem der Therapeut ist.

Das Risiko des Familientherapeuten, ausgeschlossen zu werden, ist um so größer, da der Therapeut zur Gruppe in einem ungünstigen Moment hinzustößt, nämlich an einem Punkt mit großem Stress oder mit einer Krise in ihrem Leben, und das ist immer ein Ausgangspunkt für die Suche nach einem potentiellen Sündenbock. Dieses neue Mitglied, der Therapeut, nimmt obendrein eine leitende Rolle in der Gruppe ein, indem er vorgibt, der Familie zu sagen, wie sie sich ändern kann, und mit dem Versuch, die eingefleischten Funktionsweisen der Gruppe in Frage zu stellen, und eine Reihe neuer Regeln in der Familie einzuführen. Der Therapeut wird nicht nur ein ‚neues Mitglied' dieser Gruppe, sondern ihr Leiter, eine selbst zum bestmöglichen Zeitpunkt heikle Rolle. Dieses neue Mitglied bzw. dieser neue Leiter wird die eingefleischten Funktionsweisen der Gruppe in Frage stellen und die Gruppenmitglieder mit ihren bevorzugten Widerständen konfrontieren. Dann am Ende der Sitzung geht der Therapeut seiner Wege und die Familie ihrer Wege. Es bleibt der Familie überlassen, ihre Interaktionen als Gruppe über die kommende Zeit hin fortzusetzen. Sie muss sich entscheiden, ob sie ihren langjährigen Kommunikationsstil wieder herzustellen oder dieses ganz neue und problematische Mitglied aufnehmen will. Der Familientherapeut ist nur allzu geeignet, um zum Gruppen-Sündenbock zu werden und den Ausschluss aus der Gruppe zu erleiden. Wenn das passiert, bedeutet das letzten Endes, dass es der Familie misslingt, sich auf eine Therapie einzulassen.

Eine Alternative zu der Gefahr, zum Sündenbock zu werden, ist die Idealisierung, eine ebenso heikle Position, da sie zum Sündenbock umschlagen kann, wenn die unrealistischen Erwartungen der Gruppe frustriert werden. Die Familie kann den Außenseiter-Therapeuten mit unverhältnismäßiger Macht ausstatten und eine damit korrespondierende hilflose und unterwürfige Haltung einnehmen. Im Hinblick auf die Gegenübertragung könnte sich der Therapeut versucht fühlen, dramatische Lösungen für die Probleme der Familie anzubieten, nur um dann durch ihre unbewusste Unnachgiebigkeit zurückgewiesen zu werden. Erfolg hängt in der Familientherapie oft von der Fähigkeit des Therapeuten ab, sich von der projizierten Macht zu befreien und der Familie ihre eigene Fähigkeit zum Wandel nahe zu bringen.

Die Sündenbockrolle schöpferisch nutzen

Robin Skynner lenkte die Aufmerksamkeit auf den therapeutischen Nutzen, absichtlich die Rolle des Sündenbocks zu übernehmen, sie sich sozusagen für eine Weile auszuleihen, und dadurch das von der Familie zum Sündenbock gemachte Mitglied von dieser Rolle zu befreien. Skynner argumentierte, der Therapeut sei durch seine gut verständliche, losgelöste und Respekt einflößende Rolle in einer starken Position, um diese Rolle zu übernehmen und zu benutzen, um die Familie mit ihren Projektionen zu konfrontieren und dagegen anzukämpfen. Damit dieses Vorgehen Erfolg hat, muss der Therapeut zuerst für den designierten Sündenbock sprechen, das Feuer auf sich ziehen und dann die in der professionellen Rolle enthaltene Autorität nutzen, um der Familie die Projektionen zurück zu geben und neu zu verteilen. Das schließt mit ein, den Eltern zu einem Verständnis für das schwierige Verhalten ihres Kindes zu verhelfen, eine Technik, die zuerst danach aussehen könnte, als ergreife der Therapeut vorbehaltlos die Partei des Kindes, die aber, falls ein Minimum von Verständnis in der Familie existiert, andere Familienmitglieder dazu bringen kann, ihren Anteil am Prozess einzusehen (Skynner, 1979).

Herausfinden, was in der Familie fehlt

Der Therapeut, der der Familie mit einer analytischen Haltung zuhört, bekommt ein Gefühl dafür, dass ein Element fehlt, das sie dysfunktional und symptomatisch reagieren lässt, und dass die Familie unausgesprochen versucht, den Therapeuten dazu zu bringen, ihnen zu diesem Element zu verhelfen. Das mag schwer zu fassen sein, wie z.B. ‚Autorität', ‚Halt geben'(containment), ‚Väterlichkeit' oder ‚Mütterlichkeit'. In seiner Gegenübertragung erlebt der Therapeut die Gefühle, die mit diesen Elementen verbunden sind, und wird er sich des Drucks bewusst, auszugleichen, was der Familie fehlt. Wie beim Sündenbock übernimmt der Therapeut zeitweise das Symptom als ein Vorspiel zu seiner Rückgabe auf dem Weg des Austauschs mit der ganzen Familie.

Gemeinsame Kommunikation mit Kindern und Erwachsenen

Der Familientherapeut sieht sich konfrontiert mit den durch das Nebeneinander von Kindern und Erwachsenen im gleichen therapeutischen Rahmen entstehenden Verwicklungen. Daher ist es notwendig, ein Kommunikationsmodell im Sinn zu haben, das den unterschiedlichen Entwicklungsstand von Kindern, Jugendlichen und Erwachsenen berücksichtigt, die in einem belasteten, oft krisengeschüttelten Kontext miteinander kommunizieren. Das führt die Dimension einer spezialisierten Praxis ein, die ein Verständnis der Kindersprache und -logik und ihrer Spiele und Aktivitäten mitbringt. Darüber hinaus muss sie fähig sein, entwicklungsbedingte Kommunikationsformen in sinnvolle Signale zu übersetzen und zu interpretieren: sowohl innerhalb der Familie, als auch zwischen der Familie und dem Therapeuten. Die Fähigkeit des Gruppenanalytikers, metaphorische und symbolische Sprache zu verwenden, findet breite Anwendung in der Familientherapie, wo kleine Kinder durch die Medien des Zeichnens und Spielens kommunizieren und mit der zwangsläufigen Logik kindlichen Denkens.

Spiegelung und Resonanz in der Familientherapie

Ein wichtiges therapeutisches Element in Gruppen von Fremden ist die Spiegelfunktion, die die Gruppe zur Verfügung stellt. Einzelne werden sich verborgener Aspekte ihrer selbst bewusst, die sie in anderen Mitgliedern reflektiert sehen. Die Gruppe als Ganzes kann individuelle Aspekte ihrer selbst spiegeln, deren sie vorher nicht bewusst war. Im Lauf der Zeit entsteht ein Gefühl von einer gemeinsamen Identität und Gemeinschaft. Die dysfunktionale Familie kann ein grotesk verzerrender Spiegel sein, der hässliche Bilder reflektiert, mit der Zeit erstarrende Bilder, die Bilder der Lebenden durch Bilder der Toten überlagernd, die Jungen zu Alten machend, die Alten zu Jungen, oder wie ein Vampir überhaupt kein Bild zu reflektieren. Die Familie mag kollektiv blind für viele Aspekte ihrer eigenen Identität sein.

Der Therapeut ist für die Familie gewissermaßen ein Spiegel. Für manche Familien, besonders die isolierten, emotional blinden Familien ist die spiegelnde Rolle des Therapeuten besonders wichtig. Der Therapeut mag am Anfang einfach nur beschreiben, was er sieht, um später die Kommunikation zu vertiefen, indem er die verborgenen Schichten von Bedeutung im Kommunikationsnetzwerk der Familie reflektiert.

Resonanz verlangt vom Therapeuten, sich dem vorherrschenden Kommunikationsstil innerhalb der Familie anzuschließen, um von der Familie akzeptiert zu werden. In Gruppen einander Unbekannter hat jede Kommunikation eine Ebene der Resonanz mit der Gruppen-Matrix, womit sich weitere Kommunikationsebenen eröffnen. In Familien ereignet sich Resonanz, wenn der Therapeut sich im Stil seiner Sprache und seines Ausdrucks unter die Familie mischt und es damit jedem Mitglied der Familie leichter macht, bis dahin unausgesprochene Gedanken oder Gefühle auszudrücken. Der Therapeut spielt sozusagen einen Ton an, der in der Familie ein Echo findet und andere Töne auslöst. Es könnte nötig sein, Spiegelung und Resonanz rasch als Techniken des Eingreifens in die Familie einzuführen, während sie sich in Gruppen einander Unbekannter langsam über viele Wochen und Monate entwickeln und alle Gruppenmitglieder gleichzeitig beeinflussen.

Die Familie befähigen, ihre Geschichte zu erzählen

Für viele Familien ist die gemeinsame Aufgabe, einem Fremden ihre Geschichte zu erzählen, an sich schon therapeutisch. Familien gestehen oft, dass das ohne die erleichternde Anwesenheit eines Außenstehenden nicht möglich gewesen wäre. Mit Dankbarkeit sprechen viele über die unerwartete Erleichterung, zum ersten Mal über Themen zu sprechen, die stillschweigend zurückgehalten worden waren, entstellt in Bitterkeit oder verschoben in Symptombildung. Die Autorität des Fremden, der die Familie zusammen bringt und sie sozusagen nötigt, offen zu sprechen, schafft einen wichtigen Anreiz für Wandel. Das aber verlangt nach einer sorgfältigen Abfolge von Fragen, um alle Mitglieder der Familie einzubeziehen, besonders Kinder und Jugendliche, die allzu leicht in einer Besprechung unter den Erwachsenen vernachlässigt werden. Um die weniger sprachgewandten Familienmitglieder einzubeziehen, könnte sie der Therapeut mit einer behutsamen Wortwahl in Form von Spekulationen oder Vermutungen ansprechen, die akzeptiert, zurück gewiesen oder weiter bearbeitet werden.

Familien präsentieren ihre Geschichten auf vielfältige Weise. Für einige Familien beginnt die Geschichte mit einer aktuellen Beziehungsschwierigkeit. Für andere liegt das erste Kapitel der Geschichte in der Vergangenheit, vielleicht in einem Verlust oder in einem traumatischen Ereignis begründet. Die therapeutische Situation zwingt Familienmitglieder einander zuzuhören, vielleicht zum ersten Mal. Eltern hören oft mit Erstaunen, wenn ein Kind Ängste, Wünsche und Beobachtungen über das Familienleben mitteilt, oder wenn es Erinnerungen an Familienereignisse offenbart, die für unbemerkt oder vergessen gehalten worden waren. Andererseits hören Kinder aufgeregt zu, wenn die Eltern Geschichten über die Familie erzählen, die bisher geheimnisumwoben und verborgen waren.

Für einige Familien genügt es, die Familiengeschichte zu erzählen. Das sind meist Familien mit einem relativ geringen Maß an Konflikten innerhalb der Familie, die versuchen, mit traumatischen Ereignissen in der Vergangenheit fertig zu werden. Familien, die an der Integration eines neuen Familienmitglieds arbeiten, z.B. einem Stiefvater oder einer Stiefmutter oder Kindern eines neuen Partners, brauchen mehr als ein Forum zum Geschichten erzählen. Sie brauchen Strategien, um mit den unvermeidlichen Spannungen und Konflikten fertig zu werden, die neu sich formende Familien begleiten.

Intervenieren in der konfliktträchtigen Familie

In einer Gruppe einander Unbekannter entbrennen gelegentlich Konflikte zwischen Gruppenmitgliedern. Damit kann konstruktiv durch eine Analyse der dahinter liegenden Übertragungsbeziehungen umgegangen werden. Das mag aber im ‚Treibhaus' einer Familientherapie wie Luxus erscheinen. In vielen Familien werden Konflikte zu Hause meist mit solchen Mitteln wie Austoben oder dem Ausbruch verbaler oder körperlicher Aggressionen gehandhabt. Schon die therapeutische Situation wirkt dem entgegen, der Therapeut muss aber dennoch Vorschläge machen oder eine Aufgabe stellen, die auf die Veränderung des zwischenmenschlichen Umgangs der Familie abzielt. Nur dann kann die Familie anfangen, die psychodynamischen Ursprünge oder Übertragungsaspekte ihres Verhaltens zu untersuchen.

Die Auflösung fester Bindungen

Durch einen Verlust sensibilisierte Familien entwickeln oft zu enge Beziehungsmuster, was von Außenstehenden als überprotektiv oder andere ausschließend wahrgenommen wird. Das kann in einer Zweierbeziehung wie Mutter und Kind geschehen oder in einer ganzen Familie im Verhältnis zur Außenwelt. Der Zusammenhalt in solchen Familien resultiert in bedrückend engen, wechselseitig abhängigen Beziehungen, in denen gesunder Ausdruck von Wut gefürchtet und vermieden wird. Ebenso wird Individualität unterdrückt, das innere Selbst wird bedrängt, und Familienmitglieder bleiben durch starke Affekte aneinander gebunden, die ihre Fähigkeit zu sekundärprozessartigem Denken einschränkt. Systemisch ausgedrückt werden die Grenzen um diese Familien oder Dyaden undurchlässig, sodass der Kommunikationsfluss zwischen der Familie und der Außenwelt eingeschränkt wird. Dynamisch gesprochen kommt es leicht zu Projektionen und Spaltungen, wodurch eine starke Insider-Außenseiter-Dynamik entsteht, die es dem Therapeuten erschwert, sich mit der Familie zu befassen. Solche Familien neigen dazu, Symptome zu bilden, die mit Konfliktvermeidung verbunden sind, wie phobische Angstzustände und psychosomatische Probleme. Um mit solchen Familien zu arbeiten, muss der Therapeut ihnen helfen, negative Gefühle auszudrücken und die Folgen in einem unterstützenden Kontext zu erleben.

Die symptomatische Natur von Familiengeheimnissen

Das absichtliche Zurückhalten von Informationen in einer Gruppe aus Angst vor den destruktiven Konsequenzen ihrer Enthüllung schafft ein Feld von Isolation, das das Kommunikations-Netzwerk stört. Das isolierte und daher symptomatische Feld wird zugemauert durch eine Barriere von Spannung, über die hinweg Gedanken und Phantasien projiziert werden. Individuen in Gruppen einander Unbekannter halten Geheimnisse so lange zurück, bis das sie begleitende Spannungsniveau soweit abgebaut ist, dass sie sich sicher genug fühlen, um ihre Geheimnisse preiszugeben. Das kann Monate oder Jahre dauern oder auch niemals geschehen. Scham- und Schuldgefühle, sowie Angst vor Strafe können überwiegen, aber der Therapeut muss sich beharrlich bemühen, um das Symptom überflüssig zu machen. Im Fall von Geheimnissen geht das mit vorsichtiger Analyse der sie umgebenden Ängste und dem Schaffen eines Klimas einher, in dem die Gefühle von Scham und Schuld sich verallgemeinern.
In Familien wird das Risiko der Enthüllung vermehrt gefürchtet durch Phantasien, die nah an der Realität sein können, z.B. von tiefen Kauften, die sich in den Familienbeziehungen auftun können, oder dem Zerbrechen der Familieneinheit. An Geheimnissen, die die Sicherheit oder das Wohlbefinden eines Familienmitglieds betreffen, wie Missbrauch, wird mit bewusster Hartnäckigkeit festgehalten. Der Therapeut muss eventuell nach unbewussten Hinweisen suchen, nicht nur in Bezug auf das tatsächliche Vorkommnis, sondern auch nach dem Schlüssel, um es aufzuschließen.

Multiple Familientherapie

Multiple Familientherapie, die Zusammenkunft mehrerer Familien zur Therapie, ist ein machtvolles Werkzeug des Wandels, das nach Techniken verlangt, die sowohl der Gruppentherapie einander Unbekannter wie auch der Familientherapie entlehnt sind. In der Praxis bilden drei bis vier Familien eine optimale Gruppengröße mit etwa 12 bis 20 Teilnehmern. Ein Modell, das nach unserer Erfahrung befriedigend arbeitet, hat seine Grundlage in der traditionellen Gestaltung gruppenanalytischer Workshops mit mehreren an einem Tag geplanten Sitzungen. Das könnte getrennte Sitzungen für die Eltern wie auch für die Kinder umfassen, sowie ‚Plenums-Sitzungen' für alle Familien gemeinsam.
Multiple Familientherapie ist eine Aufgabe, die einen starken leiterzentrierten Stil der Intervention verlangt. Familien müssen einander vorgestellt werden, und jedes der anwesenden Kinder muss zu Wort kommen. Zu Beginn könnte der Therapeut Themen sammeln, eine Technik der ‚Runde' verwenden, ‚sichere' Informationen, wie eine Vorschlagsliste von Diskussionsthemen und Wünsche nach Veränderung. Diese auf eine Flip-Chart oder Tafel zu schreiben, hilft allen, sich auf die eigene Sichtweise und die der anderen zu konzentrieren. Die Grup-

pendiskussion geht meist von dieser Grundlage aus und führt rasch zu Themen der Eltern-Kind-Beziehung, wobei Mitglieder anderer Familien Erfahrungen austauschen und Unterstützung, Ideen und Vorschläge wie in einer beginnenden Gruppe einander Unbekannter anbieten. Getrennte Eltern- und Kindergruppen ergänzen das in den Plenumsgruppen bearbeitete Material. Multiple Familientherapie kann als ein einmaliges Ereignis inszeniert werden, z.B. um ein bestimmtes Erziehungsthema herum, oder sie kann als ein Kurzzeit-Programm über mehrere Wochen oder Monate laufen. Es ist ein Modell, das bei stationären Gruppen und in Tageskliniken und ambulant angewandt werden kann, und das bei Erwachsenen und Kindern.

KAPITEL NEUNZEHN

Die Anwendung der Gruppenanalyse in nicht-klinischem Rahmen

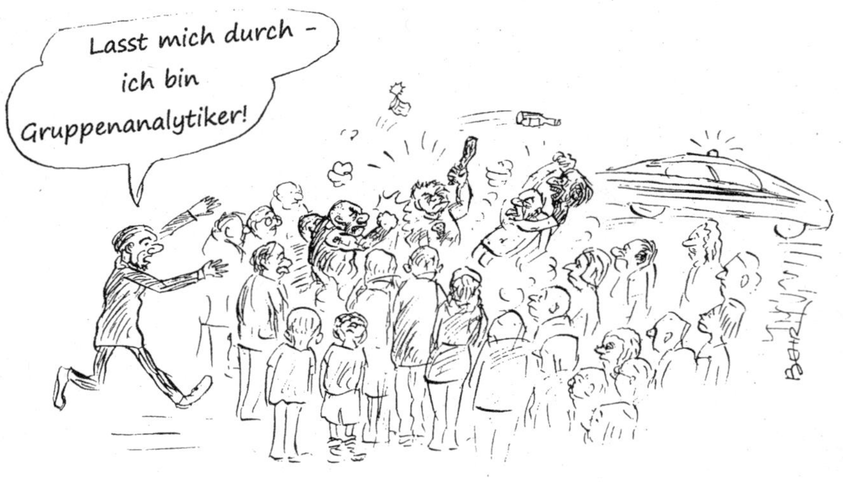

Die Entstehung systemischen Denkens und systemischer Praxis stellte die in der ersten Hälfte des zwanzigsten Jahrhunderts selbstverständliche individualistische Betrachtungsweise in Frage. Wer genau ist ‚der Patient' oder ‚Klient', wenn sich der Therapeut an ein System wie eine Familie wendet oder an eine sich deutlich manifestierende Einheit wie eine Organisation? Das Wesen des Vertrags zwischen dem Fachmann und dem Klienten wurde einer Überprüfung unterzogen. In der klinischen Praxis rückte das zuerst auf dem Feld der Familientherapie in den Vordergrund, wo die konventionelle Ansicht, dass ein Einzelner ein Problem habe und daher Behandlung nötig, in Frage gestellt wurde. Ein ähnliches Thema stellt sich in nicht-klinischem Rahmen. Gruppenanalyse hat ihren eigenen besonderen Beitrag zu diesem Feld geleistet, und es gibt jetzt ein spezielles Training in gruppenanalytischer Organisationsberatung, etabliert durch Ralph Stacey an der Universität von Hertfordshire. Stacey ist ein Gruppenanalytiker, der eine Theorie der Beziehung entwickelt hat, die sowohl systemisches Denken, als auch psychoanalytischen Determinismus in Frage stellt. Er spricht von komplex reagierenden Prozessen, die festlegen, dass unsere Kommunikationen durch bewusste und unbewusste Gesten und Reaktionen aufeinander geformt werden (Stacey, 2001).

Gruppenanalytiker werden zunehmend durch so unterschiedliche Organisationen und Institutionen zu Rate gezogen wie die Feuerwehr, den Zivildienst, Schulen, religiöse Institutionen und ehrenamtliche Organisationen, mit der Bitte, ihr Fachwissen zur Verfügung zu stellen, damit die Organisation besser funktionieren kann. Das gegenwärtige Klima von Innovation und raschem Wandel führt zu vermehrtem Stress, und das wiederum kann zu Fehlzeiten führen, zu exzessiven Krankmeldungen, Verspätungen oder einem rapiden Personalwechsel. Das alles gefährdet die Effizienz oder Wirtschaftlichkeit der Organisation oder sogar beides.

Die gruppenanalytische Perspektive mit der zentralen Rolle von Kommunikation und Beziehung scheint gut geeignet zur Untersuchung und möglichen Lösung von solchen Aspekten von Fehlfunktionen in Organisationen. Die meisten Gruppenanalytiker, die in Organisations-Gruppenarbeit und Beratung tätig sind, sehen, dass der in ihrer klinischen Arbeit angeeignete Fokus und ihre Technik erheblich modifiziert werden müssen. Andere sehen wenig Unterschiede in ihren Interventionen und ihrem letztendlichen Ziel: ‚In beiden Fällen ist es die Aufgabe, in einer für ihre Mitglieder hilfreichen Weise ... wahre Erneuerung zu ermöglichen, für ihre Rolle in der Gruppe und die Aufgaben der Gruppe' (Rance, 2003). Andere jedoch verweisen auf die Notwendigkeit, die Machtverhältnisse, Politik und den kulturellen Hintergrund im Auge zu behalten, und zwischenmenschliche und intrapsychische Phänomenen weniger zu beachten (Wilke und Freeman, 2001). Wie dem auch sei, es scheint uns, dass die für die Gruppenanalyse in Organisationen spezifischen Aspekte im Vorgehen, wie auch im Inhalt durch Fragen beeinflusst werden wie: ‚Wer ist der Klient?' ‚Wer ist mein Vertragspartner?' ‚Wes Brot ich eß, des Lied ich sing,' so einfach lässt sich das nicht sagen. Wenige Gruppenanalytiker würden zustimmen, ein Lied zu singen, das ihrer beruflichen Integrität und Ethik zuwider läuft, oder überhaupt irgend ein Lied, das ihnen aus einem anderen Grund, als den Bedürfnissen der Gruppenmitglieder der fraglichen Organisation angetragen wird. Tatsächlich ist das der Druckpunkt, an dem es zum offenen Konflikt kommen kann, an dem der Gruppenanalytiker sich entscheiden und entschließen muss.

Druckpunkte und Bereiche von potentieller Dysfunktion können durch eine Vielzahl von Ereignissen entstehen: Reorganisation, Wechsel des Managements, geplante oder plötzliche Entlassungen, finanzielle Probleme oder drohenden Kollaps. Im öffentlichen Dienst spielt eine neue Legislatur, neue Räumlichkeiten und veränderte Arbeitsbedingungen und Anforderungen für die von den Angestellten erlebte Unzufriedenheit und den Stress eine große Rolle. In all diesen

Situationen ist es wichtig, eine klare und unmissverständliche Absprache der Vertragsbedingungen zu haben, bevor man die betreffenden Gruppen sieht. Also z.B. : Wer entscheidet die Zusammensetzung der Gruppen? Welche Rollen und Funktionen bekleiden die Teilnehmer in der Organisation? Ist die Teilnahme verpflichtend oder freiwillig? Werden Vertreter der Leitung der Organisation teilnehmen?

Dann muss man die Ziele des eigenen Engagements bedenken, sowohl die manifesten, wie auch die latenten. Unter den manifesten Zielsetzungen könnte das Wohlergehen des Personals sein, die Verminderung von Stress, Krankmeldungen und Fehlzeiten, eine Zunahme der Produktivität und Konfliktbewältigung zwischen Untergruppen. Es könnte nötig sein, die latenten Ziele durch subtilere Mittel herauszufinden, da es unwahrscheinlich ist, dass sie im Vertrag offen ausgesprochen werden: Ist der Gruppenanalytiker verpflichtet worden, um Sorgen und Verantwortung dem Management abzunehmen? Oder um problematische Mitarbeiter los zu werden? Oder um das Bild der Organisation in der Öffentlichkeit aufzuwerten als eine, die sich um ihr Personal kümmert?

Diese Fragen und ihre Beantwortung bilden die Grundlage für die anstehende Gruppenarbeit. Aber selbst wenn der Gruppenanalytiker sich nach Kräften über diese Angelegenheiten informiert hat, werden die inneren Belange von Loyalität und Vertraulichkeit während des ganzen Engagements fortbestehen. Die Bedürfnisse der Organisation und ihrer Mitarbeiter werden in einer sich ständig wandelnden Figur-Grund-Konstellation deutlich werden. Das Ziel des Gruppenanalytikers ist es, die beiden Aspekte - die Erfordernisse der Organisation und das optimale Wohl und die Zufriedenheit der Gruppenmitglieder - in einer innovativen und schöpferischen Weise für alle Beteiligten in Einklang zu bringen,

Im Gruppendialog könnte der eine oder andere Teilnehmer persönliche Bedürfnisse und Probleme einbringen, die sich am Arbeitsplatz manifestieren, aber nicht durch ihn entstanden sind. Das stellt eine Versuchung für den Gruppenanalytiker dar, zum Therapeuten zu werden, und für die Gruppe, sich zu einer Therapiegruppe zu entwickeln. Wenn das passiert, würde das die aufgabenzentrierte Orientierung der Gruppe unterminieren, ohne imstande zu sein, angemessene Hilfe zu geben. Es ist besser, den Konflikt oder das Problem zu benennen und den Teilnehmer an eine angemessene Hilfsquelle zu verweisen, etwa an eine Beratungsstelle. Es ist vielleicht die zentrale Tätigkeit des Gruppenanalytikers, den frei fließenden Austausch von Ideen, Gefühlen, Hoffnungen, Ängsten und Enttäuschungen in Bezug auf den Arbeitsplatz zu fördern. Das sollte die Teilnehmer befähigen, sich klarer in der Struktur der Organisation zu sehen, potentielle Machtkämpfe und Konfliktbereiche zu erkennen, und im Austausch mit anderen ihr Potential für konstruktive und kreative Lösungen auszubauen. Das

Endziel ist, die Organisation in Richtung einer Sprache, die auf Beziehung basiert, zu lenken. Bei allen Konflikten zwischen dem Management und Gruppenmitgliedern sollte der Gruppenanalytiker ansprechbar, aber neutral sein. Das Ziel bei aller Gruppenarbeit in Organisationen bleibt, Kommunikation und schöpferischen Dialog zu schaffen und anteilnehmende Beziehungen im Kontext der Organisation zu etablieren.

Informationssammlung zu Beginn

Wie viel detaillierte Information über die Organisation sollte der Gruppenanalytiker vorweg sammeln? Im Gegensatz zu einer klinischen oder therapeutischen Unternehmung, wo der Klient beim ersten Zusammentreffen wahrscheinlich für die Dauer der Therapie der Klient bleibt, ist die Person, die den ersten Kontakt zum Berater herstellt, keineswegs notwendigerweise diejenige, die an der geplanten Unternehmung teilnehmen wird. Die Arbeit mit einer Organisation kann daher betrachtet werden als eine einleitende Informationen sammelnde Tätigkeit betrachtet werden. Die Aufgabe selbst folgt später, wobei beide dynamisch miteinander verbunden sind. Der diesen speziellen Bereich betretende Gruppenanalytiker kann ein Bild der bestehenden Struktur und Ziele der Organisation angeboten bekommen, ihrer Geschichte, des Umgangs des Stabes miteinander in der Hierarchie und informell, und ihrer aktuellen Belange. Diese Fragen geben die Hinweise für die Zusammenstellung der Gruppen, um die herum die Beratung aufgebaut werden soll. Es muss eine Übereinstimmung in dieser Hinsicht zwischen den Wünschen der Organisation und dem Urteil des Beraters geben. Das bildet den Rahmen für eine effektive Intervention. Welche Mitarbeiter sollen in der Gruppe sein und welche nicht? Und wird ein abschließendes Urteil am Ende des Tages vom Berater erwartet? An wen soll das gehen und in welcher Form und welchem Rahmen? Diese grundlegenden Fragen können über Erfolg oder Misserfolg des Vorhabens bestimmen.

Beratung helfender Berufe

Gruppen für Mitarbeiter helfender Berufe, ehrenamtlicher oder religiöser Organisationen haben einen ganz eigenen Charakter. Ihre Mitglieder sind meist mit der Sprache der Therapie vertraut, und sie zeigen persönliche Bedürfnisse, die in ihrer Arbeit und an ihren Arbeitsplätzen entstehen. Ihre Mitarbeiter haben in ihrer täglichen Arbeit oft mit bedürftigen oder benachteiligten Klienten zu tun und werden leicht von deren Depression und Wut überschwemmt. Gruppen für solche Mitarbeiter bieten einen Raum, in dem deren emotionale Lasten, die sie tagaus und tagein tragen müssen, geteilt werden können. Das kann erfordern, dass die Gruppe mehr in Richtung einer Selbsterfahrungsgruppe geleitet wird. Der Gruppenanalytiker hält jedoch die Gruppe durch seine Interventionen da-

von ab, eine Therapiegruppe zu werden, indem er nicht deutet, sondern die Aufmerksamkeit auf den Kontext, in dem die Geschichte der Gruppe stattfindet, lenkt - nämlich den Arbeitsplatz.
Ein Detail, das in diesen Beratungen an Bedeutung gewinnt, ist der Ort der Konsultation. Realistische und neurotische Wünsche müssen in Einklang gebracht werden, wenn es um die Entscheidung geht, wo die Treffen stattfinden. Einige Organisationen zum Beispiel legen Wert darauf, den gruppenanalytischen Berater in ihre Räume einzuladen, da ihr Personal ‚zu beschäftigt' sei, sich die Zeit zu nehmen, um wegzugehen. Auch möchten sie vielleicht, dass der Besucher sieht, unter welch schwierigen Umständen sie funktionieren müssen. Der Stab kann sich durch eine Beratung vor Ort verstanden und unterstützt fühlen. Eine Beratung auf dem eigenen Gelände der Organisation kann jedoch - eher unbewusst - durch Unterbrechungen gestört werden. Einige Belegschaften begrüßen andererseits die Gelegenheit, ihren Arbeitsplatz zu verlassen, um den Berater aufzusuchen. Die Atempause weg von ihrem eigenen Arbeitsplatz hilft ihnen zurückzutreten, zu reflektieren und innovativ zu denken. Besuche in der Umgebung des Beraters können andererseits durch den Kontrast der Ruhe im geräumigen Beratungsraum und das Ausbleiben von Unterbrechungen Neid hervorrufen, wenn diese im Vergleich mit der eigenen Arbeitswelt gesehen wird. Diese Dinge müssen angesprochen werden, um der Gruppe zu ermöglichen, sich in der geplanten Arbeit zu engagieren.

Arbeit mit der Hierarchie und Leitung

Manager und leitende Angestellte können besondere Probleme damit haben, eine Gruppe zu nutzen. Das Hinzuziehen einer außenstehenden Person, um das Innere einer Organisation zu untersuchen, löst ähnliche Ängste aus, wie sie ein Patient erlebt, der von einem Arzt untersucht wird. Furcht, Argwohn und die Entschlossenheit, die Herrschaft über die Situation zu behalten, kann auf die Notwendigkeit hinweisen, sich nur schrittweise in der Organisation zu engagieren. Der Stil der Leitung in einer Organisation verdient Beachtung. Die ursprünglichen Lewinschen Kategorien von autokratischem, demokratischem und ‚*laissez-faire*'-Stil der Leitung haben immer noch eine gewisse psychologische Gültigkeit. Keiner davon ist in sich entweder ‚gut' oder ‚schlecht'. Vielmehr kann ein jeder für die Aufgabe angemessen sein, die die Leitung zu erfüllen hat. Der beratende Gruppenanalytiker sollte im klinischen Training und in der Praxis vorgefasste Ideen zur Seite legen und den Bedürfnissen und Zielen der Organisation erlauben, einen Leitungsstil als konstruktiv oder potentiell destruktiv zu definieren. Dieser Aspekt gruppenanalytischer Beratung wurde seit 1995 durch ‚Arbeitskonferenzen' erforscht, die Marlene Spero im Londoner Institut für Gruppenanalyse organisierte. Fragen der Leitung, der Autorität und der Wech-

selbeziehung werden mehr erfahren, als dass darüber gesprochen würde. In kleinen und Großgruppen werden diese Fragen im Hinblick auf ihre Wirksamkeit zur Erfüllung der der Konferenz gestellten Aufgaben evaluiert (Spero, 2003).
Nützliche Indikatoren für den Leitungsstil sind: das System von Kanälen, durch die Information zwischen den leitenden und den nachgeordneten Ebenen in der Hierarchie fließt; sowie das Maß, in dem Gruppen-Settings genutzt werden, um die Kommunikation in der Organisation zu fördern. Ein viel verwandtes Konzept in Organisationen ist das des Teams und die damit verbundenen Tugenden des ‚Team-Geistes' und der ‚Team-Entwicklung'. Besonders das letztere wird ebenso im Gesundheitswesen wie auch in Wirtschaftsorganisationen geschätzt, und es wird dort auf die Dienste von Gruppenanalytikern zurückgegriffen, um den Prozess zu fördern. Wie eine Aufgabe wird sie oft als ein Indikator für die Gesundheit der Organisation gesehen.

Machtfragen in Organisationen

Es liegt nahe, dass Machtfragen in vielfältiger Weise sowohl im Management wie auch in den verschiedenen Gruppierungen der Belegschaft auftauchen. Es ist daher vorteilhaft für den beratenden Gruppenanalytiker, sich mit der Machtstruktur der Organisation vertraut zu machen. Das wird die Zusammensetzung der Beratungsgruppe beeinflussen, vor allem im Hinblick auf die Frage, wie weit es nützlich ist, dass Management und Personal gemeinsam an einer Gruppe teilnehmen. Die Diskrepanz zwischen manifester und latenter Macht kann eine bedeutsame Quelle von Spannungen in der Organisation sein und daher auch in der Beratungsgruppe.

KAPITEL ZWANZIG

Die Supervision von Gruppentherapie

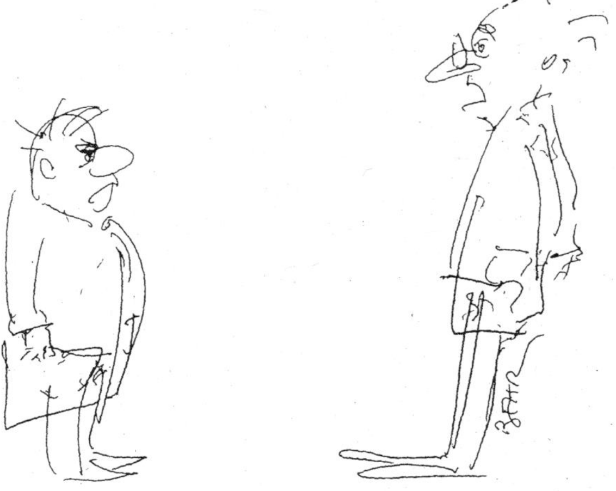

'Ich weiß, Sie haben Probleme mit Ihrer Gruppe, Herr Schmidt, aber ich fürchte, die Rechtslage erlaubt es Ihnen nicht, die ganze Gruppe zu sezieren.'

Supervision ist zu einem wichtigen Teil der beruflichen Entwicklung des Gruppenanalytikers geworden. Es ist ein wesentlicher Teil der Ausbildungserfahrung und durch das gesamte Berufsleben des Therapeuten hindurch ein Kennzeichen guter Arbeit. In den meisten Fällen wird der Supervisor die Gruppenpatienten niemals sehen, deren Fortschritt er beeinflusst. Er funktioniert als ein Katalysator in der Interaktion zwischen dem Therapeuten und der Gruppe.

Die primäre Aufgabe von Supervision ist es, die therapeutische Beziehung zu beleuchten; ihre sekundäre Aufgabe ist, die Kompetenz des Supervisanden als Therapeut zu fördern. In der Gruppensupervision ist nicht nur die Erfahrung und Sachkenntnis des Supervisors von Bedeutung, sondern auch der Austausch zwischen den Kollegen in der Supervisionsgruppe, von denen jeder eine andere Sicht der therapeutischen Situation hat. In dieser Gruppe kennt nur der Vorstellende seine Gruppe aus erster Hand, aber gleichzeitig kommt die Verzerrung durch die Gegenübertragung ins Spiel, die die supervidierende Gruppe mit ihrer größeren Distanz und Objektivität erkennen kann, gelegentlich aber auch unbewusst reinszeniert und auf diese Weise dem Berichtenden nahe bringt. Der Supervisand berichtet wie ein Reporter vom Schauplatz, behält die Fähigkeit und Frische der Kenntnis aus erster Hand, sowie der Unmittelbarkeit und Empathie. Die anderen Mitglieder der Supervisionsgruppe liefern redaktionelle Erläuterungen.

Die Supervisionsgruppe kann als eine Figur-Grund-Konstellation verstanden werden, in deren Vordergrund im Allgemeinen die Beziehung zwischen dem Therapeuten und der Patientengruppe steht, während der Hintergrund wie in einem Kaleidoskop Konfigurationen bildet, die eine Vielzahl anderer Beziehungen miteinander verbinden. Hierzu gehören die Beziehungen zwischen dem Therapeuten und dem Supervisor, dem Therapeuten und der Supervisionsgruppe, dem Therapeuten und dem übergeordneten System, in dem der Therapeut tätig ist, und gelegentlich die Beziehungen innerhalb der persönlichen Lebenssituation des Therapeuten, soweit sie auf die Gruppenarbeit Einfluss nehmen. Alle diese Beziehungen können in den Vordergrund rücken und zu einem Fokus der Supervision werden.

Die Nahtstelle zwischen Supervision und Unterricht

Supervisoren unterscheiden sich darin, in wie weit sie theoretischen Unterricht in die hauptsächlich klinische und therapeutische Tätigkeit einbeziehen. Einige argumentieren, die Supervision solle sich ausschließlich mit der intuitiven Resonanz des Supervisanden mit der Gruppe befassen, und jedes didaktische Eingreifen beeinträchtige diesen Prozess. Wird jedoch angenommen, Supervision sei ein kollegialer Austausch, wäre es eine vertane Gelegenheit, wenn das Gespräch sich nicht gelegentlich theoretischen Bereichen zuwenden würde. Unter ihren vielen Funktionen übermittelt Supervision auch ein Therapiemodell, und klinische Interventionen sollten auch theoretisch begründet sein. Nach unserer Erfahrung ergänzt und bereichert die Bezugnahme zu theoretischen Konzepten den supervisorischen Diskurs und gibt Therapeuten eine stärkere Fundierung für ihre gruppenanalytische Technik und Praxis. Es gibt jedoch auch Gruppenanalytiker, die berichten, wie hilfreich es für sie war, in ihren Supervisionen keinerlei Erklärungen oder Anleitungen bekommen zu haben und nur ermutigt worden zu sein durch ‚und was geschah dann?'.

Die Nahtstelle zwischen Supervision und Therapie

Man ist oft in Versuchung, Supervision wie eine Therapie zu verwenden, besonders wenn Gegenübertragungs-Phänomene die Arbeit behindern. Dieser Druck nimmt zu, wenn der Supervisand nicht in einer persönlichen Therapie ist, und gelegentlich gibt es Situationen, in denen der Supervisor sich hüten sollte, zum ‚Komplizen' zu werden und unterschwellig Therapie in die Supervisionsgruppe zu schmuggeln. Stellt es sich aber heraus, dass die Supervision das einzige Forum ist, um persönlich Probleme, die die Arbeit des Supervisanden beeinträchtigen, zu besprechen, ist es legitim, ein kleines Stück auf der therapeutischen Straße zu gehen mit dem Ziel, Halt und Unterstützung zu geben, und wenn nötig, dem Supervisanden zu einer persönlichen Therapie zu raten. Es muss aber daran erinnert werden, dass der Supervisor keinen therapeutischen Kontrakt mit dem Supervisanden hat, und es nicht gerechtfertigt ist, analytische oder deutende Interventionen zu machen.

Der institutionelle Kontext von Supervision

Institutionen sind im Großen und Ganzen beeindruckende und unpersönliche Einrichtungen, die Anforderungen sowohl an den Supervisor wie auch den Supervisanden stellen. Im Fall einer Klinik kann es eine Erwartung geben, dass Patienten nur für einen begrenzten Zeitraum in der Gruppe sein sollen, oder die Gruppe selbst zeitlich begrenzt. Diese Anforderung muss zu Beginn geklärt werden. Vor allem Therapeuten in Ausbildung müssen auf mögliche Widersprüche zwischen Anforderungen der Ausbildung und der Institution achten. Selbst dann, wenn der Therapeut auf Honorarbasis arbeitet oder ein Gast der Klinik ist, ist er verpflichtet, sich nach ihren Vorgehensweisen und Gewohnheiten zu richten. Das könnte den Bereich der Supervision betreffen, z.B. in der Frage, wie und durch wen Patienten zur Gruppentherapie überwiesen werden, und wer letztlich die Verantwortung trägt, über die Eignung eines bestimmten Patienten für die Gruppe zu entscheiden.

Eventuell muss der Therapeut in Ausbildung sowohl an ‚interner', wie auch ‚externer' Supervision teilnehmen. Die beiden Supervisionen können einen sehr unterschiedlichen Charakter haben, aber so lange die Erfordernisse sowohl der Klinik wie auch des Ausbildungsinstituts berücksichtigt werden, kann die Erfahrung ergänzend und bereichernd sein. Andererseits kann die trianguläre Transaktion zwischen dem Supervisanden und den beiden ‚elterlichen' Einrichtungen ein Nährboden für Spaltung, Konfusion und Konflikt sein, besonders wenn die Grundregeln nicht im voraus festgelegt worden sind. Eine Form von vorbereitender Kommunikation zwischen der Klinik und dem Ausbildungsinstitut oder zwischen dem internen und externen Supervisor, in der die gegenseitigen Erwar-

tungen und Verpflichtungen besprochen werden, schaffen die Voraussetzung für eine harmonische Arbeitsbeziehung zwischen allen drei Parteien.
Wann immer eine Supervision in einem institutionellen Rahmen angeboten wird, ganz gleich welcher Art von Institution, hat der Supervisor unterschiedliche Verpflichtungen gegenüber den beiden beteiligten Parteien, mit denen er in Beziehung tritt: der anstellenden Institution und dem Supervisanden. Theoretisch sollte es hier keine Loyalitätskonflikte geben, und wenn der Anstellungsvertrag sorgfältig ausgehandelt worden ist, können solche Konflikte vermieden werden. Bereiche, in denen man auf der Hut sein sollte, sind Fragen über die Berechtigung, Mitglieder der Supervisionsgruppe aufzunehmen oder auszuschließen, ein möglicher Wunsch, über die Fortschritte des Supervisanden zu berichten, oder das Bedürfnis nach Vertraulichkeit und die Vorgehensweise im Falle von entstehenden Schwierigkeiten zwischen dem Supervisor und den Supervisanden.

Die Zusammensetzung der Supervisionsgruppe

Die Supervisionsgruppe mit ihrer Betonung von Leistung und beruflicher Überprüfung erfordert vom Supervisor beim Zusammenstellen der Gruppe, bestimmte Faktoren wie z.B. das hierarchische Verhältnis der Supervisanden untereinander zu berücksichtigen, ihre ursprünglichen beruflichen Identitäten, sowie in einem Ausbildungszusammenhang ihre Position im Kurs. Die Supervisanden können einander auch aus anderen beruflichen Kontexten kennen, besonders wenn es sich ergibt, dass sie in derselben Klinik oder demselben Ausbildungsinstitut arbeiten. Solche Bekanntheit kann zu Zusammenhalt und Vertraulichkeit in der Gruppe führen, aber auch zu exzessiver Konkurrenz, Eifersucht und Vorurteilen, die möglicherweise aus früheren Begegnungen in die Supervisionsgruppe verschoben werden oder auf den Supervisor. Das sind störende und potentiell destruktive Beziehungen, die einen Strich durch die Rechnung machen können. Sie sollten aufgedeckt werden, sobald sie entstehen, ins Gespräch gebracht und hoffentlich gelöst.
Die gruppenanalytische Erfahrung des Supervisanden oder deren Mangel spielen auch eine Rolle. Unterschiede können bereichernd sein oder als ein Hemmnis für Offenheit und Lernen wirken. Im allgemeinen jedoch spielt die bei der Zusammenstellung gruppenanalytischer Therapiegruppen angestrebte Mannigfaltigkeit bei der Zusammenstellung einer Supervisionsgruppe eine nützliche Rolle. Das heißt eine Mischung von Berufen, unterschiedliche Erfahrung und Vertrautheit mit Gruppenanalyse schafft im allgemeinen eine kreative Mischung, hoffentlich noch verstärkt durch die Reife der Teilnehmer.

Strukturierung der Supervisionssitzung

Eine Festlegung der Reihenfolge ist in der Supervisionsgruppe notwendig, damit gewährleistet ist, dass alle Mitglieder Gelegenheit haben, ihre Gruppen vorzustellen, und der Supervisor ist am besten geeignet, dieses Vorgehen zu strukturieren und auf die Zeitbegrenzung zu achten. Hierdurch können zurückhaltende Supervisanden und solche, die noch keine Gruppe leiten, den Reichtum an Material entdecken, der aus einer Diskussion über scheinbar randständige Phänomene gewonnen werden kann, wie z.B. das Setting, den Prozess der Vorbereitung einer Gruppe oder die Psychopathologie eines Menschen in der diagnostischen Phase. Ein gleich großer Zeitanteil erlaubt es allen Teilnehmern, ihre Arbeit hinreichend zu reflektieren, in welchem Stadium sie auch sein mag. Wöchentlich tagende Supervisionsgruppen haben einen Rhythmus mit kurzen Abständen, die es ermöglichen, bedrängende, Angst auslösende und dringliche Themen zu besprechen. Aber es mag nicht für alle Supervisanden nötig sein, jede Woche vorzustellen, solange am Prinzip, dass alle im Wechsel dran kommen, kontinuierlich festgehalten wird.

Der Stil, Sitzungen zu leiten, ist sehr unterschiedlich. Einige Supervisoren regen an, die persönlichen Daten von Gruppenpatienten zu verteilen. Andere ziehen es vor, sich nur auf verbale Berichte von Sitzungen zu verlassen, vielleicht unterstützt durch ein Diagramm, das die Namen der Gruppenmitglieder und ihre Verteilung im Gruppenraum zeigt. Das Klammern an schriftliche Notizen, außer als Gedächtnisstütze, kann verhindern, das Material lebendig werden zu lassen. Der Supervisor sollte flexibel genug sein, den Bericht ohne Unterbrechung laufen zu lassen, solange der Bericht emotional flüssig genug ist. Aber er sollte auch bereit sein, frühzeitig einzuschreiten, falls der Bericht in einem Nebel von zwanghaften Details verloren geht, oder wenn ein Punkt der Vorstellung Beachtung verdient, bevor er verloren geht.

Supervision hat ein Halt gebendes (containing) Element, das eine gewisse Strukturierung durch den Supervisor erfordert, besonders zu Beginn und am Ende einer Vorstellung. In der Mitte werden die Assoziationen der Supervisionsgruppe als Ganzes genutzt. Die Sichtweise der anderen Gruppenmitglieder kann durch den Supervisor aktiv eingeholt werden und ihre Beiträge miteinander verwoben. Gibt es Meinungsverschiedenheiten, oder sind die Dinge nach Ansicht des Supervisors nicht auf den Punkt gebracht worden, ist es Sache des Supervisors, die von ihm bevorzugte Vorgehensweise offen zu legen und gleichzeitig die Gruppe zu ermutigen, an einen parallel laufenden Prozess zu denken, in dem eine Dynamik aus der vorgestellten Gruppe sich in der Supervisionsgruppe spiegelt. Neben dem Erreichen eines besseren Verständnisses für die vorgestellte Gruppe sollte der Supervisand die Supervisionssitzung mit einem Instrumentarium zur Behebung der schwierigen Situation verlassen. Ein Rezept aus der Supervisionsgruppe verhilft dem Supervisanden oft zu einer Lösung, ob der Supervisand nun mit diesem Rezept einverstanden ist oder nicht. Es ist auch Sache des Supervisors, den Brennpunkt dort hinzulenken, wo die emotionale Energie liegt. Ein verzweifelter Supervisand z.B. ist nicht imstande, auf die Dynamik der Gruppe einzugehen, und dürfte Unterstützung oder Untersuchung der Gegenübertragung brauchen, bevor er zu einer leidenschaftslosen Analyse der Gruppe selbst gelangen kann.

Supervision in psychotherapeutischen und psychiatrischen Abteilungen

In einigen psychotherapeutischen und psychiatrischen Abteilungen gibt es eine unausgesprochene Annahme, dass Gruppentherapie im Vergleich zur Einzeltherapie zweitrangig ist, oder dass analytische Therapieformen weniger effektiv sind als andere psychologische Behandlungen. Der unsichere und nicht unterstützte Supervisand könnte Unterstützung in der Kunst brauchen, die Gruppe zu ‚verkaufen' und die Vorzüge gruppenanalytischer Psychotherapie bekannt zu machen. Das könnte einhergehen mit der Teilnahme an Fallkonferenzen und klinischen Diskussionen und der sichtbaren Präsenz in der Abteilung, statt ein unverbundener Außenseiter zu sein.

Supervision in der Ausbildung

Supervision ist ein Punkt innerhalb des Dreiecks, in dem gruppenanalytische Ausbildung stattfindet. Sie verbindet die Selbsterfahrung des Supervisanden mit der in Seminaren gelehrten Theorie und der gruppenanalytischen Praxis. Das ist das Modell von Supervision, das wir als anwendbar und wirksam gefunden haben, aber es gibt auch andere. Einige Ausbildungsinstitute halten die drei Bestandteile gänzlich getrennt und bestehen darauf, die Selbsterfahrung des Auszubildenden sollte von Theorie und Supervision getrennt gehalten werden. Wo das trianguläre Modell angewandt wird, behält der Supervisor im Sinn, dass der Supervisand die Selbsterfahrungsgruppe nutzen kann, wenn die durchgeführte Gruppe aktuelle oder latente Probleme oder Restneurosen berührt. Diese können beim Vorstellen in der Supervision auftauchen, wo sie benannt und dorthin verwiesen werden sollten, wo sie hin gehören, nämlich in die Selbsterfahrungsgruppe. Solch ein Vorgehen wird vom Supervisanden meist mit Erleichterung aufgenommen. Sollte dies nicht der Fall sein oder die Blockade nicht erkannt oder verleugnet werden, stellt sich die Frage, ob der Supervisor den Selbsterfahrungsleiter ansprechen sollte. Wenn ja, wie viel Information sollte er geben? Das ist ein heikles Problem, auf das es wohl keine definitive Antwort gibt. Ausbildende Gruppenanalytiker und Supervisoren haben in dieser Hinsicht unterschiedliche Ansichten. Sind sie Teil desselben Ausbildungsmodells und -

Instituts, wird Kontakt akzeptiert werden und kann zu Beginn mit dem Auszubildenden besprochen werden. Nichtsdestoweniger sollte Rückmeldung zwischen Supervisor und Selbsterfahrungsleiter die Ausnahme bleiben, und immer mit Wissen und Zustimmung des Auszubildenden stattfinden. Findet die Selbsterfahrung außerhalb des Ausbildungsinstituts statt, ist es für beide Seiten üblich, keinen Kontakt zu haben, außer in dem seltenen Fall, wenn die eine oder andere Seite meint, die Ausbildung sollte vorübergehend oder ganz beendet werden. Ausbildungsinstitute haben im Allgemeinen klar definierte Vorgehensweisen im Aushandeln der Grenzen zwischen den verschiedenen Komponenten der Ausbildung.

Das bringt uns zu der Frage, welche und wie viel Verantwortung auf dem Supervisor ruht. In einem Ausbildungsprogramm wird die Verantwortung für alle Aspekte der Ausbildung, die einen Auszubildenden betreffen, unter den Ausbildern geteilt. In Bezug auf die Verantwortung für die Patienten in der Gruppe des Auszubildenden kann man jedoch annehmen, dass sie in den Bereich der Supervision fällt. Es ist z.B. anzunehmen, dass einem Supervisor Gruppen mit 30 oder mehr einzelnen Patienten von, sagen wir, vier Supervisanden vorgestellt werden. Selbst wenn der Leiter sich noch so sorgfältig Notizen macht, kann man nicht erwarten, dass er die Situation jedes Patienten ausreichend präsent hat, um Gefahrenpunkte oder drohende Krisen vorhersehen zu können. Er muss sich auf die Beurteilung der Situation durch den Supervisanden verlassen und darauf, dass dieser sie rechtzeitig in die Supervision einbringt. Und doch kennen wir keinen Supervisor, der sich nicht verstrickt und verantwortlich fühlt, wenn eine Krise entsteht, besonders dann, wenn relativ unerfahrene Supervisanden betroffen sind. Aber potentielle und tatsächliche Komplikationen kommen auf allen Erfahrungsniveaus vor und werden in die Supervision eingebracht. Unserer Ansicht nach ruht die Verantwortung für den Patienten letztendlich auf dem erfahrenen behandelnden Arzt, der für die Versorgung des Patienten zuständig ist. Wird jedoch die Therapie in einem privaten Rahmen durchgeführt, liegt sie beim Hausarzt des Patienten oder dem überweisenden Arzt. In einem Notfall oder wenn ein solcher droht - schwere Fälle von Anorexie, ein psychotischer Zusammenbruch oder ein potentieller Suizid - sollte der Supervisand ermutigt werden, diese Fachleute zu konsultieren, oder er sollte diese Patienten an die Fachleute zurück überweisen.

Supervision nach der Ausbildung

Diskussion der eigenen therapeutischen Arbeit ist der Lebensnerv der beruflichen Praxis. Der Ausdruck ‚fortlaufende berufliche Entwicklung' wurde in das Berufsleben integriert. Das schließt Supervision mit ein. Einige Therapeuten wenden den Begriff locker an. Sie treffen sich nur informell oder bei Bedarf, um interessante oder problematische Themen bei einer Tasse Kaffee zu diskutieren. Wenn wir jedoch handeln, wie wir behaupten, ist die Kommunikation unter Fachleuten notwendig, um die berufliche Isolation zu durchbrechen, die anfällig macht für Vorurteile, blinde Flecken und Mangel an Bewusstsein für aktuelle Themen.

Klinische Treffen, bei denen Gruppen, einzelne Patienten und therapeutische Themen vorgestellt werden, bilden einen wichtigen Teil therapeutischer Entwicklung. Wie bei Patienten, die in Gruppen von der Entdeckung profitieren, dass sie imstande sind, anderen zu helfen, so lernen Therapeuten auch am besten im Austausch mit anderen. Wenn die Ausbildung erst beendet ist und der Kandidat in den Wirrwarr des Berufslebens eintaucht, wird der Verlust regelmäßiger Supervision mit oft schmerzlicher Unsicherheit erlebt, ja sogar einem Gefühl von Entbehrung. Obwohl das so ist, gibt es auch eine erstaunlicherweise von Foulkes vertretene Ansicht, dass frisch gebackene Gruppenanalytiker von der Erfahrung, nach ihrem Abschluss für eine Weile auf eigenen Füßen zu stehe, profitieren können (Foulkes, persönliche Mitteilung). In der Praxis sind nicht alle Gruppenanalytiker imstande, in ihre berufliche Tätigkeit eine Nische für Supervision einzubauen. Die Frage bleibt offen, ob Supervision als ein unentbehrliches Element der Berufstätigkeit festgelegt werden sollte, oder als ein Luxus, für den nur wenige die Zeit und das Geld aufbringen können, und der unverzichtbar zur Rolle des Auszubildenden gehört.

Für erfahrenere Therapeuten fühlt sich der Begriff ‚Supervision' unbehaglich an. Der Ausdruck, dass jemand von oben auf einen herabschaut, ist weniger angemessen unter ausgebildeten Kollegen, als in einem Ausbildungskontext, und ein anderer Ausdruck als ‚Supervision' wäre vorzuziehen. Vernachlässigt man die Terminologie, ist der Gewinn erheblich, seine Arbeit mit Kollegen zu diskutieren, in welchem Rahmen auch immer. Gruppenanalyse beruht auf der Annahme, dass zwischenmenschliche Störungen durch Isolation entstehen. Die Folge davon ist, dass eine Gruppe, die offene Kommunikation fördert, ein Gegenmittel zur Isolation bildet. Wenn das für therapeutische Gruppen wahr ist, sollte es auch für Gruppen gelten, in denen therapeutische Kollegen gemeinsam über ihre Arbeit nachdenken.

Technik und Fallstricke

Der Supervisor zielt darauf ab, empfänglich und respektvoll für die Vorstellung des Supervisanden zu sein, hält aber zugleich an der Aufgabe fest, zu erleichtern, zu klären und gelegentlich zu führen. Das erfordert eine Achtsamkeit für das, was übersehen, missverstanden oder vom Supervisanden in seiner Bedeutung überschätzt wird. Der Supervisor sollte das in einer nicht-konfrontativen, nicht-autoritären Weise untersuchen, die die Gefahr vermeidet, einen Mangel an

Kenntnissen zu vermitteln oder, schlimmer noch, den Supervisanden zu beschämen.

Die Art und Weise, wie Supervisanden das sich entfaltende Material einer Sitzung darstellen, bietet wichtige Einsichten in ihre Stärken und Schwächen. Ist der Fokus auf die Einzelnen in der Gruppe gelegt auf Kosten der Gruppe als Ganzes? Ist der Prozess zugunsten des Inhalts vernachlässigt? Interveniert der Vorstellende häufig, oder bleibt er im Hintergrund? Werden die emotionalen Reaktionen und Antworten des Leiters berichtet oder bei der Vorstellung ausgespart? Wird Raum gelassen für Reflexion und Beobachtung, oder werden der Supervisor und die Supervisionsgruppe überflutet von Details, die schon im voraus zusammengestellt wurden? In den Antworten auf all diese Fragen nutzt der Supervisor die Reaktionen der Supervisionsgruppe als Richtschnur für seine eigenen Antworten, um so Schwächen, blinde Flecken oder Unterlassungen zu entdecken, einzuschätzen und zu korrigieren.

Transkulturelle Themen in der Supervision

Supervision mit Supervisanden aus einem anderen ethnischen Hintergrund als dem des Supervisors und der übrigen Supervisionsgruppe kann für alle Beteiligten lohnend sein. Es bietet reiche Lernerfahrung für die unausgesprochenen, meist unbewussten historisch und kulturell konditionierten Annahmen und Haltungen, die wir alle in unser Berufsleben mitbringen. Solche Haltungen und Vorurteile verbergen sich in Gemeinsamkeiten und kommen an die Oberfläche in der Unterschiedlichkeit. Die landeseigene Sprache und Mundart der Supervisionsgruppe passt vielleicht nicht zu derjenigen ethnisch unterschiedlicher Gruppenmitglieder und kann dadurch Unverständnis und Fehleinschätzung mit sich bringen. Auch die Körpersprache und Eigenarten können sich weitgehend unterscheiden. All das erfordert Raum, um in der Supervision an die Oberfläche zu kommen, und Zeit, um von allen Beteiligten in ihrer Bedeutung akzeptiert und verstanden zu werden. Unterschiedliche Gewohnheiten und Einstellungen gegenüber Themen wie Geschlecht und soziale Strukturen müssen bei der Einschätzung von Inhalt und Darstellung des Fallmaterials bedacht werden. Arbeiten Supervisor oder Supervisand in Kulturen, deren Gesundheitswesen und therapeutische Dienste sich voneinander unterscheiden, ist es erforderlich, in der Arbeit eine Vertrautheit miteinander zu erwerben. Das sieht in der Aufzählung nach einer gewaltigen Aufgabe aus, aber es reduziert sich zu dem, was vom Supervisor erwartet wird: eine alles durchdringende, tolerante, immer aufgeschlossene Auffassung und Haltung, die Uniformität vermeidet und Unterschiedlichkeit in den Persönlichkeiten und der beruflichen Kompetenz der Supervisanden schätzt.

KAPITEL EINUNDZWANZIG

Der Gruppenanalytiker als Fachmann

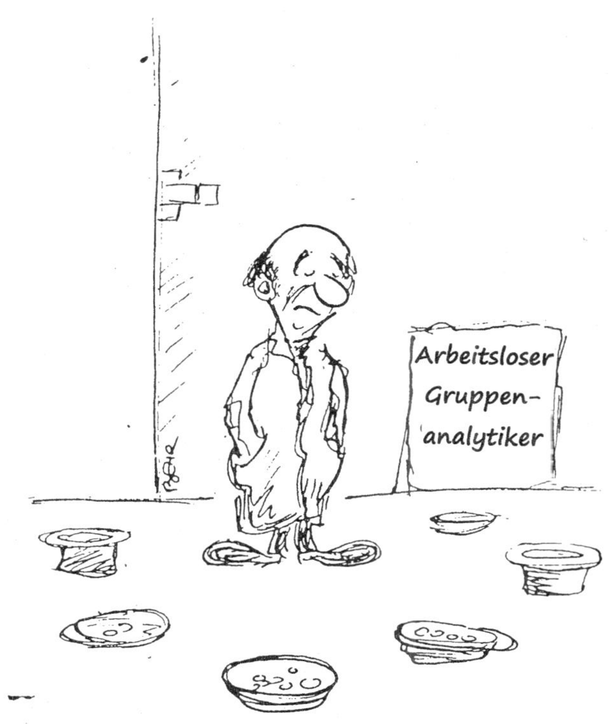

Das frühe einundzwanzigste Jahrhundert zeigt den praktizierenden Psychotherapeuten eingeengt durch ein Dickicht von Zwängen und Verpflichtungen, die das wachsende Bewusstsein der Gesellschaft für ihre Bedürfnisse, Anforderungen, Privilegien und Rechte mit sich bringt. Die Herrenjahre der Praxis im frühen zwanzigsten Jahrhundert, als allwissende Fachleute in ihrem Urteil unanfechtbar waren, sind Geschichte geworden, obwohl frustrierte Äußerungen dieser Mentalität immer noch gelegentlich zur Enttäuschung der Patienten und zum Verdruss der beruflichen Institutionen an die Oberfläche kommen.

Eine professionelle Haltung auf Seiten des Psychotherapeuten setzt Empathie in Kombination mit Abstinenz voraus. Das ist oft festgelegt in den von Ausbildungsinstituten, registrierenden Institutionen und akkreditierenden Organisationen veröffentlichten Regeln, Bestimmungen und Protokollen. Die meisten dieser Regeln wurden zum Schutz des Patienten entworfen, sodass der Therapeut schon vor dem Hinaustreten aus dem Kokon der Ausbildung sicherstellen muss, dass er ein schützendes Dach von Versicherungen hat und mit den institutionellen ethischen Regeln, sowie dem professionellem Hintergrund vertraut ist. Auch Supervision ist heutzutage ein integraler Bestandteil dieses Schutzschildes. Die informierte Öffentlichkeit ist heute sensibilisiert für Behandlungsfehler und hat ein Klagerecht geschaffen, das bestenfalls nützlich, schlimmstenfalls überwachend und streitlustig ist. Das macht Psychotherapie zu einer gefahrvollen Reise. Die spezielle Natur unserer Arbeit verlangt die Erforschung sensibler Bereiche, das Vordringen in private und intime Aspekte des Selbst und das Aufwühlen von schmerzlichen oder unerwünschten Gefühlen. Viele der Menschen in Psychotherapie haben Schicksalsschläge erlitten, die ihr Vertrauen in andere zerstört haben. Die Aktivierung alter oder vergessener Traumen in der Therapie kann unerwartete Auswirkungen auf die therapeutische Beziehung haben, ob durch Übertragung hervorgerufen oder nicht.

Gruppen sind nicht weniger ein fruchtbarer Boden für diese versteckten Fallen als die dyadische Situation. In dyadischer Psychotherapie gibt es die Schwierigkeit, dass es keine Zeugen für die Korrektheit der professionellen Begegnung gibt. In Gruppenpsychotherapie wird der Therapeut von der ganzen Gruppe beobachtet, aber es gibt noch reichlich Gelegenheit, sich selbst in unachtsamen oder sorglosen Augenblicken eine Falle zu stellen, indem man eine grobe Intervention gibt, eine vertrauliche Information fallen lässt, die Beherrschung verliert oder einen unangemessenen Rat gibt, der auf einen selbst zurückschlägt. Gruppenanalytiker haben wie alle Psychotherapeuten eine Dimension in ihrer Tätigkeit, die es in anderen Berufen nicht gibt. Sie gehen mit einem Bereich um, den sie mit ihren Patienten teilen, nämlich der Äußerung seelischer Prozesse, gelegentlich bewusst, häufiger unbewusst. Das ist der Grund, sich einer persönlichen Therapie zu unterziehen, einem Prozess, der zum Verständnis der eigenen emotionalen Reaktionen auf den Patienten führen soll. Es ist wichtig, zwischen den realen und den neurotischen Haltungen zu unterscheiden, die maßgeblich für die Interventionen des Therapeuten sind. Konzepte wie Übertragung und Gegenübertragung bieten sich zur Verleugnung realer negativer Reaktionen auf Seiten des Therapeuten an. S.H. Foulkes warnte seine Schüler: ‚Verstecken Sie sich nicht hinter Übertragung. Übertragung braucht einen Haken, um sich daran festzumachen, und der könnte in Ihnen sein' (Foulkes, persönliche Mitteilung).

Sich nicht hinter Übertragung zu verstecken, kann hin und wieder zu der Erkenntnis führen, dass man ein mehr als übliches Interesse an einem Gruppenmitglied entwickelt hat, oder sogar, dass man sich verliebt hat. Das kann eine verheerende Erkenntnis sein, nicht weil sie in sich ‚falsch' wäre, sondern weil sie dem feststehenden und vertragsgemäßen Ziel der Therapie zuwider läuft. Es kann keine starren und fixen Regeln geben, wie mit solch einer Situation umzugehen ist, außer dass es kein Ausleben solcher Gefühle geben darf. Selbsterforschung und ein berufliches Training, das Abstinenz verlangt, soll helfen, wie auch ein offenes Gespräch über das Gefühlsdilemma mit einem vertrauenswürdigen Kollegen oder Supervisor. Die sensiblen Wahrnehmungen der Gruppe können die Situation heikler machen, wenn sie das Vertrauen in den Therapeuten schwächen, aber sie können dem Therapeuten auch zurück zur erforderlichen professionellen Haltung verhelfen.

Ethische Aspekte

In ihrem eigentlichen Wesen kann Ethik nicht absolut sein. Sie ändert sich, wenn es die kulturelle und wissenschaftliche Erkenntnis erfordert. Einige ethische Maximen sind spezifisch für die Gruppenanalyse. Der Gruppenanalytiker unterwirft sich der Regel, mit seinen eigenen persönlichen Konflikten außerhalb der Gruppe umzugehen, vor allem bei einem Konflikt, der durch Ereignisse in der Gruppe wiederbelebt wurde. Geschieht das nicht, geht das ungelöste Problem in die Gruppenmatrix ein und entstellt die Wahrnehmung des Therapeuten vom Inhalt der Gruppe. Das ist besonders wichtig im Hinblick auf den Einfluss und die Machtausübung des Therapeuten in der Gruppe.
Therapiegruppen haben im Gegensatz zu dyadischen Therapien eine öffentliche Dimension, die spezielle ethische Probleme in Bezug auf Vertraulichkeit mit sich bringen. Das kann von offensichtlich unbedeutenden und harmlosen Themen reichen, wie die versehentliche Preisgabe der Adresse eines Gruppenmitglieds, bis zu der nicht autorisierten Weitergabe von Informationen aus einer dyadischen Situation. Das schwierigste Dilemma entsteht, wenn ein Gruppenmitglied der Gruppe über ein begangenes oder ein geplantes Verbrechen berichtet, wie etwa Gewalt gegen ein Kind oder einen Partner, Stalking oder unerlaubten Waffenbesitz. Der Gruppenanalytiker muss entscheiden, wo an der Nahtstelle zwischen öffentlichen Pflichten und beruflicher Schweigepflicht seine Verantwortung liegt. Das ist zwangsläufig eine persönliche und daher eigenmächtige Entscheidung, die nicht institutionell vorgeschrieben werden kann.

Der Gruppenanalytiker in eigener Praxis

Eigene Praxis kann ein einsames Unternehmen sein, nicht nur wenn Dinge schief gehen, sondern auch, wenn die Arbeit ihren gewohnten Gang geht. Eine Praxis, in der mehr als ein Therapeut arbeitet, bietet Patienten auf der Suche nach einer Gruppe eine größere Wahlfreiheit. Sind Gruppen voll oder sollen aufgefüllt werden, ist ein System des Weiterverweisens wichtig, und das ist innerhalb derselben Praxis leichter zu erreichen. Aus diesen Gründen ziehen viele Gruppenanalytiker die Arbeit in einer Praxis mit anderen Kollegen oder zumin-

dest einem anderen Kollegen vor. Praxistreffen und informelle Gespräche helfen dem Praktiker, mit professionellen Trends und dem Denken in seinem Feld Schritt zu halten.
Psychotherapie kann als ein Geschäft gesehen werden, das effizientes Management, Planung und Werbung erfordert. Cyntia Rogers, eine Gruppenanalytikerin in eigener Praxis in London, hat detailliert über diese Aspekte professioneller Praxis geschrieben, sowie über verschiedene Maßnahmen zur Vorsorge und zum eigenen Schutz, über die sich der Psychotherapeut neben seiner Arbeit selbst Gedanken machen muss (Rogers, 2004).

Öffentlichkeitsarbeit und Werbung

Für Psychotherapeuten einschließlich Gruppenanalytikern stellt Öffentlichkeitsarbeit eine Schwierigkeit dar. Zögerliche Therapeuten, die mit Techniken und Zubehör moderner Werbung und Öffentlichkeitsarbeit nichts zu tun haben wollen, könnten sich auf der Suche nach Überweisungen am Rande wieder finden und mit einer schrumpfenden Patientenzahl konfrontiert werden. Viele Gruppenanalytiker arbeiten in ihrer Therapeutenrolle exzellent, haben aber Schwierigkeiten, in einem weiteren Netzwerk für sich Werbung zu machen. Diese Fähigkeit wurde früher für unbescheiden gehalten und von Psychotherapeuten als unvereinbar mit ihrem beruflichen Status, bestenfalls eine unnötige Tätigkeit, schlechtestenfalls ein Trick, der nach Scharlatanerie aussah. Heute ist es eher ein Indikator guter Praxis, da es das Profil des Berufsstandes verbessert und zu der Transparenz beiträgt, die nun durch die Öffentlichkeit von einer Profession gefordert wird, die einst geheimnisumwoben im Dunkel lag.
Alle Fachleute haben den Wunsch, ihre Arbeit bekannt zu machen. Aber wie und wo kann man das erreichen? Der Gruppenanalytiker wendet sich an eine Öffentlichkeit, die mit einer verwirrenden Vielfalt therapeutischer Möglichkeiten konfrontiert ist. Eine richtige Armee von Fachleuten, zu denen Psychologen, Psychiater, Psychotherapeuten und Berater vieler Richtungen gehören, hat ihr Lager mitten in der modernen Gesellschaft aufgeschlagen. Das Gebiet der seelischen Gesundheit ist zu einer Tagungsstätte geworden, in der Therapeuten ihre Methoden und ihr Vorgehen den Blicken der Öffentlichkeit und der Berufswelt darbieten und sich aus ihren Ständen vorsichtig und kritisch beäugen. ‚Der Psychiater ist in Mode', sagt die Werbetafel von Lucy Van Pelt. Der moderne Therapeut ist nicht nur ‚in Mode', sondern ‚da draußen' auf dem Marktplatz, informative Prospekte verteilend und sich farbenfroh in Websites darstellend. Es ist nicht immer leicht, das Bewährte und Erprobte vom Experimentellen zu unterscheiden, das Neue vom Neumodischen.
Vor zwanzig oder dreißig Jahren war für Fachleute der einzige Weg, bekannt zu werden, die Veröffentlichung von Artikeln in Fachzeitschriften, eine exklusive

Domäne für eine kleine, oft geschlossene Gruppe von Kollegen, oder vom Rednerpult wissenschaftlicher Tagungen aus Bekanntheit zu erlangen. Dies geschah aber wieder nur für eine geschlossene Gruppe ähnlich qualifizierter, vielleicht sogar gleich gesinnter Akademiker, Kliniker und Praktiker. Die zunehmende Bildung der Öffentlichkeit und die Verbreitung von Wissen durch die Medien bietet Psychotherapeuten eine neue Chance, aber auch ein neues ethisches Dilemma. Ist die Bekanntmachung der eigenen Fähigkeiten in den Medien im Widerspruch mit professionellem Anstand? Färbt die Darstellung in den Medien die therapeutische Beziehung? Die Rührigeren unter den Fachleuten sehen darin einen Fortschritt, eine Palette öffentlicher Aktivitäten anzubieten, einen intellektuellen Anreiz durch Vorlesungen, Auftritte in Presse, Rundfunk und Fernsehen, dazu bestimmt, die Anziehungskraft einer bestimmten Methode zu vergrößern und einen Kreis interessierter Laien, wie auch Fachleute auf sich aufmerksam zu machen. Die gegenwärtige berufliche Transparenz und die Tatsache, dass Information einer breiten Öffentlichkeit leicht zugänglich ist, z.B. durch das Internet, stellt für die heutigen Psychotherapeuten weniger ein Dilemma dar, als für ihre Vorgänger. Es gibt jedoch immer noch eine Grenze, wo ethisch akzeptable in selbstgefällige Werbung übergeht.

Der Gruppenanalytiker im öffentlichen Dienst

Der große Vorteil des öffentlichen Dienstes ist, dass er von kollegialem Leben bestimmt ist. Es gibt bestätigende Resonanz mit kollegialen Fachleuten sowie die Möglichkeit, Aufzeichnungen zu vergleichen, Ansichten auszutauschen, die Ängste der täglichen Arbeit zu teilen, sich gegenseitig mit Ideen und Herausforderungen anzuregen. Der öffentliche Dienst bietet auch Möglichkeiten des Trainings und der Fort- und Weiterbildung. Der öffentliche Dienst schafft wie die Gruppentherapie selbst eine dynamische Matrix zwischenmenschlicher Prozesse, durch die Therapeuten Isolation vermeiden können. Die negative Seite ist, dass Therapeuten mit bürokratischen Klauseln, Vorschriften und Prozeduren einen Kampf führen müssen. Sie können in einem Sumpf administrativer Organisation und Reorganisation festsitzen, und es kann sein, dass sie ihre Arbeit zur Überprüfung kritischen und schlecht informierten Managern und Ärzten vorlegen müssen. Diese Probleme erfordern andere als die therapeutischen Fähigkeiten: z.B. einen Fall auf der Grundlage von Forschung und Erfahrung vorzutragen, in einem professionellen Rahmen zu lehren und zu lernen, und gute Kommunikation mit dem klinischen Netzwerk, das die gruppenanalytische Therapie unterstützt.

Die Erziehung und Unterstützung anderer Fachleute

Erziehung und Unterstützung sind zwei Seiten der gleichen Medaille. Gruppenanalytiker sind gut geeignet, zur beruflichen Entwicklung von Fachleuten aus angrenzenden Disziplinen beizutragen. Dazu zählen z. B. Allgemeinärzte, Gesundheitsberater, Kinderärzte und Psychiater, deren Wissen über Psychotherapie für ihre Arbeit peripher sein mag. Aber im Grunde entsteht auch bei diesen eine Arbeitsbeziehung mit Klienten und Patienten, die den Umgang mit emotional aufgeladenen Themen mit sich bringt. Pädagogische Veranstaltungen können leicht so strukturiert werden, dass sie den Bedürfnissen spezifischer Gruppen von Fachleuten entsprechen. Die ‚Balint-Gruppen' für Allgemeinärzte haben sich in vielen Teilen von Großbritannien etabliert. Ein aktuelleres Modell für den Einsatz von Gruppenanalyse findet sich in der Arbeit von Gerhard Wilke und Simon Freeman, die mit Gruppen von Allgemeinärzten gearbeitet und ihnen geholfen haben, eine konstruktive Rolle in einer groß angelegten Reorganisation des primären Gesundheitswesens in Großbritannien zu übernehmen (Wilke und Freeman, 2001)

Wir haben herausgefunden, dass Treffen mit Fachleuten im Gesundheitswesen durch eine didaktische Strukturierung nützlich sein können. Eine große Bandbreite psychotherapeutischer, gruppentherapeutischer und klinischer Themen kann Gegenstand einmaliger Treffen, Workshops und Symposien sein. Gleichzeitig wollen Fachleute herausfinden, wie sie ihr ‚Stressniveau' senken können, sind es aber leid, das in einem unstrukturierten Rahmen zu tun. Workshops, die eine Möglichkeit bieten, ihre durch die klinische Arbeit hervorgerufenen Gefühle und Frustrationen los zu werden, und einen Ausweg aus der zunehmenden Tretmühle klinischer Praxis zu finden, haben für einige einen Reiz. Jedoch neigen Kollegen, die am meisten von solchen Workshops profitieren könnten, oft am wenigsten dazu, für ihre Teilnahme ihre übervollen Terminkalender abzuändern. Natürlich geht die Kommunikation bei Treffen von Gruppenanalytikern mit anderen Fachleuten in beide Richtungen. Der Gruppenanalytiker wird sich des Umfangs an Wissen und Erfahrung bewusst, der Sprache und Technik, die in anderen Feldern als der Psychotherapie angewandt wird.

Kommunikation mit dem professionellen Netzwerk

Jeder Patient ist mit einem Netzwerk von Fachleuten verbunden, das zu Beginn zu ermitteln wichtig ist. Das kann im Allgemeinen ein Hausarzt sein, ein ehemaliger oder gegenwärtiger Therapeut, ein Sozialarbeiter, ein Psychiater, ein anderer Facharzt, ein Berater, ein Rechtsanwalt, ein Arbeitgeber oder ein Lehrer. Es ist nützlich, die Namen dieser Hauptpersonen zu erhalten und über Einzelheiten informiert zu sein, wie man diese Personen notfalls erreichen kann. Am wich-

tigsten ist es jedoch, die Erlaubnis zu erhalten, diese anzusprechen oder zu klären, warum dies vom Patienten nicht gewünscht wird.
Briefe und Berichte an Fachleute sollten Jargon vermeiden und angesichts der Transparenz und Zugänglichkeit solcher Notizen für Patienten in einer Sprache formuliert werden, die vom Patienten verstanden und gewürdigt werden kann. Ein junger psychotherapeutisch orientierter Kollege informierte den Hausarzt des Patienten, dass dieser eine ‚anale Persönlichkeit' habe, zog sich zurecht den Spott seines Konsiliarius zu, als sein Brief im Krankenblatt entdeckt wurde. Diese Bezeichnung rief zweifellos Hohn und Unverständnis beim Empfänger hervor. Was der Patient gesagt hätte, wenn er den Brief gelesen hätte, bleibt Gegenstand amüsierter Spekulation.

Die Pflege des Berufslebens

Ausbildung wird oft als beschwerlich und anstrengend erlebt, und ihre erfolgreiche Beendigung meist mit einem Seufzer der Erleichterung begrüßt. Das kann die Freude und den Reiz neuen Lernens überschatten. Das Berufsleben sollte jedoch während der gesamten Erwerbstätigkeit des Gruppenanalytikers gepflegt und ausgebaut werden, damit eine ausgereifte Praxis erreicht werden kann. Lebenserfahrung wächst mit der klinischen und therapeutischen Praxis. Jahrelang viele Menschen zu behandeln und viele verschiedene Gruppen zu leiten, schafft Verbindungen. Der Mediziner Sir William Osler meinte, viele Patienten zu sehen, ohne Bücher zu lesen, sei wie zur See zu fahren ohne eine Karte, aber nur viele Bücher zu lesen, ohne Patienten zu sehen, sei wie niemals zur See zu fahren. Vorlesungen, Symposien, Workshops und Kongresse zu besuchen, das Engagement in der Berufspolitik der eigenen Standesorganisation, die Mitarbeit in Komitees oder eine unterrichtende Tätigkeit lässt einen in Fühlung mit den Kollegen bleiben und befähigt einen, neue Entwicklungen aufzunehmen und zu beeinflussen. Der Genuss, mit der beruflichen Literatur Schritt zu halten, geht hiermit einher, auch wenn es aufwendig für den viel beschäftigten Gruppenanalytiker sein mag. Es ist eine allgemeine Erfahrung, dass Unterrichten und Schreiben nicht nur wirksame Wege sind um zu lernen, sondern auch ein Mittel, um die eigene kreative berufliche Identität zu entdecken.

KAPITEL ZWEIUNDZWANZIG

Die sich wandelnde Landschaft der Gruppenanalyse

Die technischen Wunder in der Gruppenanalyse: das Handy
Denke daran, auch du hast Bedürfnisse.
Ja Liebling
Bleibe standhaft! Konfrontiere sie!
Nein, sei nett zu ihr!
Denke an die Kinder!
Wer zahlt für das Gespräch?
Es ist gut zu sprechen.
RING RING

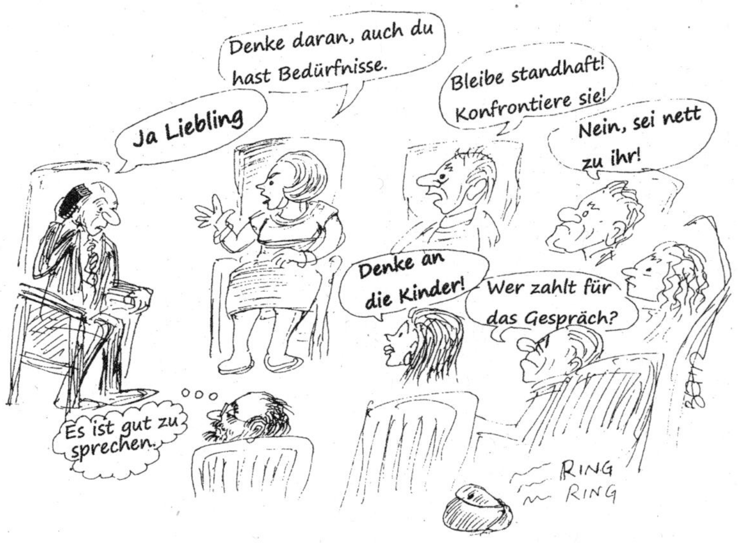

S.H. Foulkes starb, während er eine Gruppe treu ergebener erfahrener Kollegen leitete. Es passte zu dem Mann, der erklärt hatte, ‚Wir werden in eine Gruppe geboren', dass er in einer Gruppe starb. Es war das Jahr 1976. Er hatte seinen theoretischen Standpunkt aus Bausteinen entwickelt, die in den 30er Jahren entstanden waren, und der erste der vier klassischen Texte zur Gruppenanalyse wurde vor mehr als einem halben Jahrhundert veröffentlicht. Daher wäre es falsch, seine Texte wie eine heilige Schrift zu lesen. Auf jeden Fall waren seine Schriften schwer zu lesen, manchmal undurchsichtig und vor allem eine Spiegelung seiner Zeit, über die Dogmen der konservativen Nachkriegspsychiatrie hinaus weisend, zusammen mit dem reichen Beitrag seines originellen Denkens, welches seine Betrachtungsweise charakterisiert.

Gruppenanalyse seit Foulkes

Welche Veränderungen haben sich in der Gruppenanalyse seit Foulkes' Tagen ergeben? Um diese Frage zu beantworten, müssen wir schauen, in welcher Weise Gruppenanalyse heute gelehrt, durchgeführt und erforscht wird, welche neuen theoretischen Ideen sowohl innerhalb wie auch außerhalb der gruppenanalytischen Bewegung entstanden sind, und welche uns veranlassen, einige der ursprünglichen Foulkesschen Grundsätze zu revidieren. Vor allem müssen wir danach schauen, in welcher Weise die Gesellschaft sich verändert hat, und welchen Einfluss das auf die Praxis der Gruppenanalyse hat. Psychotherapie schreitet auf breiter Front voran, Wir müssen aber vorsichtig sein, in unserem Ehrgeiz, führend sein zu wollen, nicht die Fühlung zu dem Wissen zu verlieren, das sich in der alltäglichen klinischen Praxis bewährt hat. Ein Professor bemerkte einmal traurig zu einem seiner Studenten: ‚Was Sie geschrieben haben, ist sowohl gut, wie auch neu. Leider ist das, was gut ist, nicht neu und das was neu ist, ist nicht gut.‘ Dieses Urteil spiegelt sich auch in der Abneigung der Traditionalisten gegenüber Abweichungen von der heiligen Schrift, was die gegenteilige Sünde darstellt.

Ausbildung in Gruppenanalyse

Professionelle Ausbildung in Psychotherapie ist strenger geworden, parallel zu wachsenden Ansprüchen einer stets wachsamen Gesellschaft. Um hiermit Schritt zu halten, ist der Prozess der gruppenanalytischen Ausbildung inflationär geworden. Obwohl sie immer noch an der dreiteiligen Struktur von Selbsterfahrung, Supervision und Theorie festgehalten hat, macht jedes dieser Elemente seine eigene getrennte Evolution durch und stellt eine zunehmende Belastung dar für ein System, das großen Wert auf die Integration der drei Elemente legt. Kurse dauern länger, Anforderungen für die Aufnahme und Qualifikation werden sorgfältiger festgelegt, und höhere Anforderungen werden an die Auszubildenden im Hinblick auf klinische und akademische Aufgaben gestellt. Die Tendenz geht in Richtung größerer Komplexität, eingehenderer Überprüfungen und steigender Leistungsanforderungen. Die unbeabsichtigte Konsequenz hieraus könnte eine Abnahme emotionaler Spontaneität in der eigenen klinischen Arbeit sein und eine Furcht vor einfallsreichen Erneuerungen in Theorie und Praxis der Gruppenanalyse.

Die Umwandlung der Ausbildung rührt zum Teil von den Notwendigkeiten beruflichen Lebens her. Daher gibt es große Unterschiede in Bezug auf die Gestaltung der Ausbildung. Ausbildung in Blockform, intensive Ausbildungseinheiten mit großen Zeitabständen, ist mittlerweile ebenso wichtig wie das traditionelle wöchentliche oder zweimal pro Woche stattfindende Ausbildungsmodell. Die ursprüngliche Begründung für das Modell in Blockform, sich vor Ort Ausbilder von weit her zur Vermittlung gruppenanalytischer Fähigkeiten zu engagieren, hat zu der Entdeckung der spezifischen Vorzüge dieses Vorgehens geführt: engere Integration der verschiedenen Ausbildungselemente, ein stärkeres Gefühl, Teil einer Ausbildungsgemeinschaft zu sein, und den beiläufigen Vorteil, die Arbeitswoche größtenteils freizuhalten, um eine größere Kontinuität des Arbeitslebens zu erzielen.

Ausbildungsprogramme sind in Anerkennung unterschiedlicher beruflicher Interessen zunehmend gestuft und spezialisiert. Innerbetriebliche Fortbildung berücksichtigt die Bedürfnisse von Fachleuten auf dem Gebiet seelischer Gesundheit im öffentlichen Bereich: deren Wunsch, sich in der Arbeit mit der Gruppenanalyse vertraut zu machen, ohne sich einem aufwendigen Kurs zur Erlangung der Qualifikation als Gruppenanalytiker unterziehen zu müssen. In diesem Sinn hat die Zahl der einführenden und anwendungsbezogenen Kurse, Workshops und Lehrveranstaltungen zugenommen, die dazu entwickelt wurden, ein breites Spektrum von Fachleuten und Laien für die Prinzipien und Praxis der Gruppenanalyse zu interessieren.

Die Rolle der Selbsterfahrung in der Ausbildung macht auch eine Neubewertung durch. Wie wesentlich ist sie für den Ausbildungsprozess? Und wie kann das Bedürfnis der Auszubildenden nach Vertraulichkeit und Privatheit mit den Bedürfnissen der Ausbildungseinrichtung vereinbart werden, die professionelle Befähigung zu beaufsichtigen,? Die von der Psychoanalyse übernommene Tradition hält daran fest, dass die Beziehung zwischen Analytiker und Analysand unantastbar ist und unzugänglich sein sollte für eine Überprüfung durch die Ausbildungseinrichtung. Die entgegengesetzte Position in dieser Dialektik stammt von der Annahme, dass die vorrangige Funktion der Selbsterfahrung in einem Ausbildungskontext dazu da ist, um den Kandidaten mit der Einsicht und den zwischenmenschlichen Mitteln auszustatten, die für die Praxis erforderlich sind, und dass alle Ausbildungsaktivitäten des Auszubildenden, einschließlich der Selbsterfahrung, in einem bestimmten Ausmaß für Evaluation offen und innerhalb der Ausbildungseinrichtung Gegenstand der Kommunikation sein sollten, sodass die berufliche Kompetenz des Auszubildenden festgestellt werden kann.

Auch die Frage, was unterrichtet wird, ist in ähnlicher Weise ständiger Neueinschätzung unterworfen. Die Foulkessche Philosophie und ihre wesentlichen Grundsätze sind nach wie vor das Rückgrat der Ausbildung. Aber ständig kommen Ideen und Themen aus Forschung, Erfahrungen aus anderen Praxismethoden und unterschiedlichen sozialen und psychologischen Theorien des Gruppenverhaltens und der menschlichen Entwicklung zu den gruppenanalytischen Curricula hinzu; gemeinsam mit einer Betonung der kulturellen, gesellschaftlichen, ethischen und politischen Einflüsse auf die Gruppenanalyse. Ausbildungsinstitute beschränken sich nicht mehr auf die Übermittlung von Lehrplänen, die sie selbst entwickelt haben. Stattdessen machen sie bei der Überprüfung ihrer Ausbildungen Anleihen bei Quellen wissenschaftlicher Institutionen und bei der weiteren beruflichen Gemeinschaft.

Veränderungen in der Praxis der Gruppenanalyse

Mit der Schwierigkeit der Psychoanalyse, die überwiegende Mehrheit der professionellen Gemeinschaft und der Öffentlichkeit im Allgemeinen von ihrer Effektivität zu überzeugen, geht eine allgemeine Bewegung auf der Suche nach psychotherapeutischen Techniken einher, die die Behandlungsdauer verkürzen können und unmittelbar wahrnehmbare günstige Therapieerfolge erzielen. Andere Veränderungen entwickelten sich aus dem Zusammenfließen von Ideen aus unterschiedlichen psychologischen Behandlungsmethoden. Kognitive, analytische und verhaltenstherapeutische Gruppenmethoden, die früher sorgfältig voneinander getrennt worden waren, verbinden sich zu einer Vielzahl von Methoden, die dem Klienten eine verwirrende Zahl von Auswahlmöglichkeiten bietet. Die Unterscheidung zwischen Beratung und Psychotherapie ist keineswegs klar, genauso wenig die Unterschiede zwischen den verschiedenen analytisch orientierten Therapien. Das Psychodrama verwendet sogar neben sonstigen Gruppentechniken auch Aktivitätsmethoden. Der Durchblick wird darüber hinaus noch erschwert durch die zunehmende Spezialisierung in der angewandten Gruppentherapie und in den Techniken für die Behandlung bestimmter Patientengruppen sowie die Behandlung von Gruppen in unterschiedlichen Umfeldern. Diese Vielfalt bietet trotz ihrer verwirrenden Aspekte für die Patienten eine reichere Auswahl und mehr Gelegenheit zum konstruktiven Dialog zwischen Praktikern, Lehrern und Forschern.

Holistisches Denken im Gesundheitswesen

Neben der größeren Vielfalt und dem Zusammenwirken psychologischer Behandlungen ist die medizinische Lehre und Praxis selbst holistischer geworden. Der Ausdruck ‚holistisch' stammt von Jan Smuts, einem Burengeneral, der Philosophie in Cambridge studierte und danach im 2. Weltkrieg Premierminister von Südafrika wurde. Der Holismus war ein bedeutendes Konzept in der Gestaltschule der Psychologie. Holismus ist eine Philosophie, die heutzutage bei der Betreuung von Patienten berücksichtigt wird. Er ist zu einer Hauptströmung der Medizin geworden. Holismus verkörpert Wechselseitigkeit in der Beziehung und ist zu einem Konzept geworden, das sich in jeder Sparte wissenschaftlichen Wissens durchgesetzt hat. Grenzen zwischen Disziplinen, Wissensgebieten und Methoden der Praxis sind in einer kreativen Weise durchlässiger geworden. Die verkrusteten Positionen, die einst die Bereiche des medizinischen, sozialen und psychologischen Diskurses voneinander trennten, sind heute weitgehend verschwunden.

Gruppenanalytische Forschung

Die Forschung hinkt der Zunahme an Popularität der Gruppentherapie hinterher. Die Kluft zwischen klinischer Erfahrung und dem Nachweis der Wirksamkeit der Gruppentherapie hat sich als Ansporn zur Entwicklung von Forschungsmethoden zum Vergleich von klinischen Eindrücken mit wissenschaftlichem Nachweis ausgewirkt. Die zeitweise sporadische und zögerliche Anerkennung durch das öffentliche und private Gesundheitswesen stellt neue Anforderungen an ihre Praktiker. Sie müssen nicht nur die Wirksamkeit der Behandlungsmethode nachweisen, sondern auch ihre Wirtschaftlichkeit. Dieser Beweis wird durch den Berufsstand bei der Vergabe knapper Geldmittel als politisch wichtig anerkannt, wie auch durch die Krankenkassen, die Behandlungskosten übernehmen. Die Patienten selbst vergleichen zunehmend das Angebot auf der Suche nach dem Beweis, dass die Behandlungen, denen sie sich unterziehen, ‚es bringen'.

Gruppentherapieforschung wird seit den Tagen von Kurt Lewin in den 30er Jahren des vorigen Jahrhunderts durchgeführt. Gruppenanalyse hat sich in letzter Zeit für ein breites Spektrum von Diagnosen und Persönlichkeitsstörungen als wirksam erwiesen und bei einer Vielzahl von Bevölkerungsgruppen (Lorentzen, 2000). Es gibt jedoch immer noch einen Mangel an stichhaltigen Forschungsstudien und weiterhin eine Abneigung auf Seiten der Praktiker, ihre Patienten und Gruppen strengen wissenschaftlichen Untersuchungsmethoden zu unterziehen. Sie nehmen an, dass diese sich störend auf das Arbeitsbündnis und die Übertragungsbeziehungen zwischen ihnen und ihren Patienten auswirken. Es gibt aber auch die Ansicht, dass die Forderung der Überprüfung durch Forschung dazu führt, dass phantasievolles Abweichen von gewohnter Praxis entmutigt wird.

Peter Fonagy hat eine andere Sichtweise auf den Konflikt zwischen Praxis und Forschung. Er nennt die Psychonanalyse eine ‚umkämpfte Disziplin'. ‚Welche Hoffnung gibt es in einem Bereich empirisch validierter Behandlungen, der kurze strukturierte Interventionen schätzt', fragt er, ‚für einen therapeutischen Ansatz, der sich durch Freiheit von Zwang und Vorurteilen definiert und die Behandlungsdauer nicht durch die Anzahl von Sitzungen, sondern von Jahren errechnet?' Das Problem ist, dass sich sowohl die Psychoanalyse als auch die Gruppenanalyse mit jenen Aspekten beschäftigen, die im psychologischen Leben die schwierigsten und hartnäckigsten Probleme mit sich bringen: unseren Gefühlen und den Turbulenzen durch die unbewusste Interaktion mit den rationaleren Facetten unserer Seele. Fonagy fordert die Systematisierung unseres

Wissens, eine wie er zugibt schwierige Aufgabe, da unser ‚Bezugsrahmen auf Mehrdeutigkeit und Vielgestaltigkeit beruht'. Wie er es lapidar ausdrückt, ‚sind mehrere Anekdoten noch keine Fakten' (Fonagy, 2003). Die Welt empirischer Validierung ist verflochten mit der Welt des Bizarren, Irrationalen, Intuitiven, Phantasievollen, kurz, der Welt des unbewussten Seelenlebens.
Das Problem erscheint unlösbar, gäbe es nicht ein drittes Element, nämlich die Welt der Kommunikation mit der Sprache als ihrem Vehikel, die diese beiden scheinbar uneinnehmbaren Festungen mit ihren jeweils eigenen Befestigungen miteinander verbindet. Hier kommen Ausbildungsinstitute ins Spiel. Sie können die Abneigung der Gruppenanalytiker gegen die Zusammenarbeit mit der Forschung abbauen und sie ermutigen, ihre eigene Arbeit zu nutzen, um sorgfältige Forschung durchzuführen, indem sie die Tätigkeit ihrer Ethikkommissionen zur Überprüfung von ihnen vorgelegten Forschungsprojekten erweitern und ihre Curricula durch forschungsorientierten Unterricht ergänzen.

Das soziale Unbewusste

Das soziale Unbewusste ist ein Konzept, das Gruppenanalytiker zunehmend beschäftigt. Earl Hopper ist ein Gruppenanalytiker, Psychoanalytiker und Soziologe, der diese drei Disziplinen in einer Neuformulierung zusammen gebracht hat, die das soziale Unbewusste sowohl als eine Bedingung menschlichen Verhaltens sieht, wie auch als einen Ausdruck unbewusster Phantasien, Gedanken, Gefühle und Handlungen im sozialen System selbst.
Hopper sieht das bedingende Element des sozialen Unbewussten nicht nur als eine Einschränkung, sondern als einen prägenden Einfluss auf die Gesellschaft. Der gruppenanalytische Raum ist nicht nur dazu da, damit die Patienten ihre verwickelten Beziehungen entwirren, sondern auch, um sich vorzustellen, wie ihre Identitäten an speziellen historischen und politischen Schnittstellen geformt wurden, und wie sie das fortan durch ihr ganzes Leben hindurch beeinflusst (Hopper, 1997, 2001). Das verlangt vom Therapeuten, dass er sich der Auswirkung sozialer Kräfte voll bewusst ist, und dass er sie anerkennt, wenn sie im Verlauf der Gruppenanalyse auftauchen.
Unsere eigene Arbeit mit Selbsterfahrungsgruppen in verschiedenen europäischen Ländern bestätigt Hoppers theoretische Konzeption vom sozialen Unbewussten und seine klinische Anwendung, sogar in einem historischen Milieu, das massive Traumata überlebt hat, wie z.B. in Deutschland. Vamik Volkans Arbeit beleuchtet die Weitergabe über Generationen hinweg. Er entwickelte seine Ergebnisse in über 20 Jahren Arbeit in einem psychopolitischen Kontext mit verfeindeten Gruppen wie Arabern und Israelis, Kroaten und Serben. Sie ist nach unserer Erfahrung auch in Gruppen anwendbar, die nicht verfeindet sind, wie etwa Generationen, die radikalen ökonomischen Wandel durchlaufen haben

(Volkan, 2001). In einer weniger traumatisierten Geschichte wie in Norwegen wirken sich die ökonomischen Veränderungen von einer armen Fischereiwirtschaft zum wohlverteilten Reichtum einer blühenden Ölwirtschaft in einer Vielzahl emotionalisierter Einstellungen gegenüber machtvollen männlichen und weiblichen Gestalten aus, was auch ein klares Echo in kleinen wie in großen Selbsterfahrungsgruppen hat.

Das soziale Unbewusste ist auch eine Fundgrube für die speziellen kulturellen und sprachlichen Wurzeln der Gruppenmitglieder. Darauf legt Dennis Brown besonderen Wert, ein Gruppenanalytiker, der ausgiebig mit transkulturellen Gruppen arbeitete. Brown postuliert eine Verbindung zwischen diesem Aspekt des sozialen Unbewussten und den tiefsten der vier Ebenen von Gruppenbeziehungen und Kommunikation, wie sie Foulkes beschrieben hat, die primordiale Ebene gemeinsamer Mythen und Archetypen als Basis der Grundlagen-Matrix. Brown sieht diese Elemente jedoch nicht als universal, im Sinn des kollektiven Unbewussten wie bei Jung, sondern als variabel im Hinblick auf die spezielle Familie, Kultur oder Sprache, in der der Einzelne aufgewachsen ist, und die er für natürlich hält. Konfrontation mit Unterschieden zu anderen kann entweder als Bereicherung oder als Bedrohung erlebt werden, sagt Brown, je nach dem wie sicher sich der Einzelne fühlt. Dies nicht aus den Augen zu verlieren, ist für Gruppenanalytiker im therapeutischen Rahmen ein wichtiges Thema (Brown, 2001).

Eine radikale Sicht der Gruppenanalyse

Kritiker von Foulkes haben einen Widerspruch in seinem Denken gefunden, zwischen seiner Verwurzelung in der Psychoanalyse und systemischem Denken einerseits und seiner Übernahme der Prozess-Soziologie von Norbert Elias andererseits. Farhad Dalal ist ein solcher Kritiker, ein Gruppenanalytiker, der eine radikale Neubewertung von Foulkes' Beitrag zur Gruppenpsychotherapie unternommen hat. In seinem Buch *Taking the Group Seriously (Die Gruppe ernst nehmen)* macht Dalal überzeugend das Primat der Gruppe in unserem täglichen Leben und in der therapeutischen Praxis geltend. Er nennt die beiden Wurzeln in Foulkes' Denken ‚orthodox' und ‚radikal'. Die erstere wird gesehen als Foulkes' Identifikation mit dem Freudschen Individualismus, die letztere als seinen unvollendeten Versuch, den Zwiespalt zwischen dem Individuum und der Gruppe aufzulösen, indem er sich auf Elias' zentrale Lehre von der sozialen Verbundenheit als Basis für das Funktionieren von Gruppen beruft.

Nach Dalal war Foulkes unfähig, seine Bindung an das dyadische Beziehungsmodell aufzugeben. Seine Auseinandersetzung mit den Konsequenzen aus Elias' Soziologie sei nicht tief genug gegangen, um das gruppenanalytische Denken neu zu fassen. Dalal packte das Rätsel von Individuum und Gruppe an, indem

er das instinktive, durch die Familienhierarchie bestimmte Modell menschlicher Beziehungen verwarf und an seinen Platz ein Modell setzte, dass wir in Gruppen auf der Basis unseres Bedürfnisses nach Zugehörigkeit funktionieren und dem Wunsch, unsere eigenen Gruppen zu gründen. In Dalals Konzeption sind ‚Funktion' und ‚Selbstwertgefühl' bei der Gestaltung unserer Gruppenidentität von primärer Bedeutung, mehr als genetische und verwandtschaftliche Verbindungen, auch wenn beide übereinstimmen können.
Dalal nimmt seine Leser in den Bereich von Macht und Rassismus in Gruppen mit. Er betrachtet Rassismus weitgehend als den Hass einer Gruppe gegenüber einer anderen, aufgrund der Annahme eines unabänderlichen Unterschieds. Das soziale Unbewusste, nimmt er an, nähre diese Annahmen eines Unterschieds, und Gruppen machten Gebrauch von ihrer oft verleugneten Macht, ihre Überlegenheit über andere Gruppen zu erlangen oder zu bekräftigen. Darin, so glaubt Dalal, liege die Herausforderung der Gruppenanalyse (Dalal, 1998, 2001).

Komplexitätstheorie

Ralph Stacey ist ein anderer Gruppenanalytiker in der vordersten Reihe der Debatte über die Entwicklung der Gruppenanalyse. Wie Dalal hat auch Stacey die Aufmerksamkeit auf einen angenommenen Widerspruch in Foulkes' Denken gelenkt. Im Gegensatz zu Dalal stellt er eine völlig neue Theorie von Gruppen und Gruppentherapie auf der Basis der Komplexitätstheorie auf. Nach Stacey ersetze diese sowohl die psychoanalytische wie auch die systemische Theorie als Grundlage für das Verstehen und Erklären des therapeutischen Prozesses.
Die Komplexitätstheorie gibt wie ihre Vorläufer, die Systemtheorie und die Chaostheorie vor, eine Erklärung für alle natürlichen Phänomene zu liefern, einschließlich des menschlichen Verhaltens. Stacey hebt jedoch hervor, dass die Komplexitätswissenschaften nicht einfach auf menschliche Handlungen angewandt werden können. Sie können nur als Ausgangspunkt (‚source domain') für Analogien dienen. Er unterstützt Elias' Standpunkt, dass es kein ‚Ganzes' oder ‚System' als solches gibt, nur einen Prozess von Interaktionen, der weitere Interaktionen schafft. Wie Foulkes betont Stacey die Bedeutung von Kommunikation in dieser Interaktion. Er führt das jedoch weiter, indem er die Natur des Interaktionsprozesses im Sinn von sich entwickelnden sprachlichen und gestischen Mustern untersucht, die soziale Aktivitäten und neue bedeutsame Symbole schaffen. Das Selbst entstehe, sagt Stacey, durch eine ‚Konversation von Gesten'.
Stacey lehnt die Vorstellung ‚eines Unbewussten' ab, das unser Leben bestimmt. Statt dessen zieht er es vor, es entweder als ungestaltete, noch nicht bewusst erfasste Kommunikation neu zu fassen oder als gewohnte, leicht wiederholbare Kommunikation, die für selbstverständlich gehalten werde und daher in diesem

Sinne außerhalb bewusster Kenntnisnahme stehe. Die Seele, so glaubt er, sei nicht eine innere Welt von Repräsentanzen mit dem Unbewussten als Wirkkraft. Das so genannte Unbewusste sei ein soziales Konstrukt, das auf einer räumlichen Metapher beruhe: der inneren Welt. Genauso gibt es in seiner Theorie komplex reagierender Prozesse auch keinen Platz für Konzepte wie Projektion und projektive Identifikation. Übertragung und Gegenübertragung werden einfach zu sich wiederholenden Themen mit einer geringen Bandbreite für eine Erweiterung in neue Beziehungsmuster.

Ebenso lehnt Stacey auch eine Verdinglichung der Gruppenmatrix ab. Statt dessen formuliert er sie als einen Prozess um, der mit den zwischenmenschlichen Geschichten zu tun hat, die als Themen die Erfahrung des Zusammenseins an einem bestimmten Ort und zu einer bestimmten Zeit organisieren. Hier gibt es keinen Platz für die lineare Kausalität in der psychoanalytischen Deutung. Stattdessen fordert er ein Modell von Selbstbezug und Selbstorganisation in Therapiegruppen. Das führt zu der Idee einer nichtlinearen, zyklischen Kausalität, in der sich Abfolgen ständig wiederholen, Stabilität und Instabilität, Beständigkeit und Erneuerung schaffen. Das ist seiner Meinung nach der therapeutische Prozess, der kleine Unterschiede möglich macht, die sich dann in bedeutende Veränderungen erweitern (Stacey, 2000, 2003)

Es ist möglich, ein Echo von Foulkes in Staceys radikaler Transformation der psychoanalytischen Theorie in die Sprache einer neuen Theorie der komplexen reaktiven Prozesse zu hören. Wir können die Wichtigkeit der Kommunikation erkennen und zu ihr Bezug nehmen, zu sich entwickelnden Interaktionsmustern wie dem Zusammenbruch der Berliner Mauer, die für das Ende der Aufteilung in eine innere und eine äußere seelische Welt steht. Unserer Ansicht nach bedeutet das aber nicht, dass ‚innen und außen' keine gültigen Konzepte mehr sind. Es sagt auch nicht, dass das Unbewusste keinen Platz mehr hat als ein soziales, kulturelles oder individuelles theoretisches Konstrukt zur Beschreibung seelischer Prozesse. Begriffe wie ‚Projektion' und ‚projektive Identifikation' dienen als nützliche Kürzel, um Aspekte einer Beziehung auszudrücken, die die Komplexitätstheorie in eine kompliziertere Sprache übersetzen müsste und sie damit vielleicht abschwächen. Es scheint uns, dass der Gruppenanalytiker in seiner Arbeit mit einzelnen Patienten oder in Gruppen ein Therapiemodell im Sinn haben muss, das mehr als eine Theorie heranzieht.

Der norwegische Psychiater und Gruppenanalytiker Sigmund Karterud lehnt Staceys Standpunkt ab. Auch er sieht die Notwendigkeit, die Vorstellung von Gruppendynamik zu überdenken, hält aber die Sprachinterpretation für das angemessene Modell. Die für die Gruppenanalyse am besten geeignete Sprachgattung, meint er, sei die Sprache der Dichtung und des Dramas. Um die vorherrschende Sprache zu erkennen, müsse der Gruppenleiter Abstand und Objektivität haben, das Gegenteil von Staceys intuitiver Teilnahme an der Matrix. Karterud definiert die Matrix als eine Tiefenstruktur der Gruppengeschichte (Karterud, 2000).

Gibt es eine Anti-Gruppe?

Foulkes war eindeutig in seinem Eintreten für die Vorzüge der Gruppenanalyse. Er nahm Bezug zu Unruhe stiftenden Ereignissen in Gruppen, aber es findet sich in seinen Schriften wenig über destruktive Prozesse in der Gruppe, und er gibt keine Hinweise, dass seine Methode zu Risiken führen kann, die in der Methode selbst liegen. Eine Argumentation in die entgegengesetzte Richtung stand noch aus, und geschah 1996 mit dem Buch von Morris Nitsun *„The Anti-Group" (Die Anti-Gruppe),* eine beredsame Argumentation für die Existenz einer Dynamik in Gruppen, die unbemerkt zur Zerstörung der Gruppe führen kann. Nitsun sieht in der Anti-Gruppe einen natürlichen Teil der Gruppenentwicklung. Ihr wildwüchsiger Ausdruck und das daraus folgende Resultat passiere nur, wenn die Haltefunktion (container-function) der Gruppe zusammenbreche. Daher ist Nitsun keineswegs ein therapeutischer Nihilist. Er glaubt, dass die Anti-Gruppe nutzbar gemacht werden kann mit ihrem kreativen Potential. Vorausgesetzt die Gruppenmitglieder seien fähig, ihren Anteil an der Entstehung zu erkennen, und die Verantwortung für das Wohlergehen und die Entwicklung der Gruppe zu übernehmen. Nitsuns Betrachtungsweise hat ein heilsames Korrektiv zu der von Foulkes initiierten Idealisierung der Gruppe beigesteuert. Es hat zu einer ausgewogeneren Einschätzung der Stärken und Grenzen der Gruppentherapie geführt und zu einer Suche nach Methoden und Techniken, die zu einer Transformation der Anti-Gruppe in eine therapeutische Wirkkraft genutzt werden können. Ob die Anti-Gruppe zu einem ‚Ding-an-Sich' konzeptionalisiert werden kann (eine Einheit, die imstande ist, sich in gleicher Gestalt zu manifestieren, wo immer sie entsteht), oder ob es sinnvoller ist, von einer Anti-Gruppen-Dynamik zu sprechen, wofür das Sündenbock-Phänomen oder malignes Spiegeln typische Beispiele sind. Ihre therapeutischen Auswirkungen verdienen größere Bedeutung, als sie bis heute bekommen haben. Nitsun hat eine Signalwirkung für die Gruppenanalyse ausgeübt, indem er das Phänomen erkannt und benannt hat (Nitsun, 1996).

Gruppenanalyse und Politik

Vom sozialen und kulturellen Feld ist es nur ein kleiner Schritt in das politische gruppenanalytische Denken in der Nachfolge von Foulkes, welches durch die Betonung politischer, historischer und ökonomischer Kontexte, in denen psychologische Prozesse entstehen, gekennzeichnet ist. Einige Erneuerer tendieren dazu, diesen Kräften den Vorrang einzuräumen gegenüber dem psychoanalytischen Modell innerseelischer Antriebe und der Dynamik von Objektbeziehungen (Blackwell, 2003). Das kann als eine erweiterte Formulierung des frühesten Einflusses gesehen werden, dem Foulkes ausgesetzt war, den er absorbierte und nutzte: die politische Ideologie und die interdisziplinäre Forschungsarbeit des Frankfurter Instituts für Sozialforschung in den 20er Jahren des vorigen Jahrhunderts. Die ‚informellen' Sitzungen einer Gruppe von Akademikern wie Horkheimer, Adorno, Fromm, Landauer und Elias im Café Marx, wie es treffend genannt wurde, kann als der Prototyp der analytischen Gruppe betrachtet werden. Dort stieß Foulkes auf den Geist des freien Ausdrucks, die Befreiung unterdrückten Denkens und die Wertschätzung der Sicht des ‚Außenseiters'. Das ist die Essenz der Gruppenanalyse und die Grundlage aller gruppenanalytischen therapeutischen Interventionen. Es ist jedoch Vorsicht geboten: Wenn die Wahrnehmung des ‚Kontextes' selber auf einer politischen Ideologie beruht, sollte dies erkannt werden, damit die klinische Praxis der Gruppenanalyse nicht in Gefahr gerät, davon entstellt zu werden.

Mark Ettin, ein klinischer Psychologe und Gruppentherapeut in New Jersey, lenkt die Aufmerksamkeit auf die Unterschiede zwischen dem Gruppentherapeuten und dem politischen Führer. Beide sind ‚konfrontiert mit Problemen ihrer Kundschaft, die aus Ungleichheit resultieren (an Gelegenheit und Fähigkeit), unterschiedlichem Entwicklungsniveau (sei es der Ich-Struktur oder des sozioökonomischen Status) und unterschiedlicher Einschätzung des persönlichen Werts, die von unterschiedlicher Beteiligung und einem Machtgefälle herrühren' (Ettin, 2001).

Eine sogar noch umfassendere Perspektive bringt die politische Dimension der Gruppenanalyse in Harmonie mit Kunst, Ästhetik und Ethik. Felix de Mendelsohn, ein Wiener Psychoanalytiker und Gruppenanalytiker, sieht Gruppenanalyse als ‚ein Prisma, durch das die ästhetischen Dimensionen des politischen Lebens differenziert und geschätzt werden können als eine komplexe kreative menschliche Aktivität, die der Kunst, der Wissenschaft und der Psychoanalyse selbst ähnlich ist'. De Mendelsohn meint, dass diese allumfassende Perspektive unbewusster Prozesse eine kreative Erweiterung der Politik als einem Netzwerk von Beziehungen bilde (de Mendelsohn, 2000). Blackwell, Ettin und de Mendelsohn sind Teil einer wachsenden Zahl von Gruppentherapeuten, die Gruppen als ein Mittel zur Veränderung des politischen Klimas und zur Integration der politischen und persönlichen Dimension des Lebens sehen.

Gruppen als Mittel zur Konfliktlösung

Eine Fotografie auf dem Umschlag von Pat de Marés Buch *„Perspectives in Group Psychotherapy" (Gruppentherapeutische Perspektiven, 1972)* zeigt ein Treffen zwischen Delegationen aus Nordkorea und den Vereinigten Staaten bei einer Waffenstillstandskommission in Panmunjom während des Koreakrieges. Mit versteinerten Gesichtern betrachten sich beide Gruppen von Widersachern über den Konferenztisch hinweg mit einem Schweigen, das, wie uns gesagt wurde, ohne Unterbrechung vier Stunden lang dauerte. Vielleicht würden sogar Gruppenanalytiker durch solch eine sich hinziehende Konfrontation eingeschüchtert. Das sind jedoch Situationen mit der Möglichkeit einer Intervention durch eine leidenschaftslose und einsichtige dritte Partei, die von beiden Seiten akzeptiert wird.

‚Konfliktlösung' ist ein Ausdruck, der nach Optimismus mit positivem Auftrieb klingt. Die gegnerischen Parteien in einem festgefahrenen Konflikt zusammen zu bringen, war niemals leicht, wie jeder Paartherapeut oder Mediator bestätigen wird. In Familienstreitigkeiten besteht die Hoffnung, dass Mediation die Notwendigkeit einer gerichtlichen Auseinandersetzung vermindert.. Das politische Gegenstück hierzu ist Diplomatie, die einst als die Fortsetzung des Krieges mit anderen Mitteln angesehen wurde, jetzt aber durch eine Gruppe von ‚dritten Parteien' ohne Eigeninteresse unterstützt wird, die ein Betätigungsfeld für die Anwendung von Vermittlungsmodellen sehen, die Konzepte wie das soziale Unbewusste verwenden.

In diesem Feld arbeitende Gruppenpsychotherapeuten erkennen, dass der Konflikt nicht zwischen Einzelnen, sondern zwischen Gruppen besteht. Maurice Apprey, ein Psychiater der Universität von Virginia, führt aus, dass es wichtig sei, die beiden Bereiche von ‚Selbst' und ‚Andere' als fließend und im Wandel begriffen zu sehen. Es seien die Begriffe Hartnäckigkeit und Absolutheit, sagt Apprey, die zu der Tendenz führten, den ‚Anderen' zu entmenschlichen. Auf der anderen Seite sei es ebenso wichtig, dem Impuls zu widerstehen, in eine große Einheit zu verschmelzen, was als eine Verleugnung der Unterschiedlichkeit verstanden werden kann (Apprey, 2001).

Earl Hopper bezieht sich auf den Prozess der ‚Vermassung/Verschmelzung' von Gruppenmitgliedern, die angesichts einer Bedrohung der Gruppe ihre individuelle Identität aufgeben und sich eine monolithische Gruppenidentität zu eigen machen. Er versteht dieses Phänomen als eine primitive Gruppenreaktion auf eine Bions drei Grundannahmen vergleichbare Gefahr. Diese wirken unbewusst und nicht in Übereinstimmung mit dem manifesten Verhalten der Gruppe (Hopper, 2003). Das verhindert Selbst-Stabilisierung und Differenzierung. Die Identität einer Gruppe muss aufrecht erhalten werden, und das kann durch eine zu große Bereitschaft der Menschen, ihre Vorstellung von sich selbst zu verändern, bedroht werden.

Wenn Konfliktparteien unter der Vermittlung einer dritten Partei zusammen kommen, ist nach Apprey ein Austausch von Bildern erforderlich. Er formuliert vier Stadien in diesem Prozess. Zuerst sei es erforderlich, dass jede Seite sich selbst definiert, während ihr erlaubt sei, die andere Seite zu dämonisieren. Dann müsse sich jede Seite in sich selbst differenzieren und die Vielzahl von Standpunkten auf der anderen Seite anerkennen. Drittens könne die seelische Grenze, die beide Seiten trennt, durch die Verwendung von Metapher und Dialog überschritten werden. Und schließlich sei der Höhepunkt des Prozesses erreicht, wenn beide Seiten imstande seien, konkrete und für beide Seiten zuträgliche Projekte gemeinsam zu entwickeln. Bei diesem Vorgehen sei es wichtig, den Einfluss der Geschichte anzuerkennen, und wie sie sich in unterschiedlichen Erscheinungen wiederholt (Apprey, 2001). Vamik Volkan benutzt den Ausdruck ‚Impfung', wenn Gruppen ihre Konflikte anerkennen, sich aber trotzdem aufeinander einlassen, sodass der Konflikt nicht länger bösartig ist (Volkan, 1992).

Am Ende kehren wir zurück zu einem vertrauteren Teil der Landschaft, einem, mit dem sich dieses Buch hauptsächlich befasst hat: der nach Foulkesschen Prinzipien geführten kleinen gruppenanalytischen Patientengruppe. Es scheint uns, dass die neue Welle radikaler Denker, mit denen sich dieses Kapitel beschäftigt hat, einen Wunsch nach Integration gemeinsam hat im Hinblick auf die alten Denkdichotomien wie Individuum und Gruppe, Selbst und Andere, kreative und destruktive Kräfte, die Seele und die Gesellschaft. Sie möchten diese Dichotomien ersetzen durch eine holistischere Konzeption der Gruppenanalyse auf der Basis tiefer und breiter Kommunikation, die die trennenden alten Grenzen von ‚Innen' und ‚Außen' überschreitet. Wie es aussieht, ist keines dieser Konzepte grundsätzlich vom klassischen Foulkesschen Denken abweichend. Es gibt jedoch einige wichtige Unterschiede. Einerseits entwickeln sich neue Terminologien und Sprachen im Zusammenhang mit neuen Konzepten und Theorien, die letzten Endes die Praxis beeinflussen. Andererseits gibt es in der Gruppenanalyse eine Freude an Vielfalt und und unterschiedlichen Stilen, die in Foulkes' Tagen unbekannt war, und eine Anerkennung der Wichtigkeit der Machtfrage in Gruppen.

Foulkes war primär ein Praktiker. Heute hat sein Methode breite Anwendung in den verschiedensten Gruppierungen gefunden, sowohl im klinischen wie auch im nicht-klinischen Bereich. Freud scheute die Anwendung der Psychoanalyse als einem Werkzeug zur Veränderung der Gesellschaft. Er rügte Trigant Burrow für dessen, wie er meinte, grandiose Hoffnung, die Welt mit Hilfe des analytischen Prozesses zu beeinflussen. Aber die Flut konnte nicht aufgehalten werden. Gruppenanalytiker treffen auf der Bühne zusammen, die durch die sozialen Theoretiker der Frankfurter Schule in den 30er Jahren des vorigen Jahrhunderts geschaffen wurde; eine Bühne für die Anwendung ihrer Methode, um eine bessere Gesellschaft zu erreichen.

> *‚Beginne am Anfang,' sagte der König ernsthaft,*
> *und gehe weiter bis zum Ende: dann halte an.'*
>
> *Lewis Carroll, Alice im Wunderland*

Glossar

Dialog - ‚die rhythmische und wechselseitige Proto-Konversation jeder Entwicklung wird in einem analytischen Dialog wiedergegeben ... Durch das ständige Üben von: „meine Aktion - deine Reaktion - Pause - meine Reaktion", geschieht Differenziertheit und Wachstum' (Pines, 1996).

Empathie und Resonanz - Empathie beschreibt ein tiefes inneres Verstehen und Gefühl, durch das ein Gruppenmitglied mit dem anderen verbunden ist. Resonanz bezieht sich auf die eigene einmalige Reaktion auf die Gefühle eines anderen in der Gruppe.

Ich-Training in Aktion - Eine gruppenanalytische Konzeption von Therapie. Durch Herausforderungen und Gelegenheiten, die der Gruppenprozess bietet, wird das Gruppenmitglied in einen Prozess hinein geleitet, in dem neurotischer Spannungsabbau in eine konstruktive Ich-Bildung und stärkende Kommunikation transformiert wird.

Interpretation - Das bezeichnet die Gesamtsumme der verbalen Interventionen des Gruppenleiters, wie etwa die Aufmerksamkeit zu lenken, zu verknüpfen, konfrontieren und zu deuten. Diese Interventionen sind aus der Primärprozess-Sprache zu übersetzen, also aus der symptomatischen und symbolischen Bedeutung ins Denken und Verstehen. Es ist das gruppenanalytische Äquivalent zum Bewusstmachen des Unbewussten.

Intersubjektivität - Die Aufgabe in der Gruppe, über sich selbst zu sprechen und anderen zuzuhören, erweitert das Maß der Ansprechbarkeit gegenüber sich selbst und anderen.

Kondensator-Phänomen - Die Gruppe erweitert und konzentriert die Interaktionen der Gruppenmitglieder und drückt sie in gemeinsamen Symbolen und Metaphern aus, die als Kondensatoren wirken.

Lokation (Ortung) - Das Konzept beschreibt, wie jedes Ereignis in der Gruppe das ganze Netzwerk von wechselseitigen Beziehungen und Kommunikationen einbezieht. Was manifest geschieht, ist die ‚Figur', der Rest ist der ‚Grund' der Gestalt in der Gruppe. Der Prozess der Ortung korrespondiert grob gesehen mit der Arbeit, die diese Gestalt in der Gruppe ans Licht bringt (Foulkes, 1964).

Malignes Spiegeln - Das bezeichnet eine unkontrollierbare attraktive und destruktive Interaktion zwischen Gruppenmitgliedern (Zinkin, 1983).

Matrix - Die Matrix ist eine Metapher für die Betriebsbasis für zwischenmenschliche und intrapsychische Beziehungen in der Gruppe. Das Individuum wird verglichen mit einem Knotenpunkt in einem Interaktionsfeld, in dem sich bewusste und unbewusste Reaktionen begegnen. Auf diese Weise hat jedes Gruppenmitglied ein Wirkung und erfährt selbst Einwirkung durch das Kommunikationsnetz, das die Matrix bildet.
Eine andere Auffassung der Matrix definiert sie als einen Prozess, statt eines Systems oder Netzwerks: ‚Ein Prozess, der sich kontinuierlich wiederholt und möglicherweise Themen intersubjektiver Geschichten transformiert, die die Erfahrung zusammen zu sein organisieren' (Stacey, 2001). Barbara Dick und Andrew Powell sehen in der Matrix eine ‚psychophysische Struktur', die sowohl vorweg existiert, als sich auch durch die Vorgänge in der Gruppe dynamisch entwickelt (Dick, 1993; Powell, 1994).

Spiegeln - Gruppenmitglieder sehen abgelehnte und abgespaltete Aspekte ihrer selbst in andere hinein, lange bevor sie imstande sind, sie in sich selbst zu reintegrieren.

Literaturverzeichnis

Berühmter Gruppenanalytiker bei der Arbeit: Dr. Glombowski zieht seine Lehrbücher heran, um zu beweisen, dass die Gruppe intellektualisiert.

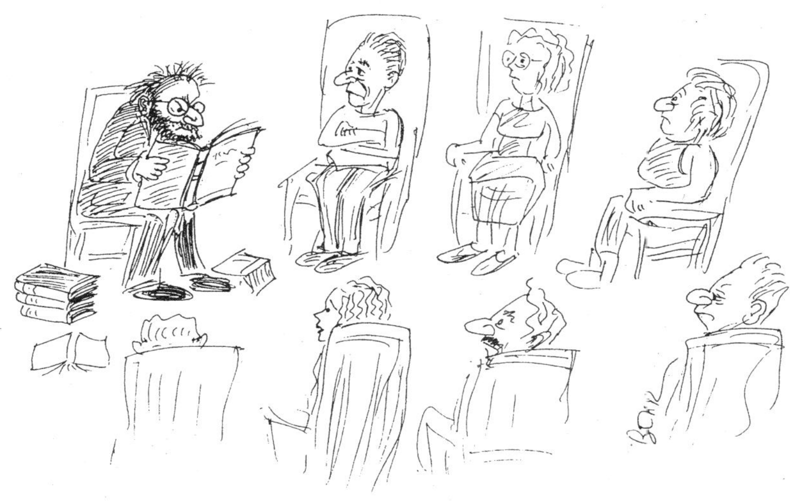

Wir haben aus der erheblichen Zahl von Artikeln und Büchern, die über gruppenanalytische Psychotherapie geschrieben wurden, und den verschiedenen Feldern von Forschung und Praxis, die darauf einwirken, einige herausgesucht, die über die Jahre unser Interesse geweckt haben, und von denen wir hoffen, dass sie den Leser in ähnlicher Weise interessieren. Wir haben das Literaturverzeichnis für jedes Kapitel in zwei Teile geteilt - zuerst die im Text zitierten Hinweise, gefolgt von einer Liste von Artikeln und Büchern zum speziellen Thema dieses Kapitels, als ein Wegweiser für fachkundige Leser. Wo Pioniere auf dem Gebiet erwähnt werden, wie Pratt, Wender und Lewin, haben wir einfach ein oder zwei ihrer klassischen Publikationen für den historisch interessierten Leser aufgeführt, damit er sich ihnen bei Interesse zuwenden kann. Zum Schluss haben wir einen Abschnitt mit einigen Schlüsseltexten der Gruppenanalyse und Gruppenpsychotherapie hinzugefügt, die entweder als Bücher oder als Kapitel in Büchern veröffentlicht wurden.

Literaturverzeichnis

Kapitel 1:
Die sozialen und kulturellen Grundlagen der Gruppenanalyse

Literaturnachweise

Foulkes SH (1948) Introduction to Group-analytic Psychotherapy, p.29. London: William Heinemann Medical Books Ltd. Mennell S (1992)

Norbert Elias: an introduction, p.3. Dublin: University

College Dublin Press. Pines M (1981) The frame of reference of group psychotherapy.

International Journal of Group Psychotherapy 31(3): 275-85.

van der Kleij G (1982) About the Matrix. Group Analysis 15(3): 219-34.

Weitere Literatur

Adorno TW, Frenkel-Brunswick E, Levinson DJ, Sanford RN (1950) The Authoritarian Personality. New York: Harper.

Agazarian YM, Peters R (1981) The Visible and Invisible Group: Two Perspectives on Group Psychotherapy and Group Process. London: Routledge and Kegan Paul.

Agazarian YM (1997) Systems Centred Therapy for Groups. New York: The Guildford Press.

Ahlin G (1995). The interpersonal world of the infant and the foundation matrix for the groups and networks of the person. Group Analysis 28(1): 5-20.

Bion W (1985) Container and contained. In: A Colman and M Geller (eds) Group Relations Reader 2. Washington, DC: AK Rice Institute.

Brown DG (1985). Bion and Foulkes: basic assumptions and beyond. In: M Pines (ed) Bion and Group Psychotherapy. London: Routledge and Kegan

Paul. Bowlby J (1969) Attachment (Vol. 1, Attachment and Loss). London: Hogarth Press.

Dalai F (1998) Taking the Group Seriously: Towards a Post-Foulkesian Group Analytic Theory. Jessica Kingsley: London and Philadelphia Dalai F (2001) The social unconscious: a post-Foulkesian perspective. Group Analysis 34(4): 539-55.

Durkin H (1964) The Group in Depth. New York: International Universities Press.

Durkin H (1983) Some contributions of general systems theory to psychoanalytic group psychotherapy. In M Pines (ed) The Evolution of Group Analysis. London: Routledge and Kegan Paul.

Ellas N The Civilizing Process (1939) 1st English edition: Vol. 1, The History of Manners (1978). Vol. 2, State Formation and Civilization (1982) Oxford: Blackwell.

Fairbairn WRD (1952) Psychoanalytic Studies of the Personality. London: Tavistock/ Routledge.

Fromm E (1970) The Crisis of Psycho-analysis. Harmondsworth: Penguin.

Goldstein K (1939) The Organism: A Holistic Approach to Biology. New York: American Book Company.

Harwood I (1992) Group psychotherapy and disorders of the self. Group Analysis 25(1): 19-26.

Hearst LE (1993) Our historical and cultural cargo and its vicissitudes in group analysis. Group Analysis 26(4): 389-405.

Holmes J (1993) John Bowlby and Attachment Theory. London and New York: Routledge.

Harwood I, Pines M (eds) (1998) Self Experiences in Groups; Intersubjective and Self Psychological Pathways to Human Understanding. London: Jessica Kingsley.

Hopper E (1997) Traumatic experience in the unconscious life of groups: a fourth basic assumption. 21st SH Foulkes Annual Lecture. Group Analysis 30(4): 439-70.

Hopper E (2001) The social unconscious: theoretical considerations. Group Analysis 34(1): 9-27.

James CD (1994) 'Holding' and 'containing' in the group and society. Chapter 5 in: D Brown and L Zinkin (eds) The Psyche and the Social World: Developments in Group-Analytic Theory. London and New York: Routledge.

Karterud S (1998) The group self, empathy, intersubjectivity and hermeneutics. A group analytic perspective. In: I Harwood and M Pines (eds) Self Experiences in Groups; Intersubjective and Self Psychological Pathways to Human Understanding. London: Jessica Kingsley.

Kohut H (1977) The Restoration of the Self. New York: International Universities Press.

LacanJ (1977) Ecrits: A Selection. Trans. Alan Sheridan. London: Tavistock.

Marcuse H (1955) Eros and Civilisation. Boston: Beacon Press.

Marrone M (1994) Attachment theory and group analysis. Chapter 10 in D Brown and L Zinkin (eds) The Psyche and the Social World: Developments in Group-Analytic Theory. London and New York: Routledge.

Mennell S (1997) A sociologist at the outset of group analysis: Norbert Elias and his sociology. Group Analysis 30(4): 489-514.

Pines M (1976) The contribution of SH Foulkes to group-analytic Psychotherapy. In: LW Wolberg and ML Aronson (eds) Group Therapy: An Overview. New York: Stratton Intercontinental, pp.9-29.

Rothe S (1989) The Frankfurt School: An influence on Foulkes's group analysis? Group Analysis 22(4): 405-15.

Skynner ACR (1981) An open-systems, group-analytic approach to family therapy. In: AS Gurman, DP Kniskern (eds) Handbook of Family Therapy. New York: Brunner/Mazel.

Volkan VD (2001) Transgenerational transmissions and chosen traumas: an aspect of Large-Group identity. Group Analysis 34(1): 79-97.

Wertheimer M (1912) Experimentelle Studien über das Sehen von Bewegung. Z. Psychol. 61: 161-265.

Winnicott DW (1965) The Maturational Process and the Facilitating Environment. London: Hogarth Press.

Kapitel 2: Ein Jahrhundert Gruppentherapie

Literaturnachweise

Freud S (1921) Group Psychology and the Analysis of the Ego. Standard Edition 18, London: Hogarth Press.

Freud S (1926) letter to Trigant Burrow 14 November 1926. Quoted in: J Campos (1992) Burrow, Foulkes and Freud: An Historical Perspective. Lifwynn Correspondence 2(2-9): 8.

Marsh LC (1933) An experiment in group treatment of patients at Worcester State Hospital. Mental Hygiene 17: 396-416.

Pratt JH (1907) The class method of treating consumption in the homes of the poor. Journal of the American Medical Association 49: 755-9.

Read Sir Herbert (1949) Review of The Neurosis of Man. In: The Tiger's Eye, quoted in 'Comments on Burrow'. Lifwynn Correspondence (1992) 2(1): 11.

Weitere Literatur

Adler A (1938) Social Interest: A Challenge to Mankind. London: Faber and Faber.

Argelander H (1972) Gruppenprozesse: Wege zur Anwendung der Psychoanalyse in Behandlung, Lehre und Forschung. Reinbek: Rowohlt.

Bion W (1961) Experiences in Groups. London: Tavistock Publications.

Bridger H (1992) Northfield Revisited. Chapter 3 in M Pines (ed) Bion and Group Psychotherapy. London: Routledge.

Burrow T (1927) The group method of analysis. Psychoanalytic Review 10: 268-80.

Burrow T (1928) The basis of group-analysis, or the analysis of the reactions of normal and neurotic individuals. British Journal of Medical Psychology 8: 198-206.

Campos J (1992) Burrow, Foulkes and Freud: An Historical Perspective. Lifwynn Correspondence 2(2-9).

De Mare P (1972) Perspectives in Group Psychotherapy: A Theoretical Background. London: George Alien and Unwin.

Dreikurs R (1959) Early experiments with group psychotherapy. A historical review. American Journal of Psychotherapy 13: 882-91.

Ettin MF (1992) Chapter 3: The invention of modern group treatment at the turn of the twentieth century; Chapter 4: The growth spurt of group psychotherapy. In: Foundations and Applications of Group Psychotherapy: A Sphere of Influence. Boston: Allyn and Bacon.

Ezriel H (1950) A psycho-analytic approach to group treatment. British Journal of Medical Psychology 23: 59-74.

Foulkes SH (1946) Group analysis in a military neurosis centre. Lancet, vol. 1, 2 March: 303-13.

Freud S (1921) Group Psychology and the Analysis of the Ego. Standard Edition Vol. 18. London: Hogarth Press.

Greenberg IA (ed) (1975) Psychodrama: Theory and Therapy. London: Souvenir Press.

Harrison T (2000) Bion, Rickman, Foulkes and the Northfield Experiments: Advancing on a Different Front. London: Jessica Kingsley.

Heigl-Evers A, Heigl F (1995) Psychosocial compromise formation: understanding defence and coping in group analysis. Group Analysis 28(4): 483-92.

Jones M (1953) The Therapeutic Community: A New Treatment Method in Psychiatry. New York: Basic Books.

Lazell EW (1921) The group treatment of dementia praecox. Psychoanalytic Review 8: 168-79.

Le Bon G (1896) La Psychologie des Foules, Paris. The Crowd: A Study of the Popùlar Mind. London: Benn (1947)

Lewin K, Lippitt R, White RK (1939) Patterns of aggressive behaviour in experimentally created 'social climates'. Journal of Social Psychology 10: 271-99.

Lewin K (1947) Frontiers in group dynamics: concept, method and reality in social science. Social equilibria and social change. Human Relations 1: 5-41.

Main T (1946) The Hospital as a Therapeutic Institution. Bulletin of the Menninger Clinic 10: 66-90.

Marsh LC (1935) Group therapy in the psychiatric clinic. Journal of Nervous and Mental Diseases 82: 381-92.

MorenoJL (1953) Who Shall Survive? Foundations of Sociometry, Group Psychotherapy and Sociodrama, 2nd edition. Beacon, NY: Beacon House (Original work published in 1934).

Nichol B (undated) Early Development of Group Psychotherapy in Britain. Centre for Adult and Higher Education. University of Manchester. Occasional Papers No. 22.

Nye RA (1975) The Origins of Crowd Psychology: Gustave LeBon and the Crisis of Mass Democracy in the Third Republic. London and Beverley Hills: Sage Publications.

Pines M (1983) The Contribution of SH Foulkes to Group Therapy. Chapter 16 in: M Pines (ed) The Evolution of Group Analysis. London: Routledge and Kegan Paul.

Pratt JH (1906) Home Sanatorium Treatment of Consumption. Johns Hopkins Hospital Bulletin.

Rosenbaum M (1978) Group Psychotherapy: Heritage, History and the Current Scene. Chapter 1 in H Mullan and M Rosenbaum Group Psychotherapy: Theory and Practice. Free Press, New York: Macmillan.

Scheidlinger S (1994) An overview of nine decades of group psychotherapy. Hospital and Community Psychiatry 45(3): 217-25.

Schilder P (1936) The analysis of ideologies as a psychotherapeutic method. American Journal of Psychiatry 93: 601-14.

Schilder P (1939) Results and problems of group psychotherapy in severe neurosis. Mental Hygiene 23: 87-98.

Schindler R (1957/58) Grundprinzipien der Psychodynamic in der Gruppe. Psyche 11, 308.

Slavson SR (1964) A Textbook in Analytic Group Psychotherapy. New York: International Universities Press.

Wender L (1936) The dynamics of group psychotherapy and its application. Journal of Nervous and Mental Diseases 84: 54-60.

Whitaker DS, Lieberman M (1964) Psychotherapy through the Group Process. Chicago: Atherton Press.

Whitaker DS (1987). Connections between group-analytic and a group focal conflict perspective. International Journal of Group Psychotherapy 37: 201-18.

Wolf A, Schwartz EK (1962) Psychoanalysis in Groups. New York: Grune & Stratton.

Kapitel 3: Planung einer analytischen Gruppe

Literaturnachweise

Foulkes SH (1948) Introduction to Group-Analytic Psychotherapy: Studies of Social Interaction of Individuals and Groups, p.55-6. London: Interface.

Piper WE (1991) Brief group psychotherapy. Psychiatric Annals 21(7): 419-22.

Weitere Literatur

Balmer R (1993) Therapeutic factors in group analysis: meeting them in the block training setting. Group Analysis 26(2): 139-45.

Barnes B, Ernst S, Hyde K (1999) Growing a Group. Chapter 3 in: An Introduction to Groupwork: A Group-Analytic Perspective. London: Macmillan.

Hilpert RH (1995). The place of the training group analyst and the problem of personal group analysis in block training. Group Analysis 28(3): 301-11.

Home HJ (1983) The effect of numbers on the basic transference pattern in group analysis. In: M Pines (ed) The Evolution of Group Analysis. Routledge: London.

Kibel HD (1981) A conceptual model for short-term inpatient group psychotherapy. American Journal of Psychiatry 138: 74-80.

Klein RH (1993) Short-term group psychotherapy. Chapter in: HI Kaplan and BJ Sadock (eds) Comprehensive Group Psychotherapy, 3rd edition. Baltimore: Williams and Wilkins.

Knauss W, Rudnitzki G (1990) Block training in Heidelberg: historical and contemporary influences. Group Analysis 23: 367-75.

Lorentzen S, Herlofsen P, Karterud S, Ruud T (1995) Block training in group analysis: the Norwegian Program. International Journal of Group Psychotherapy 45(1): 73-89.

Lorentzen S, Kuriene A, Laurenaitis E, Lyngstad K, Petkute E, Sarlie T, Zileniene S (1998) Block training in group psychotherapy in the Baltic States. Group Analysis 31(3): 351-61.

Marrone M (1993) Analytic group therapy in block sessions: An experience in Milan. Group Analysis 26(2): 147-55.

Molnos A (1995) A Question of Time: Essentials of Brief Dynamic Psychotherapy. London: Karnac.

Reik H (1989) A changed time-structure: the effects on the analytic group. Group Analysis 22(3): 325-32.

Rogers C (2004) Working in different settings. Chapter 7 in: Psychotherapy and Counselling: A Professional Business. London: Whurr Publishers.

Kapitel 4: Dynamische Administration

Literaturnachweise

van der Kleij G (1983) The setting of the group. Group Analysis 16(1): 75-80.

Weitere Literatur

Foulkes SH (1975) 'The conductor in action: Part I: as administrator. Chapter 6 in: Group-Analytic Psychotherapy: Method and Principles. London: An Interface Book.

Pines M, Hearst LE, Behr HL (1982) Group analysis (group analytic psychotherapy) pp. 150-54. In: GM Gazda (ed) Basic Approaches to Group Psychotherapy and Counselling. 3rd edition. Springfield, IL:

Charles C Thomas. Yalom ID (1970) Creation of the group: time, size, preparation. In: The Theory and Practice of Group Psychotherapy. New York and London: Basic Books.

Kapitel 5: Das Erstinterview

Literaturnachweise

Garland C (1982) Group analysis: taking the non-problem seriously. Group Analysis 15(1): 4-14.

Weitere Literatur

Brown D (1991) Assessment and selection for groups. Chapter 4 in: J Roberts and M Pines (eds) The Practice of Group Analysis. London: Routledge.

Coltart N (1988) The assessment of psychological mindedness in the diagnostic inter view. British Journal of Psychiatry 153: 819-20.

Foulkes SH (1964) Therapeutic Group Analysis. London: George Alien and Unwin, pp.22-3, 44-6, 243-5.

Foulkes SH (1975) Group-Analytic Psychotherapy: Method and Principles, pp.38-63. London: Gordon and Breach.

Salvendy J (1993) Selection and preparation of patients for group Psychotherapy. In: HI Kaplan and BJ Sadock (eds) Comprehensive Group Psychotherapy. Baltimore: Williams and Wilkins.

Kapitel 6: Das Symptom in seinem Gruppenkontext

Weitere Literatur

Battegay R (1989) Group psychotherapy with depressives. Group Analysis 22: 31-8.

Brown D (1989) A contribution to the understanding of psychosomatic processes in groups. British Journal of Psychotherapy 6: 5-9.

Fiumara R, Zanasi M (1989) Depression of the group and depression in the group. Group Analysis 22(1): 49-57.

Greenberg M, Shergill SS, Szmukler G, Tantam D (2003) Narratives in Psychiatry. London: Jessica Kingsley.

Holmes J (ed) (1991) A Textbook of Psychotherapy in Psychiatric Practice. Edinburgh: Churchill Livingstone.

Horwitz L (1980) Group psychotherapy for borderline and narcissisticpatients. Bulletin of the Menninger Clinic 44(2): 181-200.

Knauss W (1985) The treatment of psychosomatic illness in group-analytic psychotherapy. Group Analysis 18(3): 177-90.

Pines M (1975) Group therapy with 'difficult' patients. In: L Wolberg and M Aronson (eds) Group and Family Therapy: An Overview. New York: Stratton Intercontinental.

Resnik S (1999) Borderline personalities in groups. Group Analysis 32(3): 331-47.

Roth BE, Stone WN, Kibel HD (eds) (1990) The Difficult Patient in the Group. Madison: International Universities Press.

Schermer VL, Pines M (eds) (1999) Group Psychotherapy of the Psychoses: Concepts, Interventions and Contexts. London: Jessica Kingsley.

Schneider E (1996) Holding and caring: a borderline patient in a new psychotherapy group. Group Analysis 29(2): 123-34.

Smith J. (1999) Five questions about group therapy in long-term schizophrenia. Group Analysis 32(4): 515-24.

Winther G, Sorensen T (1989) Group therapy with manic depressives: dynamic and therapeutic aspects. Group Analysis 22(1): 19-30.

Zulueta F de (1993) From Pain to Violence: The Traumatic Roots of Destructiveness. London: Whurr Publishers.

Zulueta F de, Mark P (2000) Attachment and contained splitting: a combined approach of group and individual therapy to the treatment of patients suffering from borderline personality disorder. Group Analysis 33(4): 486-500.

Kapitel 7: Der Beginn einer neuen Gruppe

Weitere Literatur

Agmon S, Schneider S (1998) The first stages in the development of the small group: a psychological understanding. Group Analysis 31(2): 131-56.

Kadis AL, Krasner JD, Weiner MF, Winick C, Foulkes SH (1974) The first group session: reparation, procedure and structure. Chapter 6 in: Practicum of Group Psychotherapy, 2nd edition. New York: Harper and Row.

Kennard D (1993) The first session - an apparent distraction. Chapter 3 in: D Kennard, J Roberts and DA Winter, A Work Book of Group-Analytic Interventions. London and New York: Routledge.

Nitsun M (1989) Early development: linking the individual and the group. Group Analysis 22(3): 249-61.

Winter DA (1993) Turn taking in the early sessions. Chapter 4 in: D Kennard, J Roberts and DA Winter, A Work Book of Group-Analytic Interventions. London and New York: Routledge.

Kapitel 8: Ein Neuankömmling in der Gruppe

Weitere Literatur

Bacha C (1997) The stranger in the group: new members in analytic group psychotherapy. Psychodynamic Counselling 3(1): 7-23.

Yalom ID (1975) The monopoliser. Chapter 12 in: The Theory and Practice of Group Psychotherapy. New York and London: Basic Books.

Kapitel 9: Die Gruppe in Aktion

Literaturnachweise

Battegay RC (1977) The group dream. In: LR Wolberg and ML Aronson (eds) Group Therapy: An Overview. New York: Stratton Intercontinental.

Dalai F (2002) Race, Colour and the Process of Racialization, p.74. London: Brunner/Routledge.

Foulkes SH (1964) Therapeutic Group Analysis.London: George Alien and Unwin.

Foulkes SH (1975) Group-Analytic Psychotherapy: Method and Principles, pp. 1-5. London: An Interface Book.

Ogden TH (1979) On projective identification. International Journal of Psychoanalysis 60: 357-73.

Pines M (1981) The frame of reference of group psychotherapy. International Journal of Group Psychotherapy 31(3): 275-85.

Schlapobersky J (1994) The language of the group. In: D Brown and L Zinkin (eds) The Psyche and the Social World: Developments in Group-Analytic Theory. London: Routledge.

Volkan V (1997) Blood Lines: From Ethnic Pride to Ethnic Terrorism. New York: Farrar, Straus and Giroux.

Zinkin L (1983) Malignant mirroring. Group Analysis 16(2): 113-26.

Weitere Literatur

Blackwell D (1994) The emergence of racism in group analysis. Group Analysis 27(2): 197-211.

Burman E (2001) Engendering authority in the group. Psychodynamic Counseling 7(3): 347-70.

Cordon I (1991) The effect of gender on the role of the conductor. Group Analysis 24(2): 187-200.

Dalai F (2002) Race, Colour and the Process of Racialisation. London: Brunner/Routledge.

Foss T (1994). From phobic inhibitions to dreams. Group Analysis 27(3): 305-18.

Foulkes SH (1968). On interpretation in group analysis. International Journal of Group Psychotherapy 18(4): 432-44. Friedman R (2000) The interpersonal containment of dreams in group psychotherapy: a contribution to the work with dreams in a group. Group Analysis 33(2): 221-33.

König K (1991) Projective identification: transference type and defence type. Group Analysis 24(3): 323-31

Pines M (1993) Interpretation: why, for whom and when. Chapter 12 in D Kennard, J Roberts and DA Winter, A Work Book of Group-Analytic Interventions. London and New York: Routledge.

Rauchfleisch U (1995) Dreams as defence and coping strategies in group analysis. Group Analysis 28(4): 465-72.

Roitman M (1989) The concept of projective identification: its use in understanding interpersonal and group processes. Group Analysis 22(3): 249-60.

Spotnitz H (1973) Acting out in group psychotherapy. In: LA Wolberg and EK Schwartz (eds) Group Therapy: an Overview. New York: Thieme. Stone WN, Whitman RM (1980) Observations on empathy in group psychotherapy. Chapter 12 in: LR Wolberg, and MR Aronson (eds)

Group and Family Therapy. New York: Brunner/Mazel.
Storck, LE (1997) Cultural psychotherapy: a consideration of psychosocial class and cultural differences in group treatment. Group 21(4): 331-49.
Zinkin L (1989) The group as container and contained.
Group Analysis 22(3): 227-34.

Kapitel 10: Lebensereignisse in der Gruppe

Literaturnachweise

König K (1981) Angst und Persoehnlichkeit: Das Konzept vom steuernden Objekt und seine Anwendung. Goettingen: Medizinische Psychologie. Vandenhoek Ruprecht.
Winnicott DW (1965) The Family and Individual Development, p. 15. London: Tavistock Publications.

Weitere Literatur

Berne E (1964) Games People Play. New York: Grove Press.
Rogers C (2004) Clinical Predicaments. Chapter 2 in: Psychotherapy and Counselling: a Professional Business. London: Whurr Publishers.
Sandison R (1991) The psychotic patient and psychotic conflict in group analysis. Group Analysis 24(1): 73-83.
Zulueta F de (1993) From Pain to Violence: The Traumatic Roots of Destructiveness. London: Whurr Publishers.

Kapitel 11: Das Beenden der Therapie

Weitere Literatur

Maar V (1989) Attempts at grasping the self during the termination phase of group-analytic psychotherapy. Group Analysis 22(1): 99-104.
Mullan H, Rosenbaum M (1978) The last group session: the departure. Chapter 11 in: Group Psychotherapy: Theory and Practice. New York: Free Press.
Powell A (1994) Ending is for life. Group Analysis 27(1): 37-50.
Wardi D (1989) The termination process in the group process. Group Analysis 22(1): 87-99.
Zinkin L (1994) All's well that ends well - or is it? Group Analysis 27(1): 15-24.

Kapitel 12: Therapeutische Fallstricke

Weitere Literatur

Ezriel H (1950) A psycho-analytic approach to group treatment. British Journal of Medical Psychology 23: 59-74.

Foulkes SH (1975) Group-Analytic Psychotherapy: Method and Principles, pp. 124-9. London: An Interface Book.

König K (1991) Group-analytic interpretations: individual and group. Descriptive and metaphoric. Group Analysis 24(2): 111-15.

Pines M (1993) Interpretation: why, for whom and when. Chapter 12 in: D Kennard, J Roberts and DA Winter, A Work Book of Group-Analytic Interventions. London and New York: Routledge.

Wolf A, Schwartz EK (1962). Psychoanalysis in Groups. New York: Grune & Stratton.

Kapitel 13: Herausfordernde Situationen

Literaturnachweise

Behr HL (2004) Commentary on 'Drawing the Isolate into the Group Flow' by L Ormont. Group Analysis 37(1): 76-81.

Foulkes SH (1948) Introduction to Group-Analytic Psychotherapy, p. 169. London: William Heinemann Medical Books.

Foulkes E (1990) (ed) SH Foulkes's Selected Papers: Psychoanalysis and Group Analysis, p.291. London: Karnac.

Ormont LR (2004) Drawing the isolate into the group flow. Group Analysis 37(1): 65-76.

Yalom ID (1975) Problem patients: the monopolist. Chapter 12 in: Theory and Practice of Group Psychotherapy. New York: Basic Books.

Zinkin L (1983) Malignant mirroring. Group Analysis 16(2): 113-26.

Weitere Literatur

Arzoumanides Y (1993) Disillusionment with therapy. Chapter 9 in: D Kennard, J Roberts and DA Winter, A Work Book of Group-Analytic Interventions. London and New York: Routledge.

Kennard D (1993) A potential drop-out. Chapter 5 in: D Kennard, J Roberts and DA Winter, A Work Book of Group-Analytic Interventions. London and New York: Routledge.

Knauss W (1999) The creativity of destructive fantasies. Group Analysis 32(3): 397-411.

Lyndon P (1994) The Leader and the Scapegoat: a dependency group study.

Group Analysis 27(1): 95-104.
Maccoby H (1982) The Sacred Executioner. London: Thames and Hudson.
Nitsun M (1996) The Anti-Group: Destructive forces in the group and their creative potential. London: Routledge.
Roberts J (1991) Destructive phases in groups. Chapter 8 in: J Roberts and M Pines (eds) The Practice of Group Analysis. London: Routledge.
Roberts J (1993) Threatened premature termination of therapy. Chapter 8 in: D Kennard, J Roberts and DA Winter, A Work Book of Group-Analytic Interventions. London and New York: Routledge.
Scheidlinger S (1982) On scapegoating in group psychotherapy. International Journal of Group Psychotherapy 32: 131-43.
Tantam D (1984) A prophet in the group. Group Analysis 17(1): 44-57.

Kapitel 14: Der Gruppenanalytiker in Schwierigkeiten

Weitere Literatur

Anderson L (1994) The experience of being a pregnant group therapist. Group Analysis 27(1): 75-85.
Lesnik B (2003) Some observations from a group 'inherited' from a deceased therapist. Group Analysis 36(1): 55-72.
Müllen PE, Pathe M (2000) Stalkers and their Victims. Cambridge: Cambridge University Press.
Rogers C (2004) Events in the Therapist's Life. Chapter 1 in: Psychotherapy and Counselling: a Professional Business. London: Whurr Publishers.
Sharpe M (1991) Death and the Practice. Chapter 12 in: J Roberts, M Pines (eds) The Practice of Group Analysis. London: Routledge.

Kapitel 15: Die Großgruppe

Literaturnachweise

Foulkes SH (1964) Therapeutic Group Analysis, pp. 187-206. London: George Alien and Unwin.
Foulkes SH (1975) Problems of the large group from a group-analytic point of view. Chapter l in: L Kreeger (ed) The Large Group: Dynamics and Therapy London: Constable.
Shaked J (2003) The large group and the political process. Chapter 9 in: S Schneider, M Weinberg (eds) The Large Group Re-Visited: The Herd, Primal Horde, Crowds and Masses. London: Jessica Kingsley.

Springmann R (1975) Psychotherapy in the large group.
In: L. Kreeger (ed) The Large Group. London: Constable.
Wilke G (2003) Chaos and order in the large group. Chapter 5 in:
S Schneider, M Weinberg (eds) The Large Group Re-Visited: The Herd, Primal Horde, Crowds and Masses. London: Jessica Kingsley.

Weitere Literatur

De Märe P (1975) The politics of large groups. Chapter 3 in:
L Kreeger (ed) The Large Group: Dynamics and Therapy. London: Constable.
De Mare P (1989) The history of Large Group phenomena in relation to group-analytic psychotherapy: the history of the Median Group. Group 13: 173-97.
De Mare P, Piper R, Thompson S (1991) Koinonia: From Hate, Through Dialogue, to Culture in the Large Group. London: Karnac.
Kreeger L (ed) (1975) The Large Group. London: Constable.
Island TK (2003) The large group and leadership challenges in a group-analytic training community. Chapter 13 in: S Schneider, M Weinberg (eds) The Large Group Re-Visited: The Herd, Primal Horde, Crowds and Masses.
London: Jessica Kingsley.
Maxwell B (2000) The Median group. Group Analysis 33(1): 35-47.
Pisani R (2000) The Median group in clinical practice:an experience of eight years. Group Analysis 33(1): 77-90.
Schneider S, Weinberg M (eds) (2003) The Large Group Re-Visited: The Herd, Primal Horde, Crowds and Masses. London: Jessica Kingsley.
Turquet P (1975) Threats to identity in the large group. Chapter 3 in:
L. Kreeger (ed) The Large Group. London: Constable.

Kapitel 16: Alle im selben Boot': Der Wert homogener Gruppen

Literaturnachweise

Foulkes SH (1948) Part 3, Selection by Contrast, p.61. In Introduction to Group-Analytic Psychotherapy. London: Maresfield Reprint (1983).
PrattJH (1907) The class method of treating consumption in the homes of the poor Journal of the American Medical Association 49: 755-9.

Weitere Literatur

Barnes B, Ernst S, Hyde K (1999) Differences in groups: heterogeneity and homogeneity. Chapter 7 in: An Introduction to Groupwork: A Group-Analytic Perspective. New York: Macmillan Press.

Behr HL (1997) Group work with parents. Chapter 7 in: KN Dwivedi (ed.) Enhancing Parenting Skills: A Guide for Professionals Working with Parents. Chichester: John Wiley and Sons.

Evans S, Chisholm P, Walshe J (2001) A dynamic psychotherapy group for the elderly. Group Analysis 34(2): 287-98.

Hudson I, Richie S, Brennan C, Sutton-Smith D (1999) Consuming passions: groups for women with eating disorders. Group Analysis 32(1): 37-51.

Kibel HD (1981) A conceptual model for short-term in-patient group psychotherapy. American Journal of Psychiatry 138: 74-80.

Rice CA, Rutan JS (1987). Inpatient Group Psychotherapy. A Psychodynamic Perspective. New York: Macmillan.

Reading B, Weegmann M (2004) Group Psychotherapy and Addiction. London: Whurr Publishers.

Valbak K (2003) Specialized psychotherapeutic group analysis: how do we make group analysis suitable for 'non-suitable' patients? Group Analysis 36(1): 73-86.

Van der Kolk BA (1993) Groups for patients with histories of catastrophic trauma. Chapter 16 in: A Alonso, HI Swiller, Group Therapy in Clinical Practice. Washington and London: American Psychiatric Press.

Willis S (1999) Group analysis and eating disorders. Group Analysis 32(1): 21-33.

Woods J (2003) Group therapy for adolescents who have abused. Chapter 6 in: Psychoanalytic Therapy with Victims/Perpetrators of Sexual Abuse. London: Jessica Kingsley.

Wright S (2000) Group work. In: B Lask and R Bryant-Waugh (eds) Anorexia Nervosa and Related Eating Disorders, 2nd edition. London: Psychology Press.

Yalom ID (1983) Inpatient Group Psychotherapy. New York: Basic Books.

Kapitel 17: Gruppen für Kinder und Jugendliche

Weitere Literatur

Behr HL (1982) The significance of teasing in group psychotherapy. In: M Pines, L Rafaelsen (eds) The Individual and the Group: Boundaries and Interrelations. Volume 2: Practice. New York and London: Plenum Press.

Behr HL (1988) Group analysis with early adolescents: some clinical issues. Group Analysis 21(2): 119-33.

Behr HL (2003) Psychodynamic groups for children and adolescents. Chapter 8 in: ME Garralda, C Hyde (eds) Managing Children with Psychiatric Problems, 2nd edition. London: BMJ Books.
Berkovitz IH (ed) (1995) Adolescents Grow in Groups. New York: Jason Aronson.
Dwivedi KN (1993) Group Work with Children and Adolescents. London: Jessica Kingsley.
Evans J (1998) Active Analytic Group Therapy for Adolescents London: Jessica Kingsley.
Foulkes SH, Anthony EJ (1965) Group-analytic psychotherapy for children and adolescents. Chapter 8 in Group Psychotherapy: The Psychoanalytic Approach, 2nd edition. London: Penguin Books.
MacLennan BW, Dies KR (1992) Group Counseling and Psychotherapy with Adolescents, 2nd edition. New York: Columbia University Press.
Riester AE, Kraft IA (eds) (1986) Child Group Therapy: Future Tense. American Group Psychotherapy Association Monograph Series 3. New York: International Universities Press.
Slavson SR, Schiffer M (1975) Group Psychotherapies for Children. New York: International Universities Press.
Woods J (1996) Handling violence in child group therapy. Group Analysis 29(1): 81-98.

Kapitel 18: Familientherapie: eine gruppenanalytische Perspektive

Literaturnachweise

Foulkes SH (1975) Group-Analytic Psychotherapy: Methods and Principles. London: Interface, Gordon and Breach, reprinted Karnac 1986
HaleyJ (1976) Problem-Solving Therapy. San Francisco: Jossey-Bass.
Hoffman L (1981) Foundations of Family Therapy. New York: Basic Books.
Minuchin S, Fishman C (1981) Family Therapy Techniques, Cambridge MA: Harvard University Press.
Palazzoli MS, Cecchin G, Pratao G, Boscolo L (1978) Paradox and Counter-Paradox. New York: Jason Aronson.
Skynner ACR (1979) Reflections on the family therapist as family scapegoat. Journal of Family Therapy 1: 7-22.

Weitere Literatur

Behr HL (1994) Families and group analysis. Chapter 11 in: D Brown, L Zinkin (eds) The Psyche and the Social World. London: Routledge.
Behr HL (1996) Multiple family group therapy: a group-analytic perspective.

Group Analysis 29(1): 9-22.
Behr HL (2001) The importance of being father: a tribute to Robin Skynner. Journal of Family Therapy 23(3): 327-33.
Byng Hall J (1995) Rewriting Family Scripts: Improvisation and Systems Change. London: Guilford Press.
Schlapobersky JR (ed) (1987) Selected Papers of Robin Skynner vol. I. Explorations with Families: Group Analysis and Family Therapy. London: Methuen.
Skynner ACR (1981) An open-systems, group-analytic approach to family therapy. In: AS Gurman, DP Kniskern (eds) Handbook of Family Therapy. New York: Brunner/Mazel.

Kapitel 19: Die Anwendung der Gruppenanalyse in nicht-klinischem Rahmen

Literaturnachweise

Ranee C (2003) Commentary on article by Marlene Spero. Group Analysis 36(3): 338.
Spero M (2003) A working conference on professional and management dilemmas working in and with organisations. Group Analysis 36(3): 324-35.
Stacey RD (2001) Complex Responsive Processes in Organisations, Learning and Knowledge Creation. London: Routledge.
Wilke G, Freeman S (2001) How to be a Good Enough GP: Surviving and Thriving in the New Primary Care Organisations. Abingdon: Radcliffe Medical Press.

Weitere Literatur

Cooklin A (1999) Changing Organisations. Clinicians as Agents of Change. London: Karnac.
Nitsun M (1998) The organisational mirror: a group-analytic approach to organisational consultation. Part 1 Group Analysis 31(3): 245-67. Part 2 Group Analysis 31(4): 505-18.
Obholzer A (1997) Institutions in a changing world. In: ER Schapiro (ed) The Inner World in the Outer World. London:
Karnac. Schwartz G (1980) Conflict resolution as a process. Chapter 8 in: Trygve Johnstad (ed.) Group Dynamics and Society: A Multinational Approach. Published by the European Institute for Transnational Studies in Group and Organisational Development. Cambridge,

MA: Oelgeschlager, Gunn and Hain. Whitaker DS (1992) Transposing learnings from group psychotherapy to work groups. Group Analysis 25(2): 131-49.

Kapitel 20: Die Supervision von Gruppentherapie

Weitere Literatur

Foulkes SH (1964) Teaching, study and research. Chapter 20 in: Therapeutic Group Analysis. London: George Alien and Unwin Ltd.

Gustafson JP (1980) Group therapy supervision: critical problems of theory and technique. Chapter 17 in: LR Wolberg, ML Aronson, Group and Family Therapy. New York: Brunner/Mazel.

Halperin DH (1981) Issues in the supervision of group psychotherapy: counter transference and the group supervisor's agenda. Group 5(3): 24-32.

Moss E (1995) Group supervision: focus on countertransference. International Journal of Group Psychotherapy 45(4): 537-48.

Rosenthal L (1999) Group supervision of groups: a modern analytic perspective. International Journal of Group Psychotherapy 49(2): 197-213.

Schoenholtz-Read J (1996) The supervisor as gender-analyst: feminist perspectives on group supervision and training. International Journal of Group Psychotherapy 46(4): 479-501.

Sharpe M, Blackwell D (1987) Creative supervision through student involvement. Group Analysis 20(3): 195-208.

Sharpe M (ed) (1995) The Third Eye. London: Routledge.

Kapitel 21: Der Gruppenanalytiker als Fachmann

Literaturnachweise

Rogers C (2004) Psychotherapy and Counselling: a Professional Business. London: Whurr Publishers.

Wilke G, Freeman S (2001) How to be a Good Enough GP: Surviving and Thriving in the New Primary Care Organisations. Abingdon: Radcliffe Medical Press.

Weitere Literatur

Clarkson P (2000) Working with Ethical and other Moral Dilemmas in Psychotherapy. London and Philadelphia: Whurr Publishers.

Cordess C (ed) (2001) Confidentiality and Mental Health. London: Jessica Kingsley.

Kibel HD (1987) Contributions of the group psychotherapist to education

in the psychiatric unit: teaching through group dynamics. International Journal of Psychotherapy 37(1): 3-29. Gazda GM,
Mack S (1982) Ethical practice guidelines for groupwork practitioners. Chapter 3 in: GM Gazda (ed) Basic Approaches to Group Psychotherapy and Group Counselling, 3rd edition. Springfield, IL: Charles C Thomas.
Sharpe M (1991) Administration of the practice. Chapter 13 in: J Roberts, M Pines (eds) The Practice of Group Analysis. London: Routledge.

Kapitel 22: Die sich wandelnde Landschaft der Gruppenanalyse

Literaturnachweise

Apprey M (2001) Group process in the resolution of ethnonational conflicts: the case of Estonia. Group Analysis 34(1): 99-113.
Blackwell RD (2003) Colonialism and globalisation: a group-analytic perspective. Group Analysis 36(4): 445-63.
Brown DA (2001) Contribution to the understanding of the social unconscious. Group Analysis 34(1): 29-38.
Dalai F (1998) Taking the Group Seriously: Towards a Post-Foulkesian Group-Analytic Theory. London: Jessica Kingsley.
Dalai F (2001). The social unconscious: a post-Foulkesian perspective. Group Analysis 34(4): 539-57.
De Mare PB (1972) Perspectives in Group Psychotherapy: A Theoretical Background. London: George Alien and Unwin.
Ettin M (2001) A psychotherapy group as a sociopolitical context: the case of the 'silent majority'. Group Analysis 34(1): 39-54.
Fonagy P (2003) Psychoanalysis today. World Psychiatry 2(2): 73-80. Hopper E (1997) Traumatic experience in the unconscious life of groups: a fourth basic assumption. Group Analysis. 30(4): 439-70.
Hopper E (2001) The social unconscious: theoretical considerations. Group Analysis 34(1): 9-27.
Hopper E (2003) The Social Unconscious: Selected Papers. London: Jessica Kingsley.
Karterud S (2000) On the scientific foundations of group analysis: commentary on article by Ralph Stacey. Group Analysis 33(4): 514-18.
Lorentzen S (2000) Assessment of change after long-term psychoanalytic group treatment: presentation of a field study of outpatients from private psychiatric practice. Group Analysis 33(3): 373-96.
Mendelssohn de F (2000) The aesthetics of the political in group-analytic

process - the wider scope of group analysis. Group Analysis 33(4): 438-58.
Nitsun M (1996) The Anti-Group: Destructive forces in the group and their creative potential. London: Routledge.
Stacey RD (2000) Reflexivity, self-organisation and emergence in the group matrix. Group Analysis 33(4): 501-14.
Stacey RD (2003) Complexity and Group Processes: A Radically Social Understanding of Individuals. Hove: Brunner/Routledge.
Volkan VD (2001)Transgenerational transmissions and chosen traumas: an aspect of Large Group identity. Group Analysis 34(1): 79-97.
Volkan VD (1992) Ethnonationalistic rituals: an introduction. Mind and Human Interaction 4(1): 3-19.

Weitere Literatur

Auchincloss EL, Michels R (2003) A reassessment of psychoanalytic education: controversies and changes. International Journal of Psychoanalysis 84: 387-403.
Blackwell RD (2002) The politicisation of group analysis in the 21st Century. Group Analysis 35(1): 105-18.
Brown DA (1994) Self-development through subjective interaction. In: D Brown, L Zinkin (eds) The Psyche and the Social World. Developments in Group-Analytic Theory. London: Routledge.
Hearst LE, Sharpe M (1991) Training for and trainees in group analysis. Chapter 10 in: J Roberts, M Pines (eds) The Practice of Group Analysis. London: Routledge.
Hearst LE, Behr HL (1995) Training in group analysis: institutional dilemmas. Group Analysis 28(4): 407-12.
Karterud S (1992) Reflections on group-analytic research. Group Analysis 25: 353-64.
Karterud S (1996) The hospital as a therapeutic text. Therapeutic Communities 17: 125-9.
Karterud S (1998) The group self, empathy, intersubjectivity and hermeneutics. A group-analytic perspective. In: IH Harwood, M Pines (eds) Self Experiences in Group: Intersubjective and Self Psychological Pathways to Human Understanding. London: Jessica Kingsley.
Kennard D, Roberts J, Winter D (eds) (1993) A Workbook of Group-analytic Interventions. London: Routledge. Mittwoch A (2001) Our place in the world of science: what is at stake? Group Analysis 34(4): 431-48.
Nitzgen D (2001) Training in democracy, democracy in training: notes on group analysis and democracy. Group Analysis 34(3): 331-47.
Pines M (1998) What should a psychotherapist know? (Chapter 8)
Coherency and disruption in the sense of the self (Chapter 12) in: M

Pines Circular Reflections: Selected Papers on Group Analysis and Psychoanalysis. London and Philadelphia: Jessica Kingsley.

Piper WE (1993) Group psychotherapy research. In: HI Kaplan and BJ Sadock (eds) Comprehensive Group Psychotherapy. Baltimore: Williams and Wilkins.

Roth A, Fonagy P (1996) What Works for Whom? A Critical Review of Psychotherapy Research. New York and London: Guildford Press.

Schneider S (1993) Group psychotherapy under the threat of war: The Gulf Crisis. Group Analysis 26(1): 99-108.

Schulte P (2000) Holding in mind: intersubjectivity, subject relations and the group. Group Analysis 33(4): 531-44.

Stern DN (1985) The Interpersonal World of the Infant. New York: Basic Books.

Stone EG (2001) Culture, politics and group therapy: identification and voyeurism. Group Analysis 34(4): 501-14.

Tsegos Y (1995) Further thoughts on group-analytic training. Group Analysis 28(3): 313-26.

Weegmann M (2001) Working intersubjectively: what does it mean for theory and therapy? Group Analysis 34(4): 515-30.

Whitaker DS (1992) Making research a part of group therapeutic practice. Group Analysis 25(4): 433-48.

Glossar

Literaturnachweise

Dick B (1993) The group matrix as a Holomovement and Quantum Field. Group Analysis 26(4): 469-80.

Foulkes SH (1964) Therapeutic Group Analysis, p.81. London: George Alien & Unwin.

Pines M (1996) Dialogue and selfhood. Group Analysis 29(3): 327-41.

Powell A (1994) Towards a Unifying Concept of the Group Matrix. In: D Brown and L Zinkin (eds) The Psyche and the Social World. London: Routledge. Stacey R (2001) Complexity and the group matrix. Group Analysis 34(2): 235.

Zinkin L (1983) Malignant mirroring. Group Analysis 16(2): 113-26.

Bücher zur Gruppenanalytischen Psychotherapie

Barnes B, Ernst S, Hyde K (1999) An Introduction to Groupwork: A Group-Analytic Perspective. London: Macmillan.

Brown D, Zinkin L (eds) The Psyche and the Social World: Developments in

Group-Analytic Theory. London: Routledge.
Foulkes E (ed) (1990) Selected Papers of S.H. Foulkes: Psychoanalysis arid Group Analysis. London: Karnac.
Foulkes SH (1948) Introduction to Group-Analytic Psychotherapy. London: Heinemann. Maresfield reprint, 1984.
Foulkes SH (1964) Therapeutic Group Analysis. London: Alien and Unwin; reprinted London: Karnac (1984).
Foulkes SH, Anthony EJ (1965) Group Psychotherapy: The Psychoanalytic Approach, 2nd edition. London: Penguin Books.
Foulkes SH (1975) Group-Analytic Psychotherapy: Method and Principles. London: Gordon and Breach.
Heigl-Evers A (1978) Konzepte der Analytischen Gruppentherapi. Gottingen: Vandenhoek und Ruprecht.
Karterud S (1999) Gruppe Analyse og psykodynamisk gruppepsykoterapi. Oslo: Pax Forlag.
Kennard D, Roberts J, Winter DA (1993) A Workbook of Group-Analytic Interventions. London and New York: Routledge.
Pines M (1983) The Evolution of Group Analysis. London and New York:
Routledge and Kegan Paul. Pines M (1998) Circular Reflections: Selected Papers on Group Analysis and Psychoanalysis. London and Philadelphia: Jessica Kingsley.
Pines M, Rafaelsen L (1982) (eds) The Individual and the Group: Boundaries and Interrelations. Volume 1: Theory. Volume 2: Practice. New York: Plenum Press.
Roberts J, Pines M (1991) (eds) The Practice of Group Analysis. London: Tavistock /Routledge.
Thompson S (1999) The Group Context. London: Jessica Kingsley.

Allgemeine Abhandlungen über Gruppenanalyse

Behr HL, Hearst LE, van der Kleij GA (1985) Die Methode der Gruppenanalyse im Sinne von Foulkes. In: P Kutter (ed) Methoden und Theorien der Gruppenpsychotherapie: Psychoanalytische und tiefenpsychologische Perspektiven. Stuttgart: Frommann-Holzboog.
Pines M, Hearst LE (1993) Group analysis. In: HI Kaplan and BJ Sadock (eds) Comprehensive Group Psychotherapy, 3rd edition. Baltimore: Williams and Wilkins.
Pines M, Hutchinson S (1993) In: A Alonso and HI Swiller (1993) Group Therapy in Clinical Practice. Washington and London: American Psychiatrie Press.
Pines M, Hearst LE, Behr HL (1982) Group analysis (group analytic psychotherapy). In: GM Gazda (ed) Basic Approaches to Group Psychotherapy and

Counselling, 3rd edition. Springfield, IL: Charles C Thomas.
SchlapoberskyJ, Pines M (2000) Group methods in adult psychiatry. In: MG Gelder, JJ Lopez-Ibor, N Andreasan (eds) The New Oxford Textbook of Psychiatry. Oxford: Oxford University Press.

Allgemeine Texte über Gruppen-Psychotherapie

Alonso A, Swiller HI (1993) Group Therapy in Clinical Practice. Washington and London: American Psychiatric Press.
Ettin MF (1992) Foundations and Applications of Group Psychotherapy: A Sphere of Influence. Boston: Allyn and Bacon.
Gazda GM (1982) (ed) Basic Approaches to Group Psychotherapy and Counselling, 3rd edition. Springfield, IL: Charles C. Thomas.
Grotjahn M. (1977) The Art and Technique of Group Therapy. New York:
Jason Aronson. Kaplan HI, Sadock BJ (1993) Comprehensive Group Psychotherapy, 3rd edition. Baltimore: Williams and Wilkins.
Mullan H, Rosenbaum M (1978) Group Psychotherapy: Theory and Practice. New York: Free Press.
Rutan JS, Stone WN (1993) Psychodynamic Group Psychotherapy. New York: Guilford Press.
Scheidlinger S (1980) Psychoanalytic Group Dynamics: Basic Readings. New York: International Universities Press.
Schermer VL, Pines M (eds) (1994) Ring of Fire: Primitive Affects and Object Relations in Group Psychotherapy. London and New York:
Routledge. Shaffer JBP, Galinsky MD (1989) Models of Group Therapy and Sensitivity Training, 2nd edition. Princeton, NJ: Prentice-Hall.
Whitaker DS, Lieberman MA (1964) Psychotherapy Through the Group
Process. Chicago: Aldine.
WhiteleyJS, Gordon J (1979) Group Approaches in Psychiatry. London:
Routledge and Kegan Paul.
Yalom ID (1995) Theory and Practice of Group Psychotherapy, 4th edition. New York: Basic Books.

Gruppenpsychoanalyse im Verlag Dietmar Klotz

Sachverzeichnis